言語聴覚士のための
機能性構音障害学

白坂康俊
熊田政信 著

Speech-
Language-
Hearing
Therapist

医歯薬出版株式会社

執筆者一覧

白坂　康俊（しらさか　やすとし）（福井医療大学保健医療学部リハビリテーション学科言語聴覚学専攻）
熊田　政信（くまだ　まさのぶ）（耳鼻咽喉科クマダ・クリニック，医療法人社団 Human Voice）

This book was originally published in Japanese
under the title of :

GENGOCHOUKAKUSHI NO TAMENO KINOUSEIKOUONSHOUGAIGAKU

(Functional Disorder of Articulation for Speech-Language-Hearing Therapist)

SHIRASAKA, Yasutoshi
　　Professor, Fukui Health Science University
　　Faculty of Health Science
　　Department of Rehabilitation
　　Division of Speech-Language-Hearing Therapy
KUMADA, Masanobu
　　Director, Kumada Clinic
　　Chief director, Medical Corporation Association Human Voice

© 2012 1st ed.
ISHIYAKU PUBLISHERS, INC.
　　7-10, Honkomagome 1 chome, Bunkyo-ku,
　　Tokyo 113-8612, Japan

序文

　機能性構音障害は，発声発語器官に運動障害や形態的な損傷などを伴わないにもかかわらず発声発語の異常を示す状態である．また，少なくとも臨床的には，聴覚認知や言語発達などの問題も伴わないものを指している．多くは，構音発達の単純な遅れか，構音の獲得過程における誤った構音動作の獲得である．器質的な問題がないので，理論的には，正しい構音動作の誘導で完全に治癒するもので，治癒するか否かの責任は，すべて言語聴覚士の技量に委ねられる．

　しかし，短期間の訓練で完全に治癒する場合がある一方で，訓練に長期を要し，完全な治癒に至らない場合が少なくないことを，多くの臨床家は経験的に気付いている．本書では，後者の一群を「特異な構音障害」と位置付け，経験に基づく評価と訓練方法について可能な限り詳細に記述した．経験の浅い言語聴覚士が，「特異な構音障害」の存在や対応を知らずに，訓練の長期化や改善の限界を自分の責任と感じていることも少なくない．定義や原因，分類，対応について十分議論されているとはいえないにもかかわらず「特異な構音障害」として本書でとりあげたことについては，この分野に携わる言語聴覚士の方々からお叱りを受けるかもしれない．しかし，何よりも現に発話の異常の回復が長引いている子どもたちのために議論が活発になるきっかけになればと考え，あえてとりあげることにした．

　とはいえ，機能性構音障害の臨床では，構音運動の的確な誘導が発話の改善と直結している事実は変わらない．言語聴覚士の音声や構音運動についての知識とその誘導の技術が明確に問われ，全くごまかしが効かない．臨床においてはもちろん，言語聴覚士の養成においても発話への基本的なアプローチの原点である機能性構音障害への対応をもっと重視すべきである．

　器質的な要因がない機能性構音障害の訓練が的確にできずに，運動障害性構音障害や器質性構音障害，さらには聴覚障害や言語発達遅滞に伴う構音の障害に対処できるはずがない．これらの発話の障害への対応は，運動障害の特徴にそっての手技の応用，鼻咽腔閉鎖不全等への対処を踏まえての手技の実施，聴覚的フィードバックを視覚など他の方法で代償しながらの構音の誘導，言語発達の内容にあった発話指導など，基本的に機能性構音障害への対応の応用と考えられるからである．その意味で，本書が機能性構音障害のみならずすべての発話の障害を持つ方の臨床に役に立つものであってほしいと願っている．

　本書は，言語聴覚障害学を学ぶ学生，現に発話の障害を持つ方々の支援をしている言語聴覚士の皆さまに読んで頂きたい．さらに，発話の障害を持つ子どもの多くは，特別支援学校や特別支援学級など教育現場での支援を受けている．そうした子どもに関わる教師の皆さまにも活用して頂きたい．その結果，一日でも早く一人でも多くの子どもの発話の問題が解決し改善することに役立つことを望んでやまない．

　末尾ながら，本書の執筆にあたり東京都リハビリテーション病院の池上奈津子先生に多大なご協力を賜ったこと，さらに，本書の計画から実現までに大変な時間を費やしてしまったにもかかわらず，あきらめずに励まし続けてくださった医歯薬出版の編集担当者に心から感謝申し上げます．

2012 年 3 月

白坂康俊

熊田政信

目 次

序文 ... iii

第 1 章　機能性構音障害の定義　　　　　　　　　　　　（白坂康俊）　1

1　構音障害の分類 ... 2
1　健常者の言語処理過程モデル ... 2
① 記号（音声）と文字の想起（A−1，A−2）およびその障害　2
② 構音運動と書字運動（B−1，B−2）およびその障害　3
③ 聴覚認知と視覚認知（C−1，C−2）およびその障害　4
④ 記号と文字の解読（D−1，D−2）　4
2　言語障害の分類 ... 4
① 失語症　5　　② 言語発達遅滞（知的発達遅滞および対人関係の障害）　5　　③ 構音障害　5
④ 吃音　5　　⑤ 音声障害　5　　⑥ 聴覚障害　6　　⑦ その他の言語障害　6

2　機能性構音障害の定義 ... 7
1　構音障害の分類 ... 7
2　境界的な病態との関係 ... 8
① 特異な機能性構音障害　8　　② 器質性構音障害　9　　③ 発語失行　9　　④ 脳性麻痺　9
⑤ 聴覚障害　10
3　機能性構音障害の特徴 ... 10

3　構音障害の学問史 ... 12
1　前史 ... 12
2　比較言語学と音声学 ... 12
3　実験音声学と聴覚音声学 ... 12
4　言語病理学 ... 13
5　日本の言語病理学 ... 13

4　機能性構音障害のリハビリテーション ... 14
1　「リハビリテーション」とは ... 14
2　機能性構音障害に対するリハビリテーション ... 15
① 機能性構音障害のもたらす問題　15　　② リハビリテーションの流れと概要　16

第 2 章　機能性構音障害の基礎　　　　　　　　　　　　（熊田政信）　19

1　構音器官の形態と機能 ... 20
1　ヒトのコミュニケーションにおける音声言語の重要性 ... 20

- 1 コミュニケーションの手段　20　　2 音声言語におけるコミュニケーションとその障害　20

② 末梢における音声言語生成過程 ··· 21

③ 発声のしくみ ··· 22
- 1 声帯振動　22　　2 粘膜波動　22

④ 構音のしくみ ··· 23
- 1 母音の構音　23　　2 子音の構音　24

⑤ 摂食嚥下のしくみ ··· 26

2　構音の障害 ··· 27

① 音声言語の4つのレベルとその障害 ·· 27
- 1 発声のレベル　27　　2 構音のレベル　30　　3 プロソディのレベル　30
- 4 言語学的レベル　31

② 構音障害 ·· 32
- 1 器質性構音障害　32　　2 機能性構音障害　33　　3 運動障害性構音障害　33

③ 構音の検査法 ··· 34
- 1 一般外来において　34　　2 専門外来において　36　　3 検査室において　36

第3章　機能性構音障害の臨床の流れ　　　　　　　　　　　　　　（白坂康俊）　41

1　臨床の流れ ··· 42

① 機能性構音障害の臨床 ··· 42
- 1 基本方針の決定　42　　2 具体的な方針決定　42
- 3 リハビリテーションのプログラム立案とインフォームドコンセント　43　　4 機能訓練　43
- 5 家族指導　44　　6 家庭以外の環境調整　44　　7 集中的機能訓練終了後の経過観察　44
- 8 集中的機能訓練開始前までの経過観察　44

② 特異な構音障害の臨床の流れ ·· 45
- 1 基本方針の決定　45　　2 具体的な方針決定　45
- 3 リハビリテーションのプログラム立案とインフォームドコンセント　45　　4 機能訓練　45
- 5 家族指導　46　　6 家庭以外の環境調整　46　　7 集中的機能訓練終了後の経過観察　46
- 8 集中的機能訓練開始前の経過観察　46

③ 器質性構音障害の臨床の流れ ·· 46

④ 訓練期間と予後 ·· 47

⑤ 訓練開始と経過観察の判断 ·· 47
- 1 訓練開始年齢の原則　47　　2 構音獲得の単純な遅れ　48　　3 構音障害の性質　48
- 4 構音動作の誤学習（誤りの定着度の問題）　49　　5 二次的な問題の有無　49
- 6 他の言語障害に合併する場合　50　　7 その他　50

⑥ インフォームドコンセント（説明と同意） ··· 50

① 障害の理解 51　② 不安の解消 51　③ 信頼関係を築く 51
　7 臨床の実際 ……………………………………………………………………………………… 51
　　① 臨床の形態 51　② 時間と頻度と期間 51　③ 空間 52
2　リハビリテーションにおける留意点 …………………………………………………… 53
　　① 対象児とラポート（ラポール）を形成する 53　② 家族の心理的問題と接遇 54
　　③ 集中と動機付け 54　④ 対象児・家族との物理的距離 54　⑤ 教示と介助を適切に 55
　　⑥ 対象児に触れよく観察する 56

第4章　検査・評価　　　　　　　　　　　　　　　　　　　　（白坂康俊）57

1　目的・留意点・プログラム ……………………………………………………………… 58
　1 検査の種類と目的 ……………………………………………………………………… 58
　　① 問診・情報収集 58　② 発声発語器官検査 58　③ 発話の検査 59
　　④ その他の検査 59
　2 検査・評価と診断の流れ ……………………………………………………………… 60
　3 鑑別 ……………………………………………………………………………………… 62
　　① 聴覚障害の有無 62　② 知的発達遅滞および対人関係の障害などの有無 63
　　③ 発声発語器官の形態異常あるいは運動障害の有無 63
　4 方針の決定 ……………………………………………………………………………… 64
　5 機能訓練プログラム立案 ……………………………………………………………… 64
　　① 誤りの発現機序の確定 64
　6 終了あるいは方針の修正 ……………………………………………………………… 68
2　検査の実際 ………………………………………………………………………………… 70
　1 初診―問診と情報収集を中心に― …………………………………………………… 70
　　① 主訴 70　② 対象児に関する情報 70　③ 対象児とのコミュニケーション 71
　　④ 言語の問題に関する情報 74
　2 発声発語器官検査（発声発語器官の形態と機能の検査） …………………………… 81
　　① 目的 81　② 検査の視点と留意点 81　③ 基本的検査 82　④ 精査 85
　3 発話の検査 ……………………………………………………………………………… 89
　　① 正常な構音 90　② 音声学的記述 95　③ 構音（類似）運動検査 103
　　④ プロソディの評価 112
　4 その他の検査 …………………………………………………………………………… 113
　　① 言語発達検査 113　② 音韻処理能力の検査 113　③ 聴覚検査 122　④ その他 123
3　特異な構音障害の評価 …………………………………………………………………… 124
　　① 運動レベルの特異な障害 124　② 音韻処理レベルの特異な障害 124
　　③ 行動レベルの特異な障害 125

第5章　機能訓練　　　　　　　　　　　　　　　　　　　　　　（白坂康俊）　127

1　訓練の原理と原則 …… 128
1　訓練の原則 …… 128
2　訓練の原理 …… 129
- ① 基本原理　129　　② 反応の評価（正誤の判断）　131
- ③ 評価結果の1試行毎のフィードバック　134　　④ 課題の変更や選択　134
- ⑤ 指示の仕方　137　　⑥ モチベーションの維持　138

2　訓練の実際 …… 140
1　教材および報酬 …… 140
- ① 報酬や教材の条件　140　　② 教材と報酬の実際　143
2　家族指導，環境調整とホームワーク …… 146
- ① 家族指導　146　　② 環境調整　153　　③ ホームワーク　156
3　機能訓練 …… 159
- ① 訓練の構成と訓練方針決定　160　　② 課題参加態度の形成　162　　③ 基礎的動作　164
- ④ 音・音節レベルの訓練　171　　⑤ 単語（複数音節）レベル　198
- ⑥ 文から文章，会話へ　208　　⑦ 終了へ　210　　⑧ プロソディ　211
4　音韻処理能力の訓練 …… 212
- ① 音韻処理能力の訓練適応　212　　② 訓練の実際　212
5　文字（平仮名）の習得訓練 …… 223
6　特異な構音障害への対応 …… 224
- ① 運動の巧緻性低下　224　　② 行動的な問題　226

和文索引 …… 231
欧文索引 …… 234

第1章 機能性構音障害の定義

第1章 機能性構音障害の定義

1 構音障害の分類

　機能性構音障害とは，発声発語器官の運動障害や形態異常などの器質的問題を伴わないにもかかわらず発声発語に異常を生じている状態である．
　この定義を正しく理解するためには，言語障害類型の中での構音障害の位置付けを理解し，さらに，構音障害の中での機能性構音障害の意味を的確に把握することが不可欠である．

I 健常者の言語処理過程モデル

　言語障害類型の中での位置付けを理解するために，健常者の言語処理過程における構音運動過程の位置付けを以下のような言語行動モデルでとらえてみる（図1-1）．これは，従来から言語処理過程のモデルとしてよく示されるスピーチチェーン（図1-2）に準拠するもので，それぞれの障害の位置付けだけでなく，代償手段との対応もわかりやすくし，他の障害との合併および文字言語の障害についても把握しやすいように改変したものである．
　発話者は自分がある概念を相手に伝えたいとき，その概念を表す日本語を想起し，発声発語器官を通じて音として実現する．相手はその音を聞きとり，音が意味する概念を理解する．こうして，2人の話者は概念を共有することができる．
　正常な言語行動の基本は，音声によるコミュニケーションであるが，音声を文字（書字記号）で表し，文字を用いてコミュニケーションすることもある．この書字記号の体系については，言語学的には，あくまで音声の二次的表記法と考えられている[1]．しかし，実際の社会生活における重要性は高く，また，音声による伝達での情報量をそれほど損なわずに代償できる唯一の手段でもある．また，音声の処理過程に障害をもつ人々にとっては，重要な代償的手段にもなる．そこで，音声の処理過程を上段に，書字記号の処理過程を下段に示すことにした．
　太線で囲んだ部分は，抽象的か具体的かを問わず，ある事象を指している．また細線で囲んだ部分は，ある事象から次の事象への過程を示している．それぞれの過程にそって説明する．

① 記号（音声）と文字の想起（A-1，A-2）およびその障害

　ある概念を伝えるとき，概念に対応する記号を想起する過程が図1-1のA-1である．この概念と記号の対応は，それぞれの言語であらかじめ決まっていて，人はそれを習得しなければならない．例えば，同じ果物に対し，それぞれの言語が異なる記号，/ringo/，

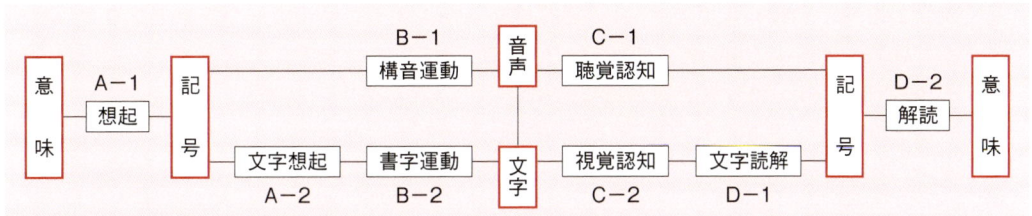

図1-1 健常者の言語処理過程モデル[2]（白坂康俊，2001）

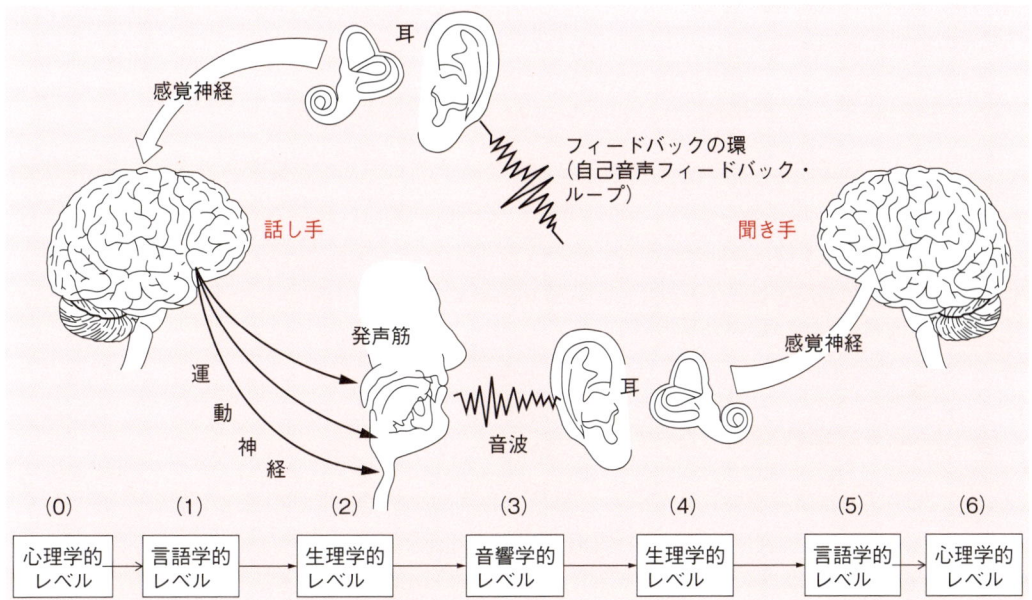

図1-2 スピーチチェーン（ことばの鎖）[3]（山田弘幸，2010）

/apple/,/pomme/をもっているが，その言語を習得していない人間には，コミュニケーションの道具として使用できない．単語のレベルだけではなく，語と語を結び付けて文を作り，より複雑な概念を，複雑な形態で表現することも含まれる．この結び付きのルールをシンタックスという．それぞれの言語は，それぞれのシンタックスをもっており，それを学習しなければコミュニケーションの道具として機能しないのは同じである．

文字を用いる場合は，想起した音の並びから，さらに対応する文字を思い浮かべる過程A-2が必要である．

A-1，A-2いずれも，スピーチチェーンにおける言語学的レベルのうちの一過程であり，大脳の言語中枢において処理され，またその獲得や使用には，全般的精神機能が大きく関与している．

いったん言語獲得した後に生じた障害である失語症や高次脳機能障害は，この過程の処理能力そのものの障害であるか，処理能力に何らかの影響を与えている．また，先天的な知的発達遅滞や対人関係の障害（自閉症など）では，この過程の処理能力の獲得が遅れる．

❷ 構音運動と書字運動（B-1，B-2）およびその障害

言語中枢で想起された記号を，発声発語器官を動かして実際の音声として実現するのがB-1である．同じく想起した文字を，上肢（主に手指）を用いて文字として実現する，

すなわち文字を書くことがB-2の過程であるが，タイプライターやワードプロセッサーなど機器を使用する場合も，この過程に含めておく．いずれも，スピーチチェーンにおける生理学的レベルのうちの運動過程に相当している．

構音障害は，すべてこのB-1の過程の障害である．構音障害の分類については後述するが，機能性構音障害もここに含まれる．また，音声障害もこの過程の障害に分類される．

B-2の過程の障害は，上肢機能の障害による書字障害である．他の過程の障害と合併することが多い．

また，視覚障害があると，フィードバックの問題で，書字や機器の使用あるいは使用法の獲得に制限が起こる．

3 聴覚認知と視覚認知（C-1, C-2）およびその障害

発話は物理的には空気の振動である（スピーチチェーンの音響学的過程）．この振動は，聴覚を通じて認知される（C-1）．また，文字は視覚的に認知され，（C-2）言語中枢に到達する．いずれも，スピーチチェーンにおける，生理学的レベルのうちの認知過程である．

聴覚認知の障害は，いうまでもなく聴覚障害である．音の聞きとりが悪くなれば，コミュニケーションに支障が生じる．

C-2の障害は視覚障害で，文字言語の獲得や使用に問題が生じる．

4 記号と文字の解読（D-1, D-2）

聞き手の言語中枢では，受信した記号（音声）を解読してその意味を思い浮かべる（D-1）．また，視覚を通じて認知された文字も，言語中枢において解読される（D-2）．

これらの処理を経て，はじめて話し手（発信者）の伝えたい概念が聞き手に理解される．D-1，D-2は，前述のA-1，A-2とあわせて，スピーチチェーンにおける言語学的レベルに相当する．

2 言語障害の分類

言語障害を言語処理過程からみてきたが，障害類型別に整理してみる（表1-1）．ここ

表1-1　言語処理過程の障害部位と障害類型

障害類型	損傷部位			
	A-1, 2	B-1, 2	C-1, 2	D-1, 2
失語症	×	△	○	×
言語発達遅滞	×	△	○	×
構音障害	○	×	○	○
吃音	○	×	○	○
音声障害	○	×	○	○
聴覚障害（後天性）	○	○	×	○
聴覚障害（先天性）	△	△	×	△
その他の言語障害				

では，前述の言語処理過程のうち，障害されていない過程は○，直接的に障害される過程を×，二次的に障害される可能性のある過程を△で示した．

① 失語症

言語中枢の損傷により，それまで正常に行われていた，「話を聞いて理解する」「話す」「読んで理解する」「書く」の能力のすべてが障害された状態である．基本的には，A-1, 2 と D-1, 2 の障害であるが，二次的に構音障害，発語失行を合併することがある．また失語症状の非流暢性は構音運動の障害とはいえないが，結果的に発話レベルの異常をもたらす．さらに，右片麻痺による運動レベルでの書字困難（以上 B-1, 2），聴覚失認，中枢性の視覚障害（以上 C-1, 2），などの合併症に注意が必要である．

② 言語発達遅滞（知的発達遅滞および対人関係の障害）

生育年齢で期待される言語発達のレベルに到達していない状態を示す．小児の言語障害である小児難聴，小児吃音，脳性麻痺，口蓋裂などは，本来すべてここに含まれる．しかし，これらの障害は，それぞれの障害類型の中で扱うことにして，臨床的に「言語発達遅滞」といったときは，知的発達遅滞および自閉症などの対人関係の障害に伴う言語の発達の遅れを指して用いていることが多い．これらは，言語中枢に限局した障害ではないが，知的能力の制限や，対人関係において言語というコミュニケーションの道具をうまく利用する能力が制限されることから，結果的に，A-1, 2 と D-1, 2 の処理能力の獲得が遅れることになる．音韻の分解，構成の処理能力や発声発語運動プログラミングの障害と推測される構音レベル（B-1）の獲得の遅れを二次的に合併することが少なくない．

③ 構音障害

構音障害は，基本的には，B-1 の過程の障害である．通常，運動障害性構音障害，器質性構音障害，機能性構音障害に分類される．運動障害性構音障害のうち，成人の脳血管障害後遺症の構音障害などと脳性麻痺とを区別して扱うことが多い．詳細は後述する．

④ 吃音

吃音は，表出レベルの障害であるが構音の障害には含まない．発話の非流暢性の問題であって，原則的に音の異常はない．ただし，非流暢性が重度になった結果として，音の歪みが認められることがある．原因や発現機序が不明なので，どこの処理過程の問題か議論になるところであるが，記号の想起には問題がないので，B-1 の過程の問題としておく．通常は他の過程の障害を合併しない．

⑤ 音声障害

喉頭レベルの障害による声に限局した異常である．B-1 の過程の障害だが，構音障害には含まない．ただし異常の基準については，その人の性別や年齢などにふさわしいかという主観的な価値観が介入することに注意する．例えば，50歳の男性がボーイソプラノで話していれば，それがどんなに美しい声でも異常となる．呼吸器レベルの障害で，声帯の正常な振動に必要な呼気圧が得られない場合もここに含む．

6 聴覚障害

　　後天性，正確にいえば言語を正常に獲得した後の聴覚障害は，補聴器・人工内耳などの補償手段がかなりの範囲で有効である．一方，言語習得以前の中等度以上の障害では言語の獲得そのものに支障が起こるので，聴覚の補償と同時に言語獲得訓練が必須となる．

7 その他の言語障害

（1）上肢機能障害による書字障害

　　上肢機能の障害による書字機能だけの障害も広義の言語障害であるが，通常言語聴覚士の対象にはならず，作業療法士の領域になる．他の言語障害を合併している場合は言語聴覚士および作業療法士が担当する．

　　運動障害性構音障害で左片麻痺を合併する場合は，通常書字は可能であるが，ワープロなどの入力はそのままでは困難である．仮性球麻痺で両側麻痺になると，書字，機器の使用いずれも相当困難になる．

　　失語症では，右片麻痺が合併することが多く，書字，機器の使用ともに困難になることが多い．

　　脳性麻痺では，上肢の運動障害を合併することが多く，運動レベルでも文字言語の習得が不利になる．

（2）視覚障害

　　視覚障害も書字言語の障害をもたらす．通常は点字の学習により代償させるが，これは視覚障害のリハビリテーションの領域になる．

　　他の言語障害，主に中枢性の言語障害と合併した視覚障害は，視能訓練士や眼科医師などと言語聴覚士が協同で対応する．

（3）精神疾患など

　　精神疾患などによる言語というよりもコミュニケーション障害は，言語聴覚士が単独で扱うのは困難でかつ危険である．

第1章 機能性構音障害の定義

2 機能性構音障害の定義

I 構音障害の分類

　図1-1（3頁参照），B-1の過程の障害のうち，構音（母音・子音の産生）レベルに障害をもたらすものを構音障害と呼ぶ．発話の障害や発声発語の障害という言い方もできるが，そうすると吃音や発声障害を切り離すことがむずかしい．また，失語症など言語学的過程の障害をどこまで切り離せるか疑問である．一方で，当然構音障害に含むべきものを，構音障害の分類から閉め出してしまうことも許されない．

　そこで，筆者は，構音障害を**図1-3**のように分類している．構音障害は，まず発声発語器官自体に何らかの器質的な異常があるかないかで，2つに分けられる．なお論理的には，器質的な問題のあるものをすべて器質性構音障害と呼ぶべきであるが，習慣的にはこの名称は，形態異常に対して用いられている．この器質的異常が，発声発語器官の動きの障害であるか形態の異常であるかによって，さらに区別される．またそれぞれを，言語獲得以前の障害か獲得以降の障害かに分ける．なぜならそれによって，臨床的なアプローチが，相当異なるからである．

（1）運動障害性構音障害
　発声発語器官の神経系の損傷によって，器官の運動障害が起こる．その結果発声発語の運動に異常をきたし，音の異常を生じさせる．

　言語獲得以降のものは，脳血管障害や頭部外傷などの後遺症によるもの，変性疾患によるものなどである．

　言語獲得以前のものは，そのほとんどが脳性麻痺である．臨床では，脳性麻痺は独立の障害類型として扱い，運動障害性構音障害は言語獲得以降のものを指すことが多い．

（2）器質性構音障害
　発声発語器官の形態異常がもたらす構音障害である．形態異常というのは，ほとんどの場合，欠損である．言語獲得以降に発症する構音障害としては，舌癌などの除去術後，発声発語器官に欠損が生じるもの，まれに事故などの外傷によるものがある．言語獲得以前に発症するものでは，口蓋裂がある．臨床的には，口蓋裂はやはり独立の障害類型として扱われ，器質性構音障害という語は，臨床的には言語獲得以降のものを指すことが多い．

（3）機能性構音障害
　定義上は，発声発語器官に器質的な異常がないにもかかわらず生じる構音の障害が機能性構音障害である．その場合，聴覚障害や言語発達遅滞などに合併して構音障害を起こしているものも含まれることになる．これらは，発声発語器官に着目すれば異常を認めないが，発声発語に関係する言語学的過程や，他者の発話の認知や自分の発話のフィードバック

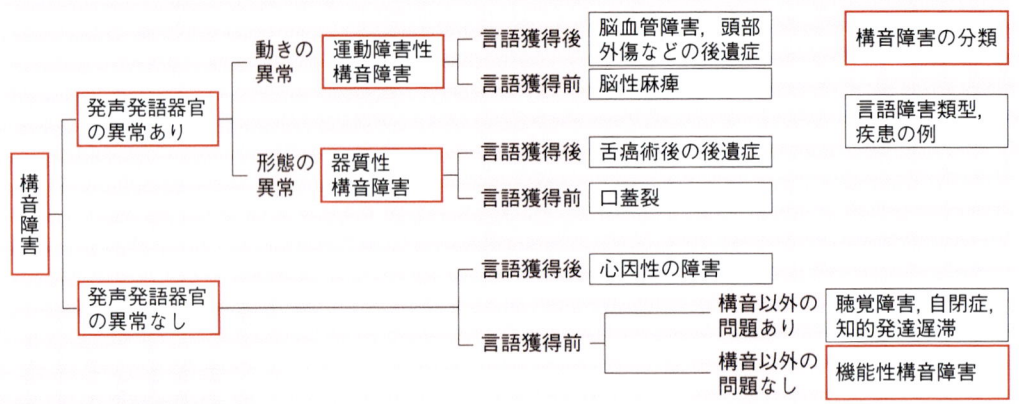

図1-3 構音障害の分類

に関係する聴覚的認知が器質的に障害されているので，純粋に機能性の障害とはいいにくい．また訓練アプローチなどは，各障害類型の臨床的アプローチに含んで系統化されてきている．そのため，臨床的には機能性構音障害には含めず，それぞれの障害類型の中で論じることになる．

そして，発声発語器官およびその他の言語獲得に影響する障害を認めないにもかかわらず，また原因も不明であるが，構音の獲得が遅かったり，誤った音を獲得してしまったりする場合を機能性構音障害と呼んでいる．成人の機能性構音障害はほとんど認めず（心因性のものなどがこれにあたるが），臨床的には機能性構音障害には含めない．

2 境界的な病態との関係

本書では，原則的に他の言語障害を合併しない純粋な機能性構音障害について述べる．運動障害や形態の異常をもたないので，発声発語器官を粗大運動レベルで正常に動かすことは可能で，構音動作以外の意図的動作は通常問題がない．構音の誤りは偶然に獲得したもので，正しい運動を誘導すれば正常な構音の獲得が100％可能である．誤りは音素レベルで起こり，プロソディは基本的に崩れない．

ところが臨床的には，純粋な機能性構音障害と他の構音障害との境界的な様態を示すものや，機能性構音障害の方法論を適応して効果を認める構音障害類型もある．そこで，機能性構音障害と境界的な構音障害について簡単に述べる．

① 特異な機能性構音障害

特異な機能性構音障害は，大きく2つに分けられる．

①医学的に運動異常とはいえない範囲の，運動の稚拙さを有する一群であり，訓練が長期化したり正常構音の獲得に至らない場合がある．

②軽度の行動的な問題や，軽度の知的発達遅滞の疑いがあるか，そうした特徴を健常児よりも強く示している．いわば，境界域の子どもたちである．

本書では，これらのやや特異な特徴を示す構音障害については，可能なかぎり詳細に論じることにする．

といっても運動障害の音の異常とは異なり，基本的にはやはり音素レベルの誤りで，プ

ロソディには異常をきたさない．

② 器質性構音障害

（1）器質性構音障害（言語獲得以降）

　　言語獲得以降の器質性構音障害の発話明瞭度および改善は，手術などで切除された部位と量にほとんど依存する．症状は，弛緩性麻痺の構音障害と近似している．残存能力が高ければ，機能性構音障害の構えや構音操作を意識的に再学習する訓練方法が効果的である．

（2）口蓋裂による構音障害

　　口蓋裂は，その発声発語レベルでの障害としての本態は，共鳴および口腔内圧が不足している障害である．正常な音が産生できない場合だけでなく，本来口腔で構音すべき音ができないために誤った方法で出した音や正常では存在しない音を，代償的に使用している場合（異常構音）が多い．手術や補綴で，鼻咽腔閉鎖不全を解消することが前提である．一部の獲得した異常構音を解消する訓練で特定の方法を用いることがあるが，基本的には機能性構音障害の正しい音を誘導する方法論を用いて訓練する．鼻咽腔閉鎖が補償されていれば，正常な音の獲得はむずかしくない．

③ 発語失行

（1）発語失行

　　純粋な発語失行と，失語症の症状としての発語失行を区別しておく方がいい．純粋な発語失行は語想起までは問題がなく，純粋に構音運動プログラムの障害と考えられる．構音の構えや操作の意識的運動の訓練，すなわち運動障害性構音障害の訓練法が適用できる．しかし失語症との合併では，喚語に障害があるのが普通で，それに対するアプローチが先行しなければならない．構音の構えや操作の訓練は，それをふまえて行わないと効果がないだけでなく，患者を混乱させる要因になりかねないので注意する．機能性構音障害とは発現機序が異なるが，発語失行における音の構えや操作の意識的訓練では，機能性構音障害の理論や方法と共通のものが用いられる．

（2）先天性の失行の様態を呈する構音障害

　　知的発達遅滞や対人関係の障害に合併する障害で，言語の理解力に比べて，表出が極端に不均衡に遅れている一群がある．語連鎖レベルの理解力に対してスピーチレスであったり，文字での表出ができるのに音声表出が困難であったり，文字のレベルよりも音声表出のレベルの方が低いといった様態を示すことが多い．音韻の構成能力の問題を伴う場合などもあるが，多くは発声発語に筋レベルの障害はなく，粗大運動，咀嚼・嚥下運動などに問題がないにもかかわらず，構音動作の習得が極端に困難である．いったん獲得したプログラミングの崩壊ではないので，失行という用語は不適切であるが，発現機序の仮説としては失行，すなわち神経・筋運動レベルではなく，構音運動のプログラミング障害のようにとらえると考えやすい．

　　臨床的には，発語失行と同様，音の構えや操作の意識的訓練により効果が得られる場合が少なからずある．

④ 脳性麻痺

　　脳性麻痺の本質は，身体の運動障害である．発声発語器官の運動障害は，高率で発生す

る．知的障害，聴覚障害，口蓋裂などを伴う確率も高くなるが，必発ではない．しかしいずれにしても発達に伴う変化の問題が必ず付いて回るし，言語や言語を通じた全般的な学習の問題も生じてくる．したがって脳性麻痺では，治療ではなく，治療し育てるという意味での療育という語が用いられる．発話の問題は常にその中でとらえられなければならない．

　発声発語の機能訓練は，運動障害を伴いながら新たに構音運動を学習するという点に特殊性とむずかしさがある．また運動障害の様態も，脳性麻痺独自の特徴がある．機能性構音障害の手技とは根本的に異なることが多いが，一部構音の構えや構音操作の訓練において応用の可能性がある．

5　聴覚障害

　聴覚障害における構音の問題は，聴覚経路の障害により他者の発話が聞き取りにくく，また自分の発話のフィードバックが困難であることにより生じている．聴能訓練により，語音の聞き取り能力が高められることが重要であるが，並行して構音運動の訓練も必要である．聞き取り能力が向上するだけでは，正しい音の産生方法の自然習得が困難である場合が多いからである．さらに，正しい産生方法が獲得できると，音の聞き取り能力が向上することも経験している．例えば，難聴児では困難なことが多い有声子音と無声子音との産生が可能になると，その弁別聴取能力が上がる場合がある．聴覚障害での構音訓練は，今以上に重視する必要があると思われる．

3　機能性構音障害の特徴

　機能性構音障害の特徴を把握することは，検査や訓練を実施するうえで非常に重要である．その多くは構音障害に共通の特徴でもあるが，機能性構音障害に限定した特徴もいくつか認められる．

(1) 音声の異常として発現している

　問題点は音声の異常という形で出現している．したがって，例えば歩行障害で上下肢の運動を評価し，訓練をすればいいのと異なり，運動そのものの評価と訓練に加えて，運動の結果としての「音」の評価と訓練が必要である．しかし音の特徴の1つは，継時的に出現し，瞬間的に消失することである．歩行運動も継時的に変化はするが，ビデオにとれば再生できるし，画像を静止させて分析することもできる．音声は，録音して再生することはできるが，静止させることはできない．人間の聴覚的な把持力には限界があり，対象児にとって，自身の音を認識することがむずかしく，結果的に運動のコントロールがむずかしい．さらに言語聴覚士にとっても分析や正しい運動の誘導がむずかしい．また，音と運動の関係を把握することも簡単ではない．

(2) 運動過程の障害である．

　しかしながら音の異常をもたらしているのは，構音という運動の異常である．したがって検査の本質は運動の評価であり，訓練は構音の構えや操作といった運動の訓練である．したがって，構音運動について十分理解しておかなければならない．

(3) 運動が監視しにくい

　発声発語器官のうち舌，軟口蓋，声帯の運動は，外部から観察しにくい．特に機能性構

音障害では，舌の動きの異常によってもたらされる音の異常が大半を占める．構音運動の視覚的なフィードバックが困難で，対象児自身の運動コントロールがむずかしいだけでなく，検査や訓練での言語聴覚士の監視・誘導も困難であることが多い．

（4）100％治癒する

発声発語器官に器質的な異常がないので，正常な構音動作の獲得が100％可能である．ただし前述のように，異常とはいいがたいが，発声発語器官の運動に稚拙さが認められるいわゆる「特異な機能性構音障害」では，実用性には問題ない範囲で，軽度の歪みなどが残る場合がある．

集中的な訓練期間（回数）は，対象が1つの音であれば3カ月（10回）程度である．ただし，「特異なタイプ」では訓練期間は長引く傾向がある．

（5）構音の獲得は非意識的である．

当然のことながら，構音は自然に無意識のうちに獲得しており，普通は教えたり教わったりするものではない．また一般に獲得は6歳頃には完成する．それゆえ対象児や家族は，構音が誰にでもできる簡単なことという気持ちをもちやすく，その簡単なことができないという意識が生まれやすい．

（6）発話は，自動的で巧緻性の高い運動である．

しかし獲得した構音動作は，1音節の発話に要する時間が0.1秒前後の，複雑，微細，敏速な極めてレベルの高い巧緻動作である．しかも自動的，無意識的に行われる完成度の高い動作である．機能性構音障害の訓練はこの緻密な動作を意識的に習得させることになる．

（7）発声発語器官の構造が複雑である

発声発語器官の運動のほとんどは，上下肢のような関節運動ではない．関節運動では，運動範囲を角度ではかることもできるし，筋力も圧力値として数値で出すことがかなりの部分で可能である．しかし発声発語器官は，顎を除けば関節運動ではない．顎もいわば2つの関節をもつので，単純な関節運動とはいえない．その結果，発声発語器官の運動は極めて複雑な動きをすることになる．そのおかげで構音という複雑でかつ微細な運動が行えるわけだが，それを評価したり，訓練で看視し，誘導したりするのは非常にむずかしい．

以上のような特徴に十分配慮して，機能性構音障害の評価や訓練を行っていくことで，より系統的でかつ効率的な臨床が可能になる．

第1章 機能性構音障害の定義

❸ 構音障害の学問史

1 前史

　構音障害の基礎的な領域である音声の科学的な研究の歴史は，厳密には2世紀にも満たない．しかし音声への意識的考察自体は，紀元前1500年頃の西セム人による文字の案出までさかのぼる．その後のギリシャ，エジプト，インドの文字も表音文字であって，音声への観察なしでなされるものではなかった．時期は少し遅れるが，日本の仮名も同様である．

　中世では，言語への関心はほとんど書きことばによせられていたが，レオナルド・ダ・ビンチによる喉頭および発声器官の図解は注目に値する．また15世紀の韓国における表音文字（ハングル）の創作は，調音方法の厳密な観察に基づいていることが知られている．

2 比較言語学と音声学

　音声の学問の科学的な発展は，1816年のフランツ・ボップによるサンスクリットの記述に始まるとされている．ここから始まった比較言語学は，文字言語ではなく，音声を研究の対象とし，この時期の精密科学の発展とあいまって音声に関する研究が急激に進展した．多くの生理学者や物理学者が，音声の生理や音響の研究に参加し始めたのである．19世紀半ばのブリュッケらの成果が，今日，我々が言語や発声発語障害の臨床の拠り所としている音声学の源流といえる．医学的には，この時期に喉頭鏡が発明され，また失語症についての記述がなされている．1886年には，Association phonetique internationale が設立され，音声学が学問領域として認知されることになる．

3 実験音声学と聴覚音声学

　この潮流は，20世紀に入ってまず，実験音声学という分野で開花する．さらに生理学的，音響学的分析への関心の高まり，2つの世界大戦における情報伝達技術へのニーズなどがあいまって大きく発展する．ベル電話会社の世界最大の研究所は，その象徴であった．

　この間，実験音声学で記述された物理的特性を，言語機能の視点から分析する音韻論が並行して発達しプラーグ派の音韻論から構造主義に受け継がれ，フランスのマルチネに代表される構造言語学（言語の総体の分析理論）に発展した．一方，この流れから派生しながら，一部対立した理論を含む変形生成文法が，チョムスキーにより提唱された．

　実験音声学は，さらに聴覚音声学を学問領域として独立させることになる．そして，言語病理学の始まりにも，非常に大きな役割を果たしている．言語障害が学問的関心となり

始めたのは，今世紀の初頭であり，実験音声学の開花の時期と一致している．言語病理学には，実験音声学に代表されることばの科学としての側面の他に，障害者に対する問題解決やその支援という側面がある．それを担うのが，心理学，医学そして教育学などであった．このような臨床的な学問領域も加えて，現在の言語病理学という大きな流れとなった．

4 言語病理学

言語機能を改善させるような訓練的取り組みとしての古い記述は，聴覚障害児の教育に見い出せる．フランスの de l'Epee は，1760年に聾唖の2人の少女に教育を始めた．その後，聾唖児の教育施設へと発展し，18世紀末までに，ヨーロッパ各地に聾唖教育施設が設置された．ただその指導法は，基本的にサインや文字言語によるものであった．de l'Epee にやや遅れて聾唖児の教育を始めた Heinicke は，音声言語の習得とそれによる教育を始め，後世，口話法と呼ばれるようになった．

それより約1世紀後に，失語症が記述され，徐々にその訓練が開始される．また，言語病理学には，外国人への発音矯正の方法論なども影響を与えている．フランス語で言語療法を示す orthophonie の語源的意味は，正しい発音であり発音矯正から派生している．

実験音声学に，こうした障害者への訓練的アプローチの流れも統合しつつ，20世紀に入り，言語病理学が体系化されていくのである．前述のベル電話会社の創設者アレキサンダー・グラハム・ベルが，聾学校の教師であったことは，象徴的である．

そして，1924年，IALP（国際音声言語医学会）がオーストリアで，翌年，米国で ASHA（American Speech-Language-Hearing Association）が設立されるに至る．

構音障害，特に運動障害性構音障害に関連する疾患や症状についての記述は，この頃から増えてきて，1970年代には Darley らによって運動障害性構音障害が系統的に整理された．しかし機能性構音障害についてみると，運動障害性構音障害や器質性構音障害の進歩の影に隠れて，学問的研究の流れを特徴付けるようなトピックは残念ながらみあたらない．

5 日本の言語病理学

日本での言語病理学と，言語障害のリハビリテーションは，欧米，特に米国の影響を受けて発展してきた．第2次大戦後，米国から導入された言語病理学は，日本オージオロジー学会（1955年），および日本音声言語医学会（1956年）の創設という形で現れてくる．

また，1958年開設の国立ろうあ者更生指導所（後の国立聴力言語障害センターを経て，現 国立障害者リハビリテーションセンター）では，医療・福祉分野としての言語障害のリハビリテーションを実施することになったが，教育分野では，すでに聾教育，難聴学級という形で先行して，教育が行われていた．

その後，1964年に翻訳出版された「音声言語病理学」は，言語病理学の名を広く知らしめた．続いて言語病理学に関していくつかの翻訳が出されたが，1980年，日本人による最初の言語病理学の教科書ともいえる，「聴覚言語障害」が出版された．本書には，1971年に上記の国立聴力言語障害センターで開設され，1979年には国立身体障害者リハビリテーションセンター（現 国立障害者リハビリテーションセンター）に移設された，わが国初の言語聴覚士養成校で用いられる教科書としての役割が与えられた．

第1章 機能性構音障害の定義

4 機能性構音障害のリハビリテーション

I 「リハビリテーション」とは

　機能性構音障害の臨床では，リハビリテーションという語がそぐわないのではないかという疑問がある．というのは，特異なものをのぞけば完全に治癒するのが機能性構音障害であり，後遺症を前提としてなされる運動障害性構音障害のリハビリテーションなどとはかなり異なるからである．

　リハビリテーションという語は，一般にはスポーツ選手のけがや故障後のリハビリテーションというように，機能回復訓練の意味で使われる．脳血管障害の医学的リハビリテーションの臨床場面でも機能回復訓練を指して使うことが少なくない．

　確かに，世界保健機関（WHO）は1968年に，リハビリテーションを「能力低下の場合に，機能的能力が，可能な限り最高水準に達するように，個人を訓練あるいは再訓練するため，医学的・社会的・職業的手段を併せて，かつ調整して用いること」と定義している．ここでは，ほとんど機能訓練を指しているようにも思われる．

　しかし，同じWHOが1981年には，「リハビリテーションは，能力低下やその状態を改善し，障害者の社会的統合を達成するためのあらゆる手段を含んでいる．さらにリハビリテーションは，障害者が環境に適応するための訓練を行うばかりでなく，障害者の社会的統合を促すために，全体としての環境や社会に手を加えることも目的とする．そして，障害者自身，家族，彼らが住んでいる地域社会が，リハビリテーションに関係するサービスの計画や実行に関わり合わなければならない」と定義しなおしている．これは，1960年代以降の，障害者の社会参加やノーマライゼーションという理念を反映してのことである．言い換えれば，これ以降リハビリテーションは，はっきりと障害の改善の限界，すなわち後遺症によるハンディキャップをもちながらの生活を，その前提に含めたことになる．

　2001年5月，WHO総会において採択された国際生活機能分類（ICF：International Classification of Functioning, Disability and Health）では，障害の分類に関して，これまでのマイナス面からではなく，生活機能というプラス面からみるように視点を転換し，さらに環境因子等の観点を加えている．そこでは明確に，活動と参加というとらえ方で，障害者の社会との関わり方を重要視していることが理解できる（図1-4）．

　その後，リハビリテーションの理念の中で，QOL：quality of lifeが重視されるようになる．1988年のDeLisaでは，「リハビリテーションは，個人に，彼らの機能障害および環境面の制約に対応して，身体，精神，社会，職業，趣味，教育の諸側面の潜在能力（可能性）を十分発展させること」[4]とされている．

　こういったリハビリテーションの定義の変遷をみていると，その基本では，障害により

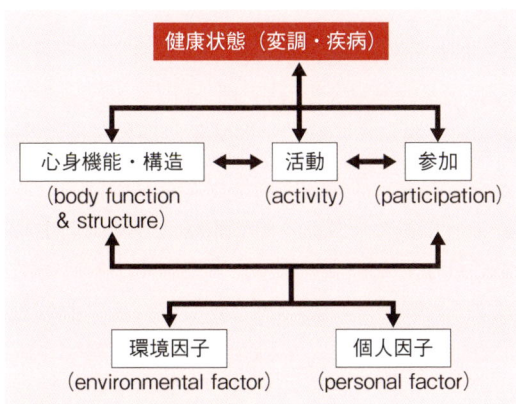

図1-4 ICF 国際生活機能分類

失ったものの回復という点で共通している．最初は，障害ゆえに失った機能の回復を目指すものであったが，それが，障害をもちながらも一人の人間として，社会に参加して生きる権利（社会参加あるいは自立）をとり戻すことになり，最近では，人として生きるときの，生活や人生の質（QOL）を確保するということが目的となっている．

では，QOL すなわち生活あるいは生命の質とは何か．以下にいくつかの定義を示す．

「障害者が変化した新しい人生において，これまでと同等あるいはそれ以上の価値観を発見・構築していく」[5]

「障害者へのリハビリテーションアプローチでは，生命の質，生活の質，人生の質の三つの客観的 QOL と主観的 QOL への支援がある」[6]

つまり，障害をもった後の life（生命，生活，人生）の価値が，障害をもつ以前に比べて下がったのではなく，障害をもった後も，ときにはもったからこそ，さらに life（生命，生活，人生）の質を高め充実させていくことである．

こうしてみると，100％の治癒を目的とする機能性構音障害では，リハビリテーションという概念はなじみにくい気もする．しかし，一時的であっても対象児のコミュニケーション能力は低下しており，QOL の低下は認められる．また，その間父母をはじめとする家族も不自由さや不安を抱えており，家族の QOL にも影響が出ている．さらに，特異な機能性構音障害では，どうしても軽度の構音障害が残ることもあるし，他の言語障害を合併している場合もある．そこでは，障害受容や QOL の問題に直面することになる．

そこで本書では，機能性構音障害およびその周辺的な言語障害の臨床に関して，対象児と家族の QOL の確保というリハビリテーションの観点で論じることにする．そこでは，機能訓練をリハビリテーションの目的ではなく，リハビリテーションのための最も有効で重要な手段と位置付けることにする．

2 機能性構音障害に対するリハビリテーション

1 機能性構音障害のもたらす問題

機能性構音障害のリハビリテーションを実施するにあたり，言語聴覚士は，たとえ治癒までの短期間であっても，対象児においてコミュニケーションの問題が起こっていること

を理解しなければならない．

　対象児は一般に4，5歳児から10歳児くらいまでが中心である．低年齢であるほど，自分のコミュニケーションの問題をあまり自覚していなかったり，自覚していてもそれほど問題に感じていないことも多い．しかし，低年齢でもコミュニケーションの不自由感を敏感に感じている子どももおり，年齢が上がるほど多くなる．

　機能性構音障害によってもたらされる意思の疎通の制限，すなわち自分が伝えたい内容が家族や友達に理解されないという経験は，苛立ちや不安，不満をもたらしている．

　まれに，友達関係からの疎外感，孤立感を感じていることもある．また，家族や周囲がむやみに言い直しをさせたり，「ゆっくり話せ」などと不適切な助言を与えることがプレッシャーや焦りになったり，コミュニケーションを避けさせる結果になることもある．

　こうしたことは，結果的に対象児をコミュニケーションに消極的にさせることになり，語彙や統語能力の発達，対人関係や社会性の形成に悪影響を与える恐れがあるだけでなく，吃音などの症状として出現する場合もあり得るので注意が必要である．また，体調をくずすような場合も全くないわけではない．

　評価においては，こうした心理的な面や環境面についても的確に把握し，適切な家族指導などを実施することが重要である．機能訓練をすぐに開始するような場合は，通常キャリーオーバーまで2,3カ月から6カ月程度なのであまり問題ないことも多いが，経過観察の適応のケースではこうした面の指導は不可欠になる．詳細については後述する．

　また，特異な機能性構音障害の場合，軽度の歪みなどが，どうしても残る場合がある．こうした場合の障害受容についても配慮と指導が必要である．なお，指導の対象は，家族だけでなく，必要に応じて対象児の言語生活環境である保育所，幼稚園，学校などに及ぶ．

❷　リハビリテーションの流れと概要

（1）検査・評価

1. 問診・情報収集

　問診では，氏名，年齢など個人に関する情報，主訴および言語の症状など言語障害に関する情報，学校など言語環境とコミュニケーションの諸状況に関する情報を収集する．さらに，心理的な問題も把握しておく必要がある．

2. 発話の音声学的記述

　音の誤りを音声学的手法により聴覚的に記述する．フリートーク，単語，音節，文章レベルの検査を行う．

3. 構音運動検査

　音に誤りがあるということは，構音の動作において，正常な動作からの逸脱が生じていることである．一口に構音の動作といっても，実はそれぞれの音（子音，母音）ごとに，いくつかの要素に分解することができる．すなわち，誤り音に関して，構音動作のどの要素にどのような逸脱が生じているかを細かく評価できるということである．

4. 発声発語器官検査

　構音動作の正常からの逸脱が，発声発語器官の形態異常や運動障害から生じているのではないことを確認するために，発声発語器官を検査する．

5. 音の認知に関する検査

　音の認知に問題があることが疑われる場合に検査する．

6. その他の検査

聴覚検査は必須にしたい．必要があれば，言語力（言語発達）検査などを実施する．

（2）鑑別

鑑別は，発話の異常が，構音障害以外の障害によるものではないかということが第一である．次に，器質性構音障害（口蓋裂など）や運動障害性構音障害（脳性麻痺など）ではないことを確認する．さらに，機能性の構音障害のうち特異な構音障害ではないかの鑑別が必要である．

（3）方針の決定

機能性構音障害と診断がついたら，すぐに機能訓練を開始するか，あるいは自力の獲得を待って経過観察とするかの判断が必要である．訓練開始となれば訓練プログラムを立案する．

（4）機能訓練

1. 課題参加態度の形成

就学前後の低年齢で訓練する場合が多いので，構音訓練の課題に参加する態度を形成することが何より重要である．対象児との間に信頼関係を形成し，課題がむずかしくはなく，楽しいことを理解させる．

2. 基礎的動作

必要があれば，正しい構音動作を訓練するために前提となる各構音器官の基礎的な動作の訓練を行う．

3. 音節レベル

正常動作からの逸脱を生じている構音動作の要素について，矯正したりあるいは正しい動作を習得させたりする．結果的に音節のレベルで正しい音の産生が可能になる．

4. 連続音節

産生可能になった音を，意味のない複数音節，有意味語，文，文章，会話レベルでも正確に産生できるようにする．

5. 般化（キャリーオーバー）

獲得した正しい構音動作が，完全に無意識的動作として定着した段階を般化という．目的の音の産生がこの段階に到達したことを確認して機能訓練を終了とする．

（5）その他の訓練

評価において問題が認められた場合，以下の訓練を実施する．これらは，音の産生の機能訓練に先立って，あるいは並行して行われる．

1. 音認知の訓練
2. 平仮名の訓練

その他，口蓋裂（器質性構音障害）では，手術などで鼻咽腔閉鎖不全が補償された段階で，基本的には機能性構音障害の訓練方法を適応して訓練を行う．

特異な構音障害の訓練では，運動障害性構音障害的な訓練手技を応用する場合がある．

（6）家族指導と環境調整

家族の指導や環境調整は重要である．家族が言語聴覚士を信頼して，対象児に適切な対応をし，家庭訓練（ホームワーク）を的確に実施しなければ訓練効率は下がるだけでなく，まれに悪化する．また，般化を目指す期間の環境調整も大切である．

(7) 経過観察

般化の期間は，集中的な訓練の時期と違って訓練頻度は大幅に減少する．一定の経過観察期間を経て正しい構音が定着し終了となる．

●文献

1) A. Martinet：ELEMENTS DE LINGUISTIQUE GENERALE（Librairie Armand Colin），Paris，1970．
2) 廣瀬 肇・柴田貞雄・白坂康俊：言語聴覚士のための運動障害性構音障害学．医歯薬出版，2001．
3) 山田弘幸・編：ベーシック言語聴覚療法―目指せ！プロフェッショナル．医歯薬出版，2010
4) DeLisa JA（ed）：Rehabilitation Medicine，Lippincott-Raven，Philadelphia，1988．
5) 砂原茂一：QOL Quality of Life（QOL）の意味するもの― Rehabilitation との関わりについて考える―．PT と OT，**19**（8）：507-512，1985．
6) 上田 敏：Quality of Life（QOL）リハビリテーションと QOL ― ADL との関係を中心に―．OT ジャーナル，**26**：23-27，1992．
7) 障害者福祉研究会：ICF 国際生活機能分類―国際障害分類改定版．中央法規出版，2002．
8) 国立特殊教育総合研究所：ICF（国際生活機能分類）活用の試み―障害のある子どもの支援を中心に．ジアース教育新社，2006．
9) 大川弥生：新しいリハビリテーション（講談社現代新書），講談社，2004．
10) 今泉 敏：言語聴覚士のための音響学．医歯薬出版，2007．
11) 澤村誠志：障害者・高齢者の医療と福祉．医歯薬出版，1993．
12) 澤村誠志・監，日本リハビリテーション病院・施設協会・編：これからのリハビリテーションのあり方．青海社．

第2章 機能性構音障害の基礎

Speech-Language-Hearing Therapist

第2章 機能性構音障害の基礎

1 構音器官の形態と機能

　構音障害の理解に必要な，構音器官の形態・機能に関する基礎的な知識をまとめるのがこの章の主眼であるが，その導入としてまず，ヒトのコミュニケーションにおける音声言語の重要性について理解していただきたい．また，発話における呼吸・発声・構音の関係を理解することは必須である．

I ヒトのコミュニケーションにおける音声言語の重要性

1 コミュニケーションの手段

　ヒトの用いるコミュニケーションの手段は多岐にわたっている．音声言語や文字言語のように1つの国語の意味領域全般を覆うものから，サイレン・交通信号などのように，意味領域が限定され，またその使用される場も限られているものまで多様である．

　さて，これらのコミュニケーション手段のうち最も多用され，かつ簡便・迅速なものは何か．それは音声言語である．それでは文字言語はどうか．文字言語は，音声言語と同様，一国語の意味領域全般を覆うことができ，またその記録性という重要な性質からも，非常に多用されるコミュニケーション手段である．

　それでは文字言語と音声言語どちらが多用されるか．あなたが1日に発信する情報量を文字言語と音声言語で比較してみればその答えは明らかである（ここでいう情報量は，モーラ数や単語数といった単純な単位による量的なものであり，質的なものではない）．あなたがどんなに長いメールを1日に何通書いたところで，長電話1本であなたがしゃべるモーラ数や単語数を超えることは困難である（ときには両者が逆転する例外的な日もあろうが）．もちろん，発信だけではなく受信に関しても同様で，耳から聞く情報量の方が，読む情報量よりも多いはずである．

　このように最も多用される音声言語にもし障害が生じた場合，コミュニケーション上，非常に大きな支障をきたすこととなるのは容易に想像できることである．

2 音声言語におけるコミュニケーションとその障害

　音声言語におけるコミュニケーションの理解には，図1-2（第1章1節，3頁参照）に示すスピーチチェーンという概念が有用である[1]．ここでは二者間の対話というモデルを用いる．話し手から発せられた言語音は，聞き手においては聴覚系を経て言語中枢へと伝わり，そこで言語として認識され，思考過程を経る．今度は聞き手が話し手となるべく，中枢内にて「内言語」が生成される．それを音声言語として実現するべく，言語中枢から

（錐体外路系の修飾を受けながら）錐体外路系を経て末梢の呼吸・発声・構音器官へと神経情報が伝達され，音声言語として実現される．それから再度先程の話し手が聞き手となる．こうしてスピーチチェーンというループが形成される．

このスピーチチェーンを形成する過程がいずれかでも障害されれば，音声言語におけるコミュニケーションに障害をきたすこととなる．すなわち，聴覚系・言語認識・思考過程・内言語生成・運動指令・末梢器官の運動といった過程のいずれか単数あるいは複数の障害によって，音声言語におけるコミュニケーション障害が起こり得る．

2 末梢における音声言語生成過程

末梢における音声言語生成過程は，次の3つの過程に分けて考えることができる．すなわち，呼吸，発声，構音の3過程である（図2-1, 2-2）．まず呼吸器の運動によって呼気が生成される．その呼気をエネルギー源として声帯振動が起こる．声帯振動によって喉頭原音が生じ，これが言語音の音源となる．この過程を「発声」と呼ぶ．次に，喉頭原音が声道に共鳴し，言語音が生成される．声道の形状によって共鳴が変化するが，声道の形状を決定するのは，舌，軟口蓋，口唇，下顎などの構音器官の運動である（図2-3, 2-4）．このような，言語音生成のために適切な声道を形作る構音器官の動きのことを「構音」と呼ぶ．

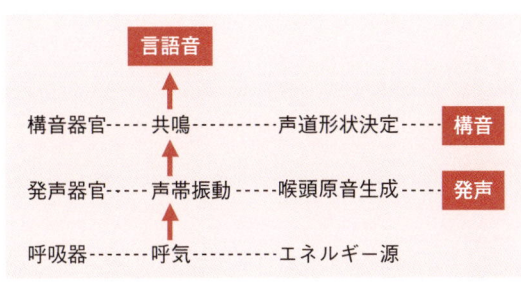

図2-1　発声と構音

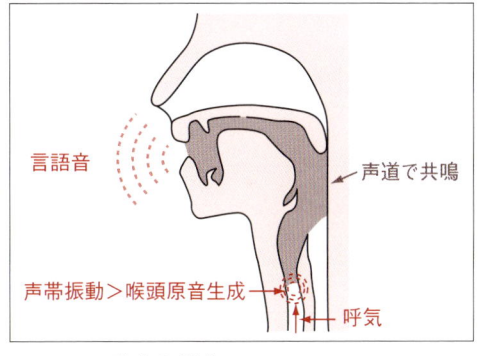

図2-2　発声と構音

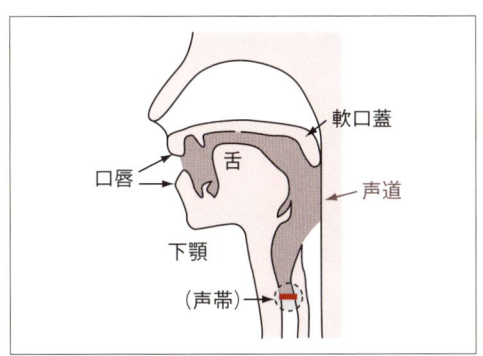

図2-3　非鼻音の声道

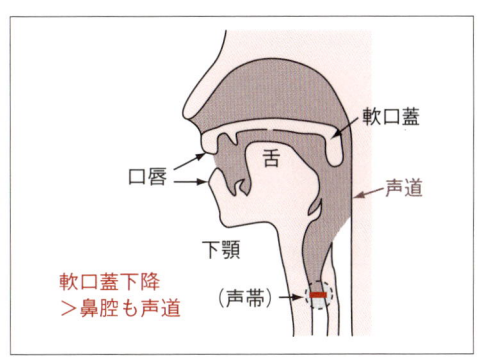

図2-4　鼻音の声道

3 発声のしくみ

発声時に声帯は内転し,肺から上がってきた呼気がこの内転した声帯をこじ開けることにより,声帯振動が生じる.この振動により,声門上に空気の粗密波が生じ,音が生じる.これを喉頭原音と呼ぶ.また,声帯振動のさい,声帯粘膜には粘膜波動が生じる.

1 声帯振動

図2-5に声帯振動の起こるメカニズムを示す.声帯の内転力と,声帯をこじ開けようとする呼気の力とが上手くバランスをとると,高周波の声帯開閉すなわち声帯振動が生じる.声帯が大きく外転した状態では,いくら強い呼気を与えても声帯振動は得られない.逆に,声帯を強く内転し過ぎると,呼気が声帯をこじ開けることができず,この場合も声帯振動は生じない.つまり,適度の強さで内転した声帯に適度の呼気を当てなければ声帯振動は生じないわけで,非常に繊細な呼気調節および内喉頭筋調節が必要なのである.この微妙な調節に破綻が生じると発声障害をきたすこととなる.また,声帯そのものに開閉を邪魔するような器質的な病変がある場合も声帯振動に障害が生じ,発声障害をきたす.

2 粘膜波動

図2-6,2-7に示す如く,声帯振動時には声帯粘膜に波動が生じる.これを粘膜波動と呼ぶ.

つまり,声帯振動とは,声帯筋等の弾性に富んだ声帯内部組織(いわゆるボディ)の,横方向への弾性的な振動のことであるが,それに加え,声帯表面の粘膜組織(いわゆるカ

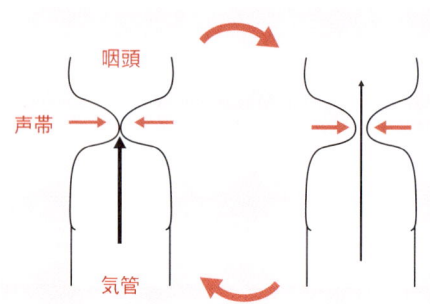

図2-5 声帯振動

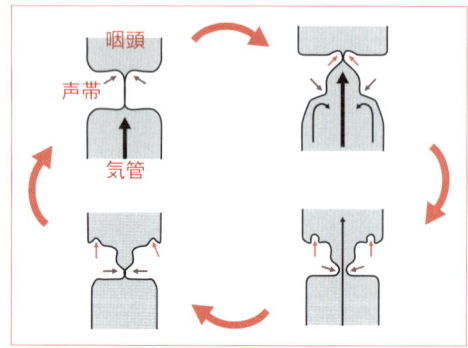

図2-6 粘膜波動

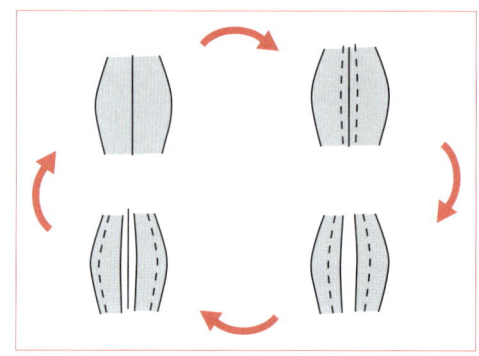

図2-7 粘膜波動:上から見た図

バー）に，縦方向へ伝播する粘膜波動が生じる．炎症性の病変においては粘膜がやや硬くなること，浸潤した悪性腫瘍においてはボディとカバーの独立性が失われることによって，この粘膜波動が制限され，嗄声をきたす．すなわち，柔らかい粘膜波動はよい声に必須のものである．

4 構音のしくみ

　構音とは，目的とする言語音を得るために声道の形態を適切に変化させることである．声道とは，音源としての声帯と，開放端としての口唇（鼻音の場合は前鼻孔も含む）とをその両端とする腔であり，口腔，咽頭腔，鼻腔により形成される．声道形態は，口唇・下顎・歯・硬口蓋・軟口蓋・舌・咽頭壁等，声道内の器官の位置関係によって変化し得る．これらのうち，舌・軟口蓋・口唇・下顎といった，可動性の大きい構音器官の重要性は特に高い．

　これらの構音器官の中でもとりわけ舌が重要であるといえよう．非常に可動性の高い器官である舌は，各母音固有の声道形態形成および子音における構音点形成とに最も関与する重要な器官であり，複雑に走行する内・外舌筋群の収縮によって極めて多様な外部形態を瞬時に変化させることができる．例えば，発話時の舌形態の変化を超音波断層法で観察すると，舌形態変化の素早さと可動性の大きさとに目を奪われるであろう．構音における舌の重要性は古来から認識されていたようで，多くの言語において「舌」を表す単語がそのまま「言語」や「ことば」という意味でも使われている（例えばラテン語における lingua や英語における tongue）．

　軟口蓋もまた，非常に重要な構音器官であり，主にその挙上／下降によって鼻咽腔が閉鎖／解放され，後述の各種構音様式が可能になる．一方，口唇は声道の開放端の形状を決定する．また下顎の位置すなわち開口度も，声道形態に大きく関与する．これら2つの構音器官は，舌や軟口蓋と違って，外部からの観察が容易に可能である．ちなみに，これら可視性の高い構音器官の動きを可及的に小さくし，可視性の低い舌や軟口蓋等の動きを最大限使って構音するのが，腹話術という芸当である．

　構音器官の活動によって，母音等においては適切な共鳴腔が形成される．このような共鳴腔の形成は構音の重要な一面であるが，他方，子音の構音においては声道に閉鎖や狭めを形成し，そこにおいて気流雑音が生じる．

1 母音の構音

　母音（vowels）構音においては，軟口蓋が挙上し鼻咽腔を閉鎖する以外，基本的には声道内に強い狭めや閉鎖は形成されない．したがって，声道は喉頭原音の共鳴腔として機能し，雑音成分は生成されない．図2-8に日本語5母音構音時（持続発声）の声道形態を示す[2]．

　声道の長さや形状によって，その声道により強く共鳴する周波数すなわち共鳴周波数(ホルマント，formants）が決定される．それらのうち，周波数の小さい方から2つ，要するに第1，第2ホルマント（F1，F2）が，母音の識別に主に関与するといわれている．つまり，喉頭原音に含まれている基本周波数およびその倍音成分のうち，ホルマント近傍の倍音が共鳴によって増幅され，各母音特有の音色を得て，聞き手にその母音として知覚さ

れるのである．日本語5母音におけるF1，F2のおおまかな分布を図2-9に示す．舌は声道内，口唇は声道の開放端の狭めの程度を決定し，ホルマントの決定に大きく関与する．そのさい，下顎による開閉運動がそれらの狭めの形成に補助的な役割を果たす．これらのうち舌は，特に重要な役割を果たしている．このことは，前舌あるいは後舌母音といった用語や，母音三角（四角）が各母音の舌の最高点の位置を1つの図にまとめたものであることからも窺い知ることができよう．このように構音上極めて重要な舌に麻痺が起こると，母音の明瞭度が非常に低下することは容易に想像できよう．なお舌に麻痺があるさい，舌の動きを代償する下顎の動きが目立つようになることが知られており（いわゆる「下顎による代償」），舌の麻痺を疑わせる所見として重要である．

　軟口蓋は，母音構音時には基本的には挙上しており，鼻腔共鳴は少ない．しかし，軟口蓋の麻痺などによる鼻咽腔閉鎖不全があると，鼻腔共鳴が強く感じられる音，すなわち「開鼻声」が聴取される．

　基本的に母音は，声帯振動により生成された喉頭原音が声道に共鳴する，いわゆる「有声音」である．しかしときに，声帯振動を伴わない，すなわち無声化した母音が発話中に出現する．例えば助動詞「です」の語尾の「す」は，関東方言においては無声化することが多い．このような現象を「母音の無声化」（devoicing of vowels）と呼ぶ．

2　子音の構音

　子音（consonants）構音時には，母音とは対照的に，声道内に強い狭めや閉鎖が形成される．それらの狭め・閉鎖の位置を「構音点」と呼び，各子音特有の雑音がそこで生成される．また，構音点における雑音生成の機序を「構音様式」と呼ぶ．構音様式によって子音は，「摩擦音」，「閉鎖音」，「鼻音」，「破擦音」，「近接音」に分類される．

　また子音は，上記の構音点や構音様式とは別の対立軸，すなわち喉頭原音の有無によっても分類される．つまり，喉頭原音を伴うものを「有声子音」（voiced consonants），伴

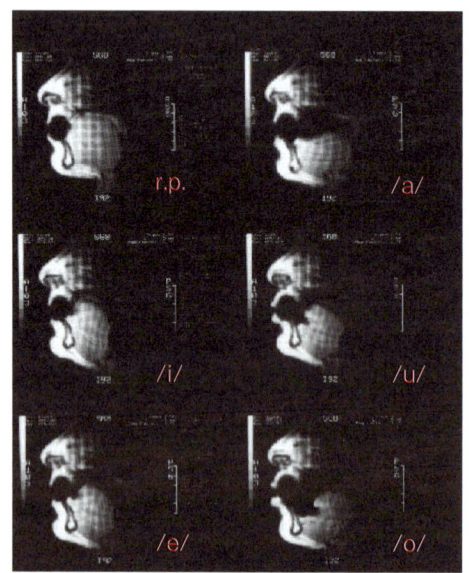

図2-8　日本語5母音の構音（Tagging Snapshot MRIによる画像）[2]（Kumada et al. 1992）

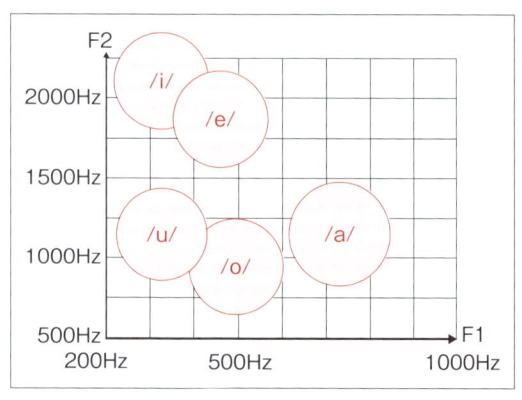

図2-9　日本語5母音におけるF1，F2のおおまかな分布

わないものを「無声子音」(voiceless consonants) と呼ぶ.

各構音様式ごとに詳しく記載すると,「摩擦音」(fricatives) は,軟口蓋が挙上し鼻咽腔を閉鎖するとともに,構音点にて声道の狭窄が形成され,そこを強制的に通らざるを得ない呼気に乱流が生じて,雑音が得られる.摩擦音では基本的には各構音点ごとに有声／無声の対立が成立する(例えば /z/ 対 /s/).しかし,声門摩擦音のみは,声門を少し開いて声門にて雑音を得るため,同時に声帯を振動させることができない.したがって,無声(/h/)しか存在しえない.「閉鎖音」(stops) は,まず構音点で閉鎖が形成され内圧が高まった後,閉鎖部の急な開放によって雑音が得られる.つまり,閉鎖と開放という2つの相をもつ.閉鎖音の別名「破裂音」(plosives) は,後半の開放に重きを置いた用語である.閉鎖音においても軟口蓋は挙上し鼻咽腔を閉鎖しており,構音点より内側での内圧を高めることが可能になる.閉鎖音においても各構音点にて有声と無声の対立(/g/ 対 /k/, /d/ 対 /t/ 等)が成り立つ.

「破擦音」は,閉鎖音のあとただちに摩擦音が連続するものである.日本語においては /ts/, /tʃ/, /dz/, /dʒ/ の4種類であるが,ここでも軟口蓋は挙上しており,狭めや閉鎖により行き場を失った呼気が声道内圧を上昇させ,それぞれの子音に特有な雑音が生じる.破擦音にも,摩擦音・閉鎖音と同様に,有声／無声の対立が成立する(/dz/ 対 /ts/, /dʒ/ 対 /tʃ/).

「半母音」(日本語では /w/ と /j/)は有声のみである.基本的には軟口蓋は挙上し,声道内に狭めが形成されるがその程度は摩擦音ほど強くなく,雑音成分とともに,喉頭原音の共鳴による固有のホルマントが各子音を特徴付けている.このような特徴をもつ他の子音(例えば英語の /l/, /r/ 等)とともに,「近接音」(approximant) として総称される.

日本語におけるラ行音は構音様式が一定でない.一般的な傾向としては,母音間では「弾き音」(歯茎部を舌で1回だけ弾く),語頭では,軽い閉鎖音あるいは英語における /l/ のような側方近接音 (lateral Approximant) となる.ラ行音も有声子音であり,また軟口蓋は挙上している.

以上の構音様式においてはすべて軟口蓋が挙上していたが,/n/, /m/ 等の「鼻音」(nasal) においては軟口蓋が下降し,鼻腔も共鳴腔として参与する.有声であるこれらの「鼻音」は,鼻腔共鳴の強い独特のホルマントをもつ.また,閉鎖音と同様,構音点における閉鎖と開放という2つの構音動作がみられるが,軟口蓋が下降し鼻咽腔が閉鎖しないため声道内圧はあまり上がらず,閉鎖音とはかなり違った開放時雑音を伴う.

このように,鼻音においてのみ軟口蓋が下降しているが,他の軟口蓋を挙上して構音する子音をまとめて「非鼻音」と総称する場合がある.この非鼻音／鼻音という分類は病理学的にも非常に重要である.すなわち,軟口蓋の麻痺がある場合,鼻音構音にはあまり影響はないが,非鼻音においては,歪みや鼻音化ないし代償的構音を呈する.代償的構音とは,鼻咽腔での閉鎖ができないことの代わりに,声門や咽頭等,声道が口腔と鼻腔に分岐する手前にて閉鎖や狭めを作り,声道内の圧を高める構音のことで,代償的な閉鎖音や摩擦音等を生成する構音である.母音の場合と同様,子音構音における舌の重要性もいうまでもない.多くの子音の構音点は,舌が他の構音器官に接近あるいは接触することにより形成される.舌が構音点に関与しない両唇音(/m/, /p/ 等)や声門音(/h/)は例外的といってよい.したがって,舌の麻痺は,構音の歪みや達成不能(子音の脱落や置換等)をきたす.

5 摂食嚥下のしくみ

　嚥下において用いられる器官は，多くが発声・構音器官と共通である．したがって，発声・構音障害と嚥下障害を合併する患者は多い．嚥下障害は言語聴覚士の扱う重要な疾患の1つである．

　嚥下の過程を次の3つの期に分けて考える．
　①口腔期：食塊（bolus）の口腔から咽頭への移送が行われる．随意的な動きである（図2-10）．
　②咽頭期：食塊（bolus）を咽頭から食道に移送するが，これは不随意的（反射的）な動きである（図2-11）．
　③食道期：食塊（bolus）は食道から胃に移送されるが，これは食道の蠕動運動によるもので，これも不随意的（反射的）な動きである（図2-12）．

　詳細は他書にゆずることとする．

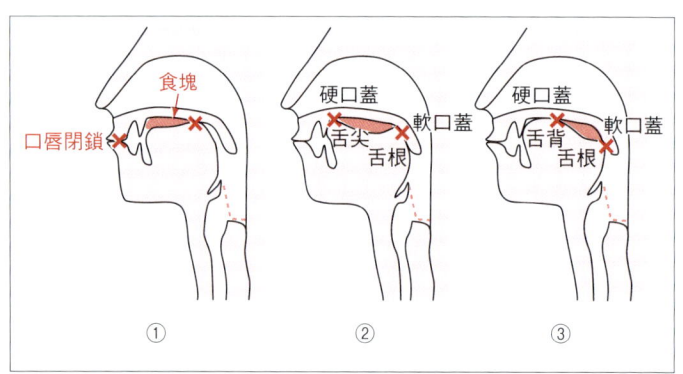

図2-10 口腔期（相）

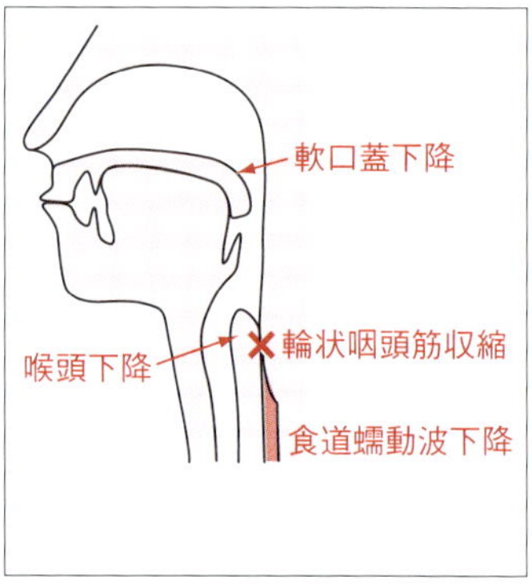

図2-12 食道期（相）

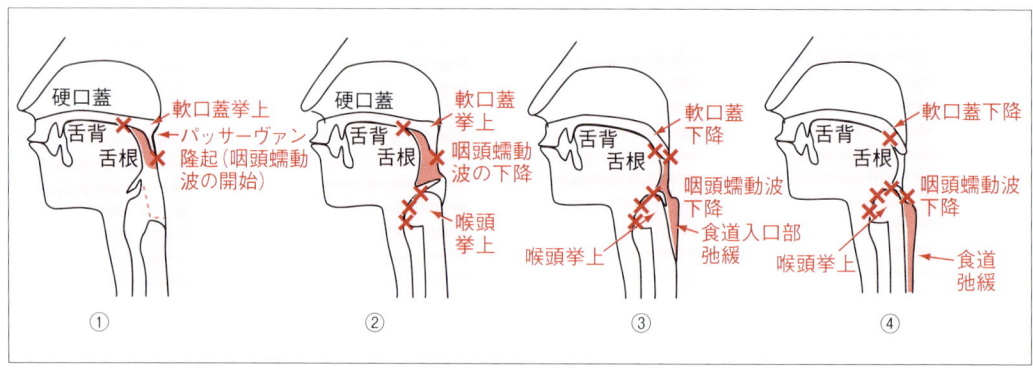

図2-11 咽頭期（相）

第2章 機能性構音障害の基礎

2 構音の障害

I 音声言語の4つのレベルとその障害

音声言語の評価においては，次の4つのレベルに音声言語を分析して患者の音声を評価する必要がある．

①発声
②構音
③プロソディ
④言語学

発声のレベルの評価とは，声そのものの評価であり，つまりは喉頭原音の評価といえよう．したがってその障害は，持続発声母音のような非言語音でも検出され得る．

次に，構音のレベルの評価とは，言語に含まれる音素の発音を評価することである．構音の障害は音素，モーラ，単語といった文よりも小さい分節的単位においても検出され得る．

一方，プロソディのレベルの評価とは，発話の速さとリズム，アクセント，ストレス，流暢性など，複数の音が連続して発話されるさいの超分節的な特徴の評価を指す．プロソディの障害は文のように分節的要素が連続した時に現れる．

最後に，言語学的レベルの評価とは，発話の内容と意味，文法，コンテクスト（文脈）等の評価を指す．言語学的レベルの障害は，患者の全体的な言語的営みそのものの障害ととらえることができる．

なお，これら4つのレベルにおける障害の有無に関しては，これらすべての要素を含む自由発話においてある程度「あたり」を付けることが可能である．病歴聴取は，患者の自由会話を誘発できる絶好のチャンスであるので，病歴聴取時の患者の発話の時点から，これら4つのレベルにおける障害の有無の「あたり」を付けることを習慣にしたい．自由発話にてある程度あたりを付けたうえで，以下に述べるそれぞれのレベルの評価をすすめていくようにされたい．

1 発声のレベル

発声のレベルの障害は，声そのものの障害であり，音質の障害（嗄声），声の大きさの障害，声の高さの障害という形で現れる．その本態は，喉頭原音の障害，言い換えれば音源であるところの声帯振動の障害であるといってよいであろう．声帯振動の障害の原因としては，エネルギー源であるところの呼気の障害（不足ないし過剰）か，あるいは声帯の障害（器質的ないし機能的障害）かのいずれかと考えてよい．

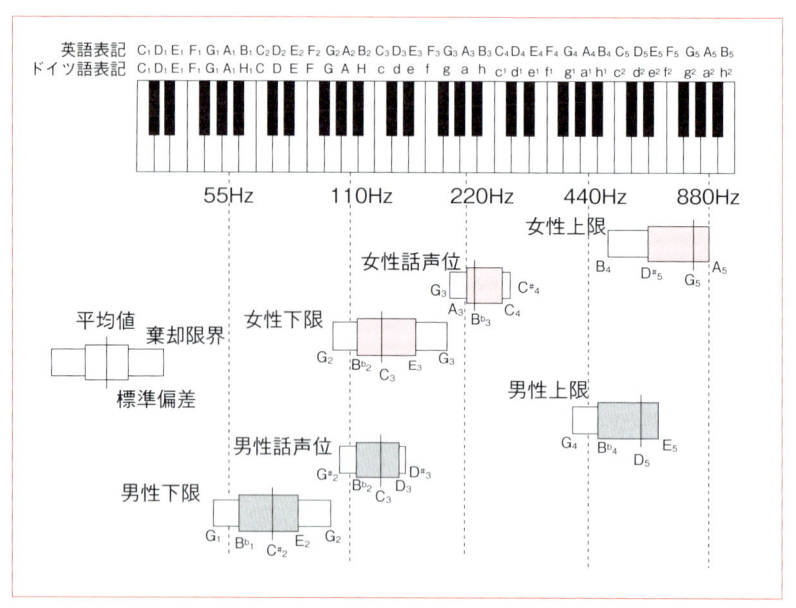

図2-13 正常成人の話声位と声域の統計的データ[3]（澤島政行，1968より一部改変）

(1) 話声位と声域（図2-13）

話声位と声域の測定は，病気の経過や治療効果の評価等に重要である．特に，変声障害における裏声発声やホルモン性発声障害における低音化等は，話声位や声域そのものが疾患を特徴付ける．

話声位：話声位とは，患者の自由会話中最も頻繁に出現するピッチである．最長発声持続時間検査時のピッチを測定しておき，ある程度話声位の見当を付けておく．

声域，声区，声区変換点：各声区（胸声区，頭声区）の上限，下限，および声区変換点も必ず記載する．声区変換点付近の移行部が明らかに他の声区と違う音色の場合は「中声区」として記載する．中声区がみられるのは女性に多い．また，ある音域のみ発声不能な場合，「部分的失声」として記載する．

(2) 音質の検査

聴覚心理学的評価：GRBAS尺度

日本音声言語医学会の推奨するGRBAS尺度[4〜8]を用いて評価を行う．GRBAS尺度のG, R, B, A, Sはそれぞれ，Grade（嗄声度），Rough（粗糙性），Breathy（気息性），Asthenic（無力性），Strained（努力性），の頭文字である．

物理学的評価：音響分析

パーソナルコンピュータ上で動く分析ソフトが多数市販されている．音響分析の手法には大きく分けて，波形そのものを直接分析するものと，スペクトル（周波数特性）を分析の対象にするものがある[9〜16]．

声の録音

マイクロホンは，エレクトレット型のものが周波数特性が優れており，しかも安価であるため多用されている．マイクスタンドに固定して用い，マイクロホンと口唇との距離が20cmとなるようにする．

患者間・患者内の比較のため，録音内容や順序は統一しておく（**表2-1**）．

表2-1 録音内容の例（東京大学附属病院耳鼻咽喉科音声外来）

1) 日付
2) お名前
3) ご住所
4) 持続母音
   （5秒くらいのばして下さい）
   　　イー
   　　エー
   　　アー
   　　オー
   　　ウー
5) 朗読音声

   ジャックとまめのき

   むかし，あるところにジャックという
   おとこのこがいました．ジャックのうちは
   おとうさんがなくびんぼうでしたので，
   ジャックはがっこうへいくことも
   できませんでした．とうとううちには
   パンもなくなり，うしがいっぴきいるだけに
   なってしまったので，あるときおかあさんが
   ジャックにいいました．
   「まちへいって，このうしをうっておいで．
   そして，そのおかねでパンやおまえのくつや
   ズボンをかいましょう．」
6) 自由会話：現在の状況，病歴など

（3）最長発声持続時間（maximum phonation time：MPT）

タスクとしては母音／あ／の持続発声を用い，測定を3回行ってそのうちの最大値を採用する．男性30秒，女性20秒がおおまかな平均である（**図2-14**）．MPTが10秒をきると，患者は発話中に息苦しさを感じ，息継ぎが明らかに多くなり，聞き手も聞きとりにくい発話と感じるようになる．

（4）声帯振動の観察法：ストロボスコピー

声帯振動の状態を非常に簡便に観察できる優れた方法である．声帯の病変と嗄声との関連を声帯振動レベルにて解釈することが可能で，また，悪性病変の早期発見（病変部位における粘膜波動の消失）に役立つことから，外来等臨床の場で多く使用されている．

（5）喉頭筋電図

内喉頭筋の活動電位を安静時や運動時において経時的に観察・記録することにより，内喉頭筋およびその支配神経の病態を診断することが喉頭筋電図の目的である[5,20]．

（付）筋電図の応用：痙攣性発声障害に対するボツリヌストキシン注入術

ボツリヌストキシン注入術[21〜22]は，痙攣性発声障害[23〜24]の治療法として注目されているが，目的筋へのアプローチは筋電図ガイド下に行われている．

（6）空気力学的検査

発声時の喉頭の効率を調べるのが目的である．発声に関する喉頭の効率は，

　　入力＝呼気流率 × （声門上圧 − 声門下圧）
　　出力＝音圧 × 音の体積速度
　　効率＝出力／入力

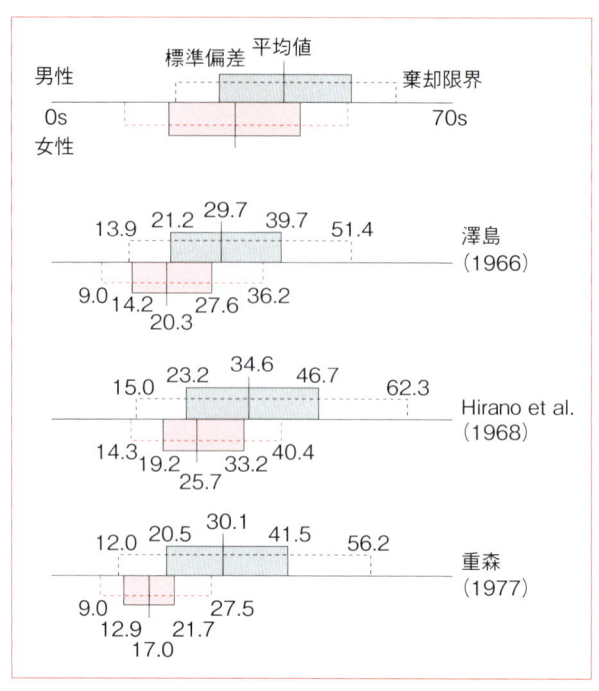

図2-14 最長発声持続時間に関するいくつかの統計的データ[17～19]

で表される[25]. 上記パラメータのいくつか（呼気流率, 声門下圧, 音圧, 声の高さ）を同時に測定できる器機（永島医科機器社製 PS77E）は, 間接的ながら喉頭効率の近似値を簡便に求められるため, 臨床の現場でも多く使用されている[26].

2　構音のレベル

　構音のレベルとは, 音素の発音のレベルであり, その評価は, 音素, モーラといった小さい分節的単位において行われるが, 朗読や, 自由会話のような, プロソディや言語学的レベルを含んだタスクにおいても評価可能である. ただしそのさいは, 他のレベルの症状を注意深く除きながら評価する態度が必要である. すなわち, 音素の歪み（側音化構音等）・脱落・置換・まちがい等や代償的構音の有無, 開鼻声の有無, あいまいな構音（weak articulation）の有無等に注目する. そのうえで, 本項「③ 構音の検査法」で述べるような各種構音検査を行う.

　なお, 発話速度は, プロソディに属する要素であるが, 仮性球麻痺等で構音器官が早い動きに追従できないために代償的に発話速度が落ちることがあり, 構音障害に伴う症状として重要である. 発話速度を遅くしてもやはり, 構音器官が早い動きに追従しきれないために各音素の構音があいまいになる, いわゆる weak articulation がみられることが多い.

　著しい構音障害があると語音明瞭度が低下する. しかし, 語音明瞭度の低下は構音の障害のみではなく, 発声, プロソディ, 言語学の3つのレベルの障害でも起こり得ることを念頭におかねばならない. 構音障害の各論に関しては, 本項「② 構音障害」にて詳述する.

3　プロソディのレベル

　プロソディのレベルとは, 発話の速さ, リズム, アクセント, ストレス, 流暢性など,

複数の音が連続して発話されるさいの，いわゆる超分節的な特徴のレベルである．

速さの障害には，機能的なものとして，病的に速度の大きい早口症等，神経性疾患では，発話が遅くなる仮性球麻痺等がある．病的とはいえないまでも，発話速度は個人によってまちまちである．非常に早口の人でも，リズム（日本語の場合，各モーラの長さ）が一定であれば聴取しやすい．

リズムの障害には，代表的なものとして小脳障害によるリズム障害がある．後述のdiadochokinesis（同じ音素の繰り返し）のタスクを用いると，各モーラ・音節の長さが一定でないという症状が検出しやすい．病的ではなくても，発話において各モーラの長さが一定でないという症状を示す人は割合多い．例えば，有意に短いモーラが発話中，ところどころに含まれるため，非常に聞きとりにくい発話となる人に遭遇する機会は意外と多い．筆者は，他の訴えにて受診した患者においても，そういう症状がみられた場合はできるだけ本人に指摘するようにしている．そのさいは，本人の発話を録音したものを聞いていただく等，できるだけ客観的に指摘するようにしている．

流暢性の障害の代表的なものとしては，吃音があげられる．ここで最も注意すべき点は，一時的に表れる生理的な非流暢性発話との鑑別である．つまり，幼児期（2～4歳），小学校低学年（6～7歳），思春期の吃症状に関しては，これらの時期に一時的に表れる生理的な非流暢性発話（non-fluency）の可能性があり，音や語の反復，音の不自然な引き伸ばし，発話の開始がスムーズでない（難発）等の流暢性の問題を見い出しても，吃音と即断すべきではない[27]．

非流暢性発話は，言語発達の途上にある場合や，就学による精神的緊張，変換期に伴う心身両面の不安定がその原因と考えられている[28]．出現しやすい状況としてはいくつか指摘することができる．1つは，興奮して急いで話すときなど，話したい内容の量と話す速度が不均衡を示すような状況である．また，嫌な相手と話したり強制されて話すときなど，話すこと自体がストレスとなる状況も症状を誘発しやすい．また，驚きや失意等，激しい情動変化のある状況等も症状が出やすい．

吃音の診断起因説というものがある．すなわち，周囲の過剰な反応が対象児に非流暢性を意識化させ，それが対象児の心理面に様々な影響を与え（内面化），結果的に吃音の原因になるという説である．この説に従えば，吃音に限らず，生理的な非流暢性発話においてはなおさら，以下のことに留意しなければならない．すなわち，本人がその非流暢性を意識しないようにすること，また，意識していても，周りの人間が神経質に対象児の症状を指摘したり矯正したりせずに，対象児の精神的緊張を取り除き，気楽に話せる環境を作ることに留意しながら，経過を観察することは非常に重要である．また，左利きを右利きに矯正することも非流暢性発話の原因になり得るので，無理に矯正させないようにすることが必要である．生理的な非流暢性発話ならば，症状を示す期間は様々であるが症状は完全に消失する[29]．実際に吃音が疑われる場合は，言語聴覚士による言語訓練が必要となる．

4 言語学的レベル

前述の如く，言語学的レベルとは，発話の内容，意味，文法，コンテクスト（文脈）等を指す．したがってその障害は，患者の全体的な言語的営みそのものの障害ととらえることができる．そのような障害として言語聴覚士がしばしば遭遇する機会が多いのは，失語症と言語発達遅滞であろう．

失語症のうち，運動性失語の要素を含む場合，他の3つのレベル（発声，構音，プロソディ）の障害を併せもつことが多い．会話のコンテクストが聞き手にとって了解不能な場合などは，精神疾患を考慮に入れるべきケースもあるだろう．ただし，感覚性失語においても，会話のコンテクストが障害を受けること等も念頭におく必要がある．

2 構音障害

　構音障害とは，何らかの原因で構音器官が機能不全を呈した状態である．構音障害は，器質性構音障害，機能性構音障害および運動障害性構音障害の3つに分類できる．

　構音障害の原因を判断するうえで注意すべき点は，仮に構音器官に器質的な所見があっても，それが原因であると即断してはならないことである．例えば，誤った構音習慣による機能性構音障害の患者であるにもかかわらず，たまたまみられた舌小帯の軽微な短縮をその原因と誤認し，舌小帯切除術の適応とするような愚行は避けねばならない．

　また，聴覚障害による構音障害に関しては，他の教科書にその詳説を譲ることとする．

1 器質性構音障害

　器質性構音障害とは，構音器官の器質的変化が構音障害の原因と確認され得るものをいう．口蓋裂等の先天的な形態異常と，舌癌の術後等の後天的な形態異常とに分類することができる．

(1) 口蓋裂

　口蓋裂には様々な程度がみられるが，特に粘膜下口蓋裂には注意を要する．すなわち多くは口蓋垂裂を伴うものの，視診上の口蓋裂がないため，その発見が遅れることがある．したがって，鼻咽腔閉鎖不全が疑われるときや，口蓋垂裂がみられるときは，粘膜下口蓋裂を疑い，口蓋の触診を行うことが必要である．

　口蓋裂による構音障害の症状は主に，開鼻声と異常構音である．このうち，異常構音としては，①〜③等がある[30〜31]．
　①構音置換 substitution（声門破裂音，咽頭摩擦音，咽頭破裂音等）
　②構音の歪み distortion（側音化構音，口蓋化構音等）
　③音素の脱落 omission

　これら異常構音は，鼻咽腔での閉鎖ができないため，代償的に誤って学習されたものである．

　口蓋裂の治療法は外科的治療と言語訓練の2つの側面から考える必要がある．外科的治療によって鼻咽腔閉鎖機能が得られても，誤って学習された上記の異常構音はおのずとは消失しない．したがって，言語聴覚士による適切な言語療法が必要となる．

(2) 後天的な形態異常による器質性構音障害

　後天的な原因（外傷，炎症性疾患，腫瘍，手術等）により構音器官に器質的な変化が起こると，様々な程度の構音障害を招く可能性がある．その最も顕著な例は，舌癌に対する舌部分切除ないし亜全摘の舌欠損による構音障害であろう．

2　機能性構音障害

　機能性構音障害とは，構音器官に障害の原因となるような器質的変化のみられない構音障害のうち，構音の稚拙さ・誤った習慣によるものを指すが，広い意味では心因性の構音障害も含まれる．構音の稚拙さ・誤った習慣としては，phonetical problem（音の歪みの範囲に入るもの）と，phonological problem（全く別の音素に置き換わるもの）とに区別することができるが，いずれも言語療法の適応となる．

3　運動障害性構音障害

　運動障害性構音障害とは，運動系の障害による構音障害のことである．錐体路系障害（運動麻痺），錐体外路系障害（不随意運動）および小脳障害（協調障害）による構音障害がこの運動障害性構音障害に含まれる．

(1) 錐体路系障害（運動麻痺）

1. 脳血管障害によるもの

　脳血管障害の部位により様々な病態の構音障害をとり得る．最も多いのは内包付近を障害部位とする片麻痺に伴うもので，上位ニューロン障害の一般的な特徴である筋トーヌスの亢進と痙直（緊張性麻痺）が，特に舌において顕著であるため，発話速度が遅くしかも不明瞭な構音の発話となる（仮性球麻痺）．

2. 神経筋疾患によるもの

運動ニューロン疾患（motor neuron disease）

　これにはいくつかの型があるが，構音障害を初発症状とする例があり，舌の麻痺や萎縮等，球麻痺症状を呈するときはこの疾患の可能性も必ず考慮に入れなければならない．

重症筋無力症

　筋原性の疾患で，筋肉の異常な疲労性を特徴とする．発話をある程度の時間続けると，緩徐で不明瞭な構音や開鼻声が顕著となってくるが，休息によって改善されるのが特徴である．

(2) 錐体外路系障害（不随意運動と筋硬直）

　錐体外路系の障害は筋緊張の調節障害をきたす．

パーキンソン症候群

　主に筋硬直を呈し，口唇や舌の筋硬直のため緩徐で不明瞭な構音となる．また，歩行と同様に，発話においても開始のhesitationや，速度が次第に早くなる症状がみられる．

ハンチントン舞踏病

　こちらは主に不随意運動を呈する[32]．

舌突き出し症（tongue thrust）

　発話中に舌が不適切に突出し，適切な構音が困難になるものであるが，その病態は不明な点が多い．

(3) 小脳障害（運動失調）

　言語症状としては，一般に失調言語と表現される症状を呈する．つまり，単調で緩慢な発話，リズム障害，断綴性言語（音節あるいは音素ごとに不規則にとぎれる発話）等である．

3 構音の検査法

各構音障害に関する詳しい検査法については他項に譲り，ここでは，次の2点に焦点を絞る．

1つは，筆者が，耳鼻咽喉科一般外来にて行われるべき検査法として提案しているもの，もう1つは，耳鼻咽喉科専門外来あるいは検査室レベルでの検査法であり，ある程度の時間と機器を必要とするものである．

1 一般外来において

一般外来にて耳鼻咽喉科医に要求されるのは，限られた時間内においても可能で簡便な検査法にて，効率よく構音障害を検出し，その診断と重症度の評価を行うことである．以下，筆者が提案する検査の手順につき簡潔に紹介する．これらは，言語聴覚士による検査にも導入できるものが多い．

(1) 聴覚的評価

1. 病歴聴取

病歴聴取は患者の自由会話を誘導する絶好のチャンスであり，発声・構音・プロソディ・言語学的レベルのすべてのレベルの評価のあたりを付けることができる．そのうえで，以下に紹介する各タスクにて構音障害をより分析的に検出する．

2. diadochokinesis

diadochokinesis とは，構音運動の単純な繰り返しであるが，このタスクによって得られる情報は非常に多く，簡便で時間をとらない優れたタスクである．

このうち，単一モーラの繰り返しである /papapa…./，/tatata…./，/kakaka…./ は，それぞれ口唇，舌尖，舌背の動きを評価できるタスクである．どの位の速度で可能か，リズム障害はないか，また，下顎による代償（舌麻痺のとき，舌の動きの不足を下顎の上下動によって補う現象）の有無等を調べる．また，より複雑な /patakapataka…./ は，単一モーラの繰り返しよりも負荷のかかるタスクであり，上記症状の検出力が高い．

また，開鼻声が疑われるとき，/papapa…./ 等，閉鎖音や摩擦音の連続するタスクを用い，間接喉頭鏡を鼻孔の下に置いて鼻腔からの呼気の漏れを鏡面のくもりとして検出する方法がある．閉鎖音や摩擦音における鼻腔からの呼気の漏れは，鼻咽腔閉鎖不全を表す所見であることはいうまでもない．また，/aiaiai…./ のタスクを用いると，/a/ よりも鼻腔共鳴の大きい /i/ において開鼻声が際立つので，聴覚的に開鼻声を検出しやすい．

3. 特殊な文

同一あるいは同系統の音素が連続して現れるある種の特殊な文の朗読は，一種の早口ことばであり，音素の歪み，脱落，置換，まちがい，発話速度の障害，あいまいな構音（weak articulation）等の構音障害の検出力が高い．またどの系統の音素が障害されているかも評価できる優れたタスクである．東京大学耳鼻咽喉科音声言語外来にて用いている文を**表2-2**にて紹介する．あまり時間をとらない検査法であるので，是非実施してほしい．

(2) 構音器官の視覚的評価

聴覚的評価の後，各構音器官の動きや構造の視覚的評価を行う．これらのほとんどは耳鼻咽喉科一般外来にてルーチンに行うことが可能なものである．

表 2-2 構音検査用朗読文（東京大学音声言語外来カルテより）

青い家をかう．（母音の頻発，連続）
体がだるくてだるくてしかたがない．（閉鎖音の頻発，連続）
ささやくような，浅瀬のせせらぎに誘われる．（サ行音の頻発，連続）
この畳の部屋は，弟と友達とで建てたものです．（タ行音の頻発，連続）
るりも針も照らせば光る．（ラ行音の頻発，連続）
霧が晴れれば空から降りられる．（ラ行音の頻発，連続）
パパもママもみんなで豆まきをした．（マ行音の頻発，連続）

1. 軟口蓋

　代表的な手法は，舌圧子を用いて舌背を下方に押さえながら，/a/ 発声時の軟口蓋の挙上の程度を評価する方法である．ただし，母音の構音においては，習慣的に通鼻性の高い構音を行う例が意外と多いので，十分な軟口蓋の挙上が得られなくても，麻痺と即断してはならない．

　さらに，/a/ 発声時には，咽頭後壁の動きにも注目する．咽頭収縮筋の麻痺がある場合，健側に向かって咽頭後壁があたかもカーテンを引くように動く所見，いわゆるカーテンサインがみられるので，見逃してはならない．

　また，粘膜下口蓋裂の場合，口蓋垂裂以外視診上の所見に乏しく，表面的には口蓋に裂がみられないので，疑わしいときは口蓋の触診を行う習慣をつける．粘膜下口蓋裂においては，口蓋骨後縁正中において V ないし U 字形の骨欠損を触診することができる．

　また，fiberscope を鼻腔内に留め，軟口蓋の動きを鼻腔側から評価する方法は，発話中の軟口蓋の動きや鼻咽腔の閉鎖を観察できるため，診断的価値が非常に大きい．

2. 舌

　まず，安静時の舌を観察する．麻痺があると，麻痺側の舌に萎縮がみられるが，麻痺発症後間もない場合ではまだ萎縮が顕著ではない．また，運動ニューロン疾患においては，舌に fasciculation（舌が局所的・断続的に陥凹する現象が舌の各所にて散見される所見）がみられる．運動ニューロン疾患においては構音障害が初発症状である例がみられるが，そのさい，この fasciculation が運動ニューロン疾患の診断を導く重要な所見となり得るので，耳鼻咽喉科においても注意深い舌の観察を怠ってはならない．

　次に舌を前方に突出させ，前方への可動域と，偏位の有無をみる．舌に麻痺がある場合，舌は麻痺側に偏位する．左右方向や上下方向の可動域も調べる．

　舌の可動域を調べた後，左右方向への往復運動の速さやリズムを調べる．これは，発話を伴わない diadochokinesis のタスクであるが，前述の /tatata…/，/kakaka…/ といったタスクにおいては実際に構音時の舌の動きを視診することができる．

3. 口唇

　まず，発話時の口唇の動きを観察する．口唇の動きの程度は個人差がみられ，習慣的に発話時の口唇の動きの乏しい話者が意外と多いのは周知の事実であろう．

　次に，顔面神経の検査に準じて，口唇の突き出し，口角挙上，頬のふくらませ等，口唇の動きおよび閉鎖力を評価する．

4. 下顎

　はじめに，発話時の下顎の動きを観察するが，口唇と同様，発話時の開口運動の程度には個人差がみられる．また，diadochokinesis の項にて述べたように，舌運動の制限があ

る場合，下顎の上下動によって舌の可動域の低下を代償する現象がみられる（「下顎による代償」）．次に，下顎の運動制限の有無について調べる．

5. 歯列

歯列の正中付近，特に切歯に欠損がある場合，欠損部からの空気の漏れを防ぐため，舌尖部にて欠損部を塞ぐ等の代償的な動きが観察されることがある．

2 専門外来において

専門外来レベルおよび言語聴覚士による詳しい検査法については他項に譲る．

3 検査室において

各種測定装置を用いる検査室レベルの評価法のうち，特に舌運動および開鼻声の評価法について紹介する．またここでは，まだ一般的には普及していない新しい方法論やそれらによる新しい知見についても言及する．

(1) 舌運動の評価

構音器官の運動の評価は主に以下の3つのレベルで行われている．
①筋収縮のレベル
②形態のレベル
③音声のレベル

これらは，筋の収縮が声道形態を変化させ，その声道に喉頭原音が共鳴し音声が生成される，という因果関係にそったものである．

筋収縮のレベルの検査の代表的なものは筋電図である[33~42]．構音器官の形態，言い替えれば声道形態のレベルの検査としては，超音波断層法等の各種画像的手法があげられる[43~47]．最後に，音声のレベルの検査としては，音響分析や聴覚印象的評価法等がある[48]．これら3つのレベルでの評価が互いに補い合うことにより，より正確で実用的な，言語治療やリハビリテーションに還元され得る構音評価となるであろう[49]．

さて，これら3つのレベルのデータを関連付けるためには，構音器官に関連した筋肉のそれぞれの機能を知らねばならない．すなわち，筋の収縮が，声道形態をどのように変化させ，結果的にどのような音声が生じるかという因果関係を各筋において知る必要がある．ところが，舌に関してはそのような因果関係に関する知見に乏しい．つまり，発話における舌関連筋群[50~51]（4つの内舌筋および3ないし4つの外舌筋）の機能については不明な点が多い[41~42, 52]．これらの問題点解決の糸口となり得る手法として，Tagging Snapshot MRI[39, 53~59]やTagging MRI movie[60~61]が注目されている．

(2) 開鼻声の評価

開鼻声の評価は主に次の2つの観点から行われる．1つは，鼻腔共鳴を音声その他から直接評価する方法であり，もう1つは，鼻咽腔の閉鎖を評価する方法である．開鼻声とはそもそも鼻腔共鳴の過剰を指すことばであることから，前者がより直接的な評価法であるといえよう．むしろ，後者による評価はときに前者と食い違う場合があることに注意しなければならない．すなわち鼻咽腔が閉鎖して鼻腔と口腔とが腔としての連絡を持たない場合でも，口腔側の音響が口蓋の振動により鼻腔側にある程度伝えられるため，両腔は音響的には連絡しており，ある程度鼻腔共鳴が起こるのである．これは丁度，壁を介して隣の部屋の音が聞こえる状況に似ているといえよう（新美, personal communication）．

1. 鼻腔共鳴の評価

これには主観的なものと客観的なものがある．

主観的な評価法とはすなわち，検者の聴覚的印象によるもので，非分析的・総合的な評価法として重要である．

客観的な評価法としてはいくつかが提唱されている．音響分析[62〜63]やNasometer[64〜65]においては音声信号が扱われ，加速度ピックアップ[66]においては鼻腔共鳴を反映するものとして鼻壁振動を抽出する．

Nasometer[64〜65]は，鼻腔からの音響的出力と口腔からの音響的出力との比から鼻腔共鳴の程度を評価しようとするものである．

鼻腔共鳴の新しい評価法としては，レーザードップラー振動計（laser doppler vibrometer：LDV）[67〜68]や微小マイク（sub-miniature electret microphone：SEM）[67〜68]を用いたものがある．レーザードップラー振動計は，鼻腔共鳴により生じる鼻壁表面の振動を，レーザー光にてとらえる非接触型の振動測定システムである．また，微小マイクは，外鼻孔放射を高精度で検出できるマイクロホンであり，直径2mm程と非常に小型であるため，外鼻孔付近に直接設置可能である．金子ら（2000）[67]やKumada et al.（2000）[68]は，これらの新しい方法論にて鼻音／非鼻音の対立の分別と母音内の鼻音性の評価を試み，それらが病理的な鼻声評価の標準となり得る可能性につき示唆している．

2. 鼻咽腔閉鎖の評価

これには，前述のファイバースコープによる方法の他，光検出器（photodetector），超音波診断装置（ultrasonograph），X線検査等が用いられる．

光検出器（photodetector）[69]は，発話中の鼻咽腔開閉に伴う光量の変化を，電気変換して記録するものである．

●文献

1) 福田登美子・他：口蓋裂・構音障害．コミュニケーション障害の臨床 第6巻，協同医書出版社，2001．
2) Kumada M, et al：A Study on the Inner Structure of the Tongue in the Production of the 5 Japanese Vowels by Tagging Snapshot MRI. *Annual Bulletin, Research Institute of Logopedics and Phoniatrics, University of Tokyo*, **26**：1-11, 1992.
3) 澤島政行：発声障害の臨床．音声言語医学，**9**：9-14，1968．
4) 廣瀬肇：音声障害の臨床，インテルナ出版，1998．
5) 日本音声言語医学会編：声の検査法 臨床編，第2版．医歯薬出版，1994．
6) 日本音声言語医学会編：耳で判断する音声検査の手引き．嗄声のサンプルテープ，1981．
7) 阿部博香・他：嗄声の聴覚心理的評価の再現性．音声言語医学，**27**：168-177，1986．
8) Sakata T, et al：GRBAS evaluation of running speech and sustained phonations. *Ann. Bull. RILP*, **28**：51-56, 1994.
9) 日本音声言語医学会編：声の検査法 基礎編，第2版．医歯薬出版，1994．
10) Koike Y：Application of some acoustic measures for the evaluation of laryngeal dysfunction. *Studia Phonologica*, **7**：17-23, 1973.
11) Laver J, Hiller S, Beck M：Acoustic waveform perturbations and voice disorders. *Journal of Voice*, **6**（2）：115-126, 1992.
12) 今泉敏・他：音響分析による声の可制御性の評価．―遅いゆらぎの特性について―，信学技報，SP93-63：47-52，1993．
13) 今泉敏，新美成二，熊田正信：声の変動特性．―音響分析による評価―，喉頭，**8**：116-112，1996．

14) 今泉 敏:声の音響学的検査をめぐって. 音声言語医学, 40:272-277, 1999.
15) Yumoto E, Gould WJ, Baer T: Harmonics-to-noise ratio as an index of the degree of hoarseness. *J Acoust Soc Am*, 71:1544-1550, 1982.
16) Kasuya H, Ogawa S, Kikuchi Y: An acoustic analysis of pathological voice and its application to the evaluation of laryngeal pathology. *Speech Communication*, 5:171-181, 1986.
17) 澤島政行:発声持続時間の測定. 発声言語医学, 7:23-28, 1966.
18) Hirano M, Koike Y, von Leden H: Maximum phonation time and air usage during phonation. *Folia Phoniatr*, 20:185-201, 1968.
19) 重森優子・他:5. 発声時の呼気使用と声帯振動状態. 耳鼻, 23:418-432, 1977.
20) 村野恵美:咽頭筋電図. 新図解耳鼻咽喉科検査法(小林武夫・編), 金原出版, 2000, pp122-123.
21) Kobayashi T, et al: Botulinum Toxin Treatment for Spasmodic Dysphonia. *Acta Otolaryngol Suppl*, 504:155-157, 1993.
22) 熊田正信, 村野恵美, 小林武夫:Botulinum Toxinによる治療. 痙攣性発声障害―そのメカニズムと治療の現状(小林武夫・編), 時空出版, 2000, pp49-64.
23) 熊田正信・他:痙攣性発声障害の新しい評価法―モーラ法―. 音声言語医学, 1997, 38:176-181.
24) Kumada M, et al: The Syllable Method: Proportion of Impaired Syllables as an Indicator of Spasmodic Dysphonia Severity. *Folia Phoniatrica et Logopaedica*, 53 [1]:19-27, 2001.
25) van den Berg J, Tan T S: Result of experiments with human larynges. Pract. *Oto-rhino-laryng*, 21:425-450, 1959.
26) 澤島政行, 本多清志, 青木幸夫:気流阻止法を利用した, 発声時の空気力学的検査法. 音声言語医学, 28(4):257-264, 1987.
27) 熊田政信, 新美成二:小児の音声言語を診るにあたって. 小児耳鼻咽喉科・頭頸部外科マニュアル(森山 寛・編), メジカルビュー社, 1999, pp174-177.
28) Seeman M: Sprachstorungen bei Kindern.Veb Vorlag und Gesundheit, 1969.
29) Tompson S: Speech and language. Adams DA, Cinnamond MJ (eds), Paediatric Otolaryngology. Of Kerr AG (eds): Scott-Brown's Otolaryngology 6th ed, Butterworth-Heinemann, 1997.
30) Zimmerman JD, Canfield WH: Language and Speech Development. In: Cleft Palate: a Multidiscipline Approach, Stark RB (ed), Harper & Row, 1968.
31) 阿部雅子:鼻咽腔閉鎖不全の診断と治療:コミュニケーション障害. 耳鼻咽喉科頭頸部外科 MOOK, 4:77-87, 1987.
32) Mochizuki H, et al: A Patient with Huntington's Disease Presenting with Laryngeal Chorea. European Neurology, 41(2):119-120, 1999.
33) Baer T, Alfonso PJ, Honda K: Electromyography of the Tongue Muscles during Vowels in /pVp/ Environment. *Annual Bulletin, Reseach Institute of Logopedics and Phoniatrics*, University of Tokyo, 22:7-19, 1988.
34) Bole CTII, Lessler MA: Electromyography of the Genioglossus Muscles in Man. *J.of Applied Physiology*, 21:1695-1698, 1966.
35) Hirose H: Electromyography of the Articulatory Muscles: Current Instrumentation and Technique. *Status Report on Speech Research, Haskins Laboratories*, SR―25/26:77-86, 1971.
36) Honda K, Miyata H, Kiritani S: Electrical Characteristics and Preparation Technique of Hooked-Wire Electrodes for EMG Recording. *Annual Bulletin, Reseach Institute of Logopedics and Phoniatrics*, University of Tokyo, 17:13-22, 1983.
37) MacNeilage PF, Sholes GN: An Electromyographic study of the Tongue during Vowel Production. *J. Speech Hear. Res*, 7:209-232, 1964.
38) Miyawaki K, et al: A Preliminary Report on the Electromyographic Study of the Activity of Lingual Muscles. *Annual Bulletin, Reseach Insutiture of Logopedics and Phoniatrics*, University of Tokyo, 9:91-106, 1975.
39) Niimi S, Kumada M, Niitsu M: Functions of Tongue-Related Muscles during Production of the Five Japanese Vowels. *Annual Bulletin, Reseach Institute of Logopedics and Phoniatrics*, University of Tokyo, 28:33-40, 1994.

40) Sauerland EK, Mitchel SP : Electromyographic Activity of fhe Human Genioglossus Muscle in Response to Respiration and to Positional Changes of the Head. *Bulletin of the Los Angeles Neurological Societies*, **35** (2) : 69-73, 1970.
41) Smith T : A Phonetic Study of the Function of the Extrinsic Tongue Muscles. University of California Los Angels Working Papers in Phonetics , 18, 1971.
42) Maeda S, Honda K : From EMG to Formant Patterns of Vowels : The Implication of Vowel Spaces. *Phonetica*, **51** : 17-29, 1994.
43) Niimi S, Kiritani S, Hirose H : Ultrasonic Observation of the tongue with Refrence to Palatal Configuration. *Annual Bulletin, Research Institute of Logopedics and Phoniatrics*, University of Tokyo, **19** : 21-27, 1985.
44) Niimi S, et al : A Preliminary Report on the Tongue Dynamics of Dysarthiric Patients. *Annual Bulletin, Research Institute of Logopedics and Phoniatrics*. University of Tokyo, **20** : 205-210, 1986.
45) Niimi S, Shimada Z : Ultrasonic Investigation of Tongue Shape. *Japanese Journal of Logopedics and Phoniatrics*, **21** : 121-125, 1980.
46) Niimi S, Shimada Z : Ultrasonic Observation of Tongue Dynamics. *Annual Bulletin, Research Institure of Logopedics and Phoniatrics*, University of Tokyo, **18** : 13-17, 1984.
47) Wood S : A Radiographic Analysis of Constriction Locations for Vowels. *J. Phonetics*, **7** : 25-44, 1979.
48) Kuhn GM : On the Front Cavity Resonance and its Possible Role in Speech Perception. *J. Acoust. Soc. Am*, **58** : 428-433, 1975.
49) 熊田政信：舌筋機能からみた構音評価．シンポジウム：構音の評価．第44回日本音声言語医学会総会，Nov11-12，1999．
50) Dickson DR, Maue-Dickson W : Anatomical and Physiological Bases of Speech. Little, Brown and Company, 1982.
51) Miyawaki K : A Study on the Musculature of the Human Tongue. *Annual Bulletin, Research Institute of Logopedics and Phoniatrics*, University of Tokyo, **8** : 23-50, 1974.
52) Strong LH : Muscle fibers of the Tongue Functional in Consonant Production. Anatomical Record, **126** : 61, 1956.
53) Kumada M, et al : A Study on the Inner Structure of the Tongue in the Production of the 5 Japanese Vowels by Tagging Snapshot MRI. *Annual Bulletin, Research Institute of Logopedics and Phoniatrics*, University of Tokyo, **26** : 1-11, 1992.
54) Kumada M, Niimi S, Niitsu M : Clinical Application of Tagging Snapshot MRI. Advances in Neurological Sience, **38** : 319-326, 1994.
55) Kumada M, et al : A Study on the Inner Structure of the Tongue in the Production of the 5 Japanese Vowels by Tagging Snapshot MRI : A Second Report. *Annual Bulletin, Research Institute of Logopedics and Phoniatrics*, University of Tokyo, **27** : 1-12, 1993.
56) Niitsu M, et al : Tracking Motion with Tagged Rapid Gradient-Echo Magnetization-Prepared MR Imaging. *J.of Magnetic Resonance Imaging*, **2** (2) : 155-163, 1992.
57) Niitsu M, et al : Tongue Displacement : Visualization with Rapid Tagged Magnetization-Prepared MR Imaging. *Radiology*, **191** (2) : 578-580, 1994.
58) Niitsu M, et al : Tongue Movement during Phonation : A Rapid Quantinative Visualization using Tagging Snapshot MRI. *Annual Bulletin, Research Institute of Logopedics and Phoniatrics*, University of Tokyo, **26** : 149-155, 1992.
59) Kumada M, et al : Functions of the Muscles of the Tongue during Speech. *Journal of the Acoustical Society of America*, **104** (3) : Pt. 2, 1819-1820 (A), 1998.
60) 熊田政信・他：高温時の舌筋機能— Tagging MRI Movie を用いた研究．音声言語医学，**41**：170-178，1999．
61) Masaki S, et al : MRI-Based Speech Production Study using a Synchronized Sampling Method. *J.Acoust. Soc. Jpn E*, **20** (5) : 375-379, 1999.
62) 平野　稔：口蓋裂音声の音声学的研究．耳鼻臨床，**56**：516-530, 1963.
63) 都築賢一，丹下一郎：私たちの口蓋裂手術の言語成績．日口蓋誌，**7**：60．

64) Fletcher SG：Theory and Instrumentation for quantitative measurement of nasality. *Cleft Palate J*, **7**：601-609, 1970.
65) Fletcher SG, Bishop ME：Measurement of nasality with Tonar. *Clefte Palate J*, **7**：610-621, 1970.
66) 前田秀夫：Nasality Meter に関する研究．耳鼻臨床，**67**：895-912，1974．
67) 金子敏明，熊田政信・他：鼻声の客観的評価のための新しい方法論，第45回日本音声言語医学会総会，Nov 9-10，2000．
68) M Kumada, T Kaneko, et al：New Methods for Objective Evalution of Nasality. *J Acoust. Soc. Am*, **108**(5-2)：2531（A），2000．
69) Dalston RM：Photodetector assessment of velopharyngeal activity, *Cleft Palate J*, **19**：1-8, 1982.

第3章

機能性構音障害の臨床の流れ

Speech-
Language-
Hearing
Therapist

第3章 機能性構音障害の臨床の流れ

1 臨床の流れ

I 機能性構音障害の臨床

ここでは，具体的にどのような流れで機能性構音障害の臨床を実施するかを述べる（図3-1）．

1 基本方針の決定

初診では，主訴を聞き，さらに問診により必要な情報収集を行う．また，訴えの問題が実際にあるか，対象児のフリートークやスクリーニング検査などから判断する．その結果，訴えの問題があると思われた場合，その時点での所見，それに対して当該機関が提供できるリハビリテーションサービスについて説明し，家族の同意のうえで臨床を開始する．

通常は，すぐに訓練を開始するか，しばらく経過観察を行うかの判断が可能であるが，問題が複雑であったりすると，さらに精査が必要な場合がある．訓練開始時期の判断については後述する．なお，サービスを提供できない場合は，他機関を紹介する．

訴えの問題がない場合，すなわち正常な場合は，その根拠を説明し，家族の納得のうえ終了する．ただし，訴えとは異なる問題（知的発達遅滞や聴覚障害，対人関係の障害など）が疑われる場合は，それについて説明し，対応の必要性や具体的な方法を提示したりアドバイスしたりする．当該機関で対応可能であればそれを提案し，対応できなければ他機関を紹介する．

2 具体的な方針決定

初診では，少なくとも問題の有無と，当該機関がその問題に対処できるかどうかは提示したい．そのうえで行う検査・精査は，問題点を明確にし，訓練開始時期を決定し，また具体的な訓練プログラムを作成するためのものである．もう1つ，一定の訓練などを行っての効果判定や，訓練終了の判断をする場合に，初回の検査結果が比較の基準となることを忘れてはならない．そのために，記述を保存することはもちろん，記述が客観的であることが要求される（→第4章「検査・評価」参照）．

基本方針および具体的方針の決定まで，できれば初診において1時間程度で判断できることが望ましいが，問題が複雑であったり，微妙であったりする場合，数回を要する．

医療機関では，診断および基本方針の決定を医師が，具体的な方針立案を言語聴覚士が行っている場合が多い．

```
┌─────────────────────────────────────┐
│ 基本方針の決定（訓練開始か経過観察の判断） │
└─────────────────────────────────────┘
              │
              ▼
     ┌──────────────────┐
     │ 集中的機能訓練の  │
     │ 開始まで経過観察  │
     └──────────────────┘
              │
              ▼
     ┌──────────────────┐
     │（評価後）具体的な方針決定│
     └──────────────────┘
              │
              ▼
┌─────────────────────────────────────┐
│ プログラム立案とインフォームドコンセント │
└─────────────────────────────────────┘
              │
   ┌──────────┼──────────┐
   ▼          │          ▼
┌──────┐     │     ┌──────────┐
│機能訓練│◄───┼────►│ 家族指導 │
│      │     │     └──────────┘
│      │     │     ┌──────────────┐
│      │◄───┼────►│家庭以外の環境調整│
└──────┘     │     └──────────────┘
   └──────────┼──────────┘
              ▼
┌─────────────────────────────────────┐
│ 集中的機能訓練終了後の経過観察        │
└─────────────────────────────────────┘
              │
              ▼
       ┌──────────────┐
       │（最終評価後）終了│
       └──────────────┘
```

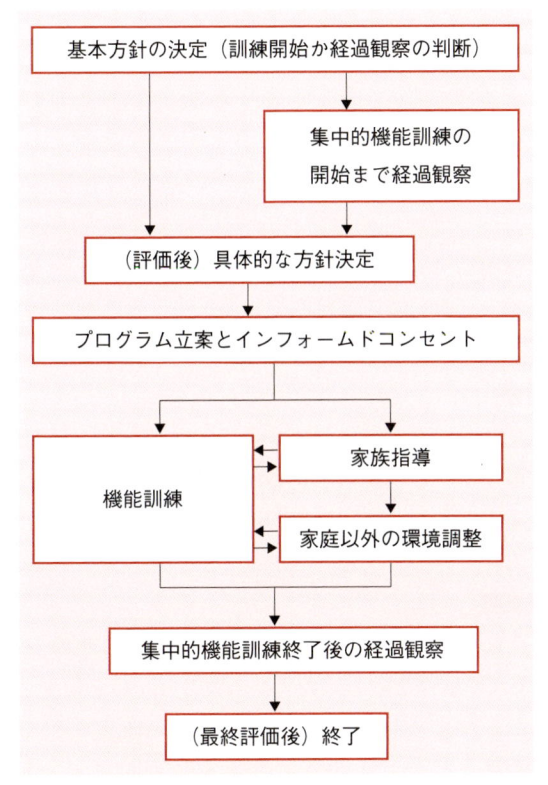

図 3-1　機能性構音障害の臨床の流れ

3　リハビリテーションのプログラム立案とインフォームドコンセント

　検査結果をもとに，問題を明確にし，訓練開始時期を決定し，さらに具体的なリハビリテーションプログラムを作成する．こうしたことを，言語聴覚士が的確に行うことが重要なのはいうまでもないが，さらに大切なのは，その内容を家族に正確に伝え，理解してもらうことである．診断名を聞いただけでは，その意味，方策，予後などが全くわからない方が目の前にいるということを忘れてはいけない．「機能性構音障害」の定義，その様態，原因，予後などについて詳しく説明し，質問に丁寧に答える．また，今後の具体的な方針の説明も重要で，もし経過観察が必要ならその理由や期間を示す．すぐに訓練を開始するなら，その理由と訓練プログラムの内容を説明し，家族および状況によっては対象児の同意を得る．

4　機能訓練

　機能性構音障害の臨床において，最も重要な意味をもつのが機能訓練である．なぜなら，機能性構音障害は，原則として機能訓練によって100％治癒するからである．言い換えると，機能訓練においては治癒することは当然であって，言語聴覚士に要求されていることは，いかに効率よく，すなわちいかに早く，しかも対象児や家族の負担を少なくして，目的を達成するかである．集中的訓練は，週1回程度，1回30～45分が標準で，通常，1つの系列の音（例えばkとg）では，12回以内で終了し，定着までの経過観察に移行する．

5　家族指導

　　機能訓練の成果をあげるためには，家族指導が重要である．家族指導には，いくつかの異なる内容が含まれている．

(1) 心理的問題の援助

　　すでに述べたように，家族は初診において，「この子の発音は治るだろうか」，「検査や訓練は苦痛ではないだろうか」，「どれくらいかかるだろうか」などの不安を抱えている．こうした不安を解消し，落ち着いてリハビリテーションに臨んでもらうことは，その効果に大きく影響する．

(2) ホームワーク（宿題）

　　訓練室で言語聴覚士が個別に行う訓練量には限界がある．そこで，ホームワークで物理的な訓練量を補うが，このとき課題を正確に実施することが重要で，不適切になされると誤った動作を学習することになり，機能訓練の停滞や後退につながる．家族にホームワークの目的，目標，内容，方法を正しく理解してもらう必要がある．

(3) 家庭での言語環境調整

　　目的の音がある程度習得されてくると，家庭でも使用し始める．このとき家族が不適切な対応をすると，まれに獲得を遅らせたり，二次的な問題を発生させたりすることがある．家庭でのコミュニケーションの仕方について，訓練の経過にそった指導を行う．

(4) 二次的な問題への対応

　　臨床の経過で，まれにホームワークや訓練の拒否，あるいは訓練がストレスになっての体調不良，発吃など二次的な問題が起きる．ほとんどの場合が，家族の対応の不適切である．こうしたことが起きないように注意するのはもちろん，万一起こった場合にその指導が必要である．

6　家庭以外の環境調整

　　構音獲得の途中で，その応用場面であるコミュニケーション場面は家庭だけではない．保育所，幼稚園，就学児であれば学校などの言語環境調整も重要である．家族を通じての調整で十分な場合もあるが，保育士，教諭，教師と直接連絡をとり，対象児との接し方はもちろん，他児との接し方や，場合によっては学級運営についても依頼やアドバイスを行う．

7　集中的機能訓練終了後の経過観察

　　問題の音について自発レベルの獲得が確認されたら集中的訓練は終了となるが，完全な般化まではさらに時間を要する場合が多い．したがって通常は，経過観察期間を設定する．経過観察の頻度は，2，3週間に1回から数カ月に1回というように徐々に減らし，完全な般化が確認できたら終了とする．フリートークを通じて確認するとともに，家族からの経過報告を聞くことになる．

8　集中的機能訓練開始前までの経過観察

　　構音障害が認められるが，初診の段階でまだ訓練開始の時期ではない場合，経過観察となる．この場合は，集中的訓練終了後の経過観察とは意味が違い，その内容，頻度とも同じではない．

訓練開始の目標時期まで期間がある場合は，自然獲得の可能性も高く，具体的にすべきこともそれほどないので，頻度は少なくなる．3，4カ月ないし半年に1回程度で十分である．訓練開始時期に近づくに従い，頻度を増やし，2カ月ないし1カ月に1回程度とするのが普通である．

　初回評価，特に音声の記述を中心にフォローする．すなわち同じ検査課題を実施し，その変化をチェックする．その他，フリートークや行動観察も重要である．また，二次的な問題の発生や，対象児および家族の心理的問題についても注意をはらう．

2 特異な構音障害の臨床の流れ

　特異な構音障害の臨床の流れも基本的には同じである．以下に注意点を述べる．

① 基本方針の決定

　一番の問題は，特異な問題があることを見逃さないことである．特に低年齢では，巧緻動作の微細な機能低下の有無の判断や，注意障害など行動上の問題の有無などは判断しにくい．

② 具体的な方針決定

　低年齢で，構音以外の問題がはっきりしている場合は，構音障害ではなく，言語発達遅滞として対応することになる．特異な構音障害の場合，構音以外の問題の存在が断定できず，その可能性が疑われている状態の子どもが多いので，現実には確定診断が付きにくく，「特異な機能性構音障害の疑い」ということで臨床をすすめることも多い．この場合，初診時で評価が数回にわたることも多く，また経過観察にする場合でも，通常の機能性構音障害の場合に比べて頻度を多くする．途中でそうした問題がはっきりすれば，たいがいの場合訓練は早めに開始する．

　また，構音を中心とした訓練を実施していく過程で，こうした問題が顕著になってくる場合もある．

③ リハビリテーションのプログラム立案とインフォームドコンセント

　いずれにしても，特異な問題が明らかになれば，具体的なプログラムは，通常の構音訓練以外に，それぞれの問題解決のための訓練プログラムが検討されなければならない．

　そして，対象児の問題点とリハビリテーションのプログラムを家族に伝える場合，十分な配慮が必要である．なぜなら，通常の機能性構音障害に比べ，その様態，原因，予後などがあいまいで，また悲観的な部分があるからである．具体的な方針の説明でも，目標と訓練期間を明確に示せないことが多い．もし経過観察が必要ならその理由や期間を示す．すぐに訓練を開始するなら，長期化する可能性とその根拠を示して説明する．

④ 機能訓練

　運動の巧緻性に問題のあるタイプでは，機能訓練は長期化することが予想され，またときに100％治癒しないことがある．知的な問題や行動上の問題がある場合は，訓練期間はさらに長くかかる可能性が高いが，構音の問題に限っていえば，最終的に100％の治癒が

期待できることが多い．

集中的訓練は，早めに開始する必要があり，訓練内容は多様あるいは複雑になる場合が多い．頻度は週1回程度が標準だが，1回の訓練時間は長めになり，期間が半年ないし1年を超えることもある．

5　家族指導

家族指導は，以下の点で重要性が増す．

(1) 心理的問題の援助

行動上の問題が伴う場合，構音以外にも問題があり，その対応が必要になる．また予後に対する不安も大きいので，リハビリテーションの経過で常に支援が必要である．また，障害受容も問題になることを忘れてはいけない．

(2) ホームワーク（宿題）

いずれのタイプの問題でも，意欲の問題や誤学習の危険など，ホームワークは実施がやや困難になる要素をもっている．その分家族の役割は大きい．対象児の個性を尊重しながら，よりよい対応を家族と一緒に模索することになる．

6　家庭以外の環境調整

保育所，幼稚園，学校などで構音以外の問題を伴っている場合が少なくない．保育士，教諭，教師との連絡を頻繁にかつ緻密に行う．

7　集中的機能訓練終了後の経過観察

通常の場合より丁寧な対応が必要になる．経過観察に移る時期は遅めになり，頻度も多く，期間も長めになる．家族からの情報収集も細かくすることが大切で，新たな問題が生じていないか常に確認する．

8　集中的機能訓練開始前の経過観察

自然獲得の可能性が低いことを始め，他の問題を合併する可能性も高く，訓練も長期化しやすいことなどから，訓練開始を早めにする傾向がある．低年齢でも2カ月に1回は経過観察を行うことが望ましい．

音声の問題だけでなく，問題点を総合的にフォローする．二次的な問題の発生や，対象児および家族の心理的問題についても通常以上に注意をはらう．

3　器質性構音障害の臨床の流れ

幼少児の器質性構音障害はほとんどが口蓋裂による言語障害であり，ここでもそれを想定している．臨床の流れでは，機能性構音障害と異なるのは，鼻咽腔閉鎖不全に対する対応である．具体的には，摂食・嚥下の問題があり，その指導からリハビリテーションは始まる．構音獲得は，むしろその後に生じる問題である．鼻咽腔閉鎖不全への対応については，本書では詳しく触れられないので口蓋裂に関する成書を参照していただきたい．

4　訓練期間と予後

　単純な機能性構音障害の予後は完治である．また，訓練対象の音が1ないし2系列（同じ構音点，構音方法で，有声無声が対立する/k, g/ などを1系列とする）であれば，集中的な機能訓練の回数は，多くても12回以内である．すなわち，週1回の訓練で，2, 3カ月で終了する．集中的訓練とは，目的音が文ないしフリートークレベルで，意識的には正常に発話可能となる段階までで，その後のキャリーオーバーまでの期間は含まない（→「第5章 機能訓練」参照）．

　しかし，運動障害はないが発声発語器官運動の拙劣さを呈する特異な構音障害で，側音化構音などの場合は，軽度の音の異常は残ることがある．また，訓練期間も6カ月以上と長期化する傾向がある．こうした特異な構音障害の終了目標については議論が必要である．

5　訓練開始と経過観察の判断

　訓練を開始するか経過観察とするかの判断は，すなわち，訓練開始時期をどのように決定するかの問題である．初診時に訓練開始時期に達していれば，訓練開始となる．そうでなければ経過観察となり，問題が解決されない場合は，いつ頃訓練を開始するかという目安を示さなければならない．

　訓練開始を決定する要因の主なものは以下のとおりである．なお，ここでは機能性構音障害について述べる．口蓋裂では，この基準に鼻咽腔閉鎖不全の状況を加味して決定することになる．

1　訓練開始年齢の原則

　健常児の構音発達は，6歳頃に完成する．言い換えれば，6歳までに構音獲得すれば正常範囲といえる．といっても，健常児の全員が6歳時に一斉に構音獲得を終えるわけではなく，3, 4歳に完成している子どもも多い．6歳時での完成は正常範囲内とはいえ，全体からみて少数派であり，いわば少し遅いグループである．それゆえ，周囲の多くの子どもに比べて発音の獲得が遅いことを心配して，受診する家族が多い．

　言語聴覚士としては，原則的には，構音発達の正常範囲までは訓練アプローチを待つべきである．すなわち6歳の誕生日頃までは，原則的に経過観察とする．なぜなら，訓練アプローチは，どんなに工夫されたものであっても，自然獲得ではなく，対象児に何らかのプレッシャーを与えることになる．できるだけ自然獲得の可能性を尊重すべきである．

　ただし，就学は訓練開始のもう1つの目安である．保育所や幼稚園と学校では色々な点で違いがある．学校では，それまでと違って，統制された生活が求められる．対象児は新学期には，ストレスが増しやすい．また，友人関係も変化し，新しい友人が一気に増える．そうした中では，訓練開始しても集中を欠きやすいことや，構音の未獲得が対象児の不利に働く要素が増えることが十分予測できる．したがって，1年生になるまでに正しく発音できるようにしたいという家族の希望は妥当である．

　筆者は，対象児の6歳の誕生日と，対象児の就学から6カ月前（就学前年の秋）の，いずれか早い方を構音訓練開始の目安としている．

　ときに，家族の不安が強い場合もあるが，自然獲得の大切さとその可能性が十分あるこ

とを説明し，訓練開始を安心して待ってもらえるような信頼関係を作ることも言語聴覚士の役割である．

　原則として，6歳の誕生日あるいは就学時から半年前が，訓練開始の目安であると述べたが，いくつかの理由で訓練の開始が前後することがあるので以下に述べる．

2　構音獲得の単純な遅れ

　機能性構音障害は，始語（初語）が遅い子どもに比較的よくみられる．この場合以下の条件がそろっていれば，自然獲得の可能性が高いので，訓練開始を遅らせる場合がある．

（1）1年以上から2年半以下の遅れ

　始語が2歳から3歳前半までの場合である．健常児が1歳で話し始めるので，1年から2年半までの遅れである．例えば，5歳の時点では，健常児が構音に関して4年間の経験があるのに比べ，3歳から話し始めた子どもは，まだ2年間の経験しかない．構音はあくまで運動の問題であり，物理的な発話の回数が構音獲得に関係すると推測されている．訓練開始を待つことが，自然獲得に必要な物理的な時間を提供することになるのであれば，そちらを選択することになる．

　遅れが1年未満であれば，健常児と同じ基準と考えた方がいい．逆に2年半以上の遅れがある場合，他の要因がからんでいることが多いので，むしろ早めに訓練開始を検討することになる．

（2）他に構音発達の遅れの要因がみあたらない

　訓練開始を待つ場合のもう1つの条件は，他に構音障害を遅らせている要因がみつからないことである．聴覚障害や言語発達遅滞などの障害を合併していないのはもちろん，運動系，音韻系あるいは対人関係の問題がほんの少しでも疑われる場合は，訓練を遅らせることは好ましくない．

（3）経過が良好で自然獲得の可能性が高い

　観察中の経過が良好で，少しずつでも構音発達が認められていることが次の条件である．例えば5歳から経過観察を開始して，半年間全く改善がないというのは，自然獲得の可能性が低い．一方，摩擦音がターゲットの場合で，破裂音化から破擦音へといった変化がみられていれば，自然獲得の可能性を示している．ここでは，適切な経過観察と構音の自然獲得の順序性についての判断が重要である．

（4）万一就学後に訓練を開始することになっても支障が少ない

　最後の条件は，訓練開始を就学後まで待つことにする場合，就学後に友人関係でのいじめなど二次的な問題が起こるおそれが少ない，あるいは万一そういう問題が起こったときに適切に対応できることである．さらに，万一自然獲得に失敗して，就学後から訓練を開始することになっても問題がないことを確かめておく必要がある．といっても，これらは，具体的な方策というより，家族および言語聴覚士の理念あるいは姿勢，そして両者の信頼関係に依存する問題である．

3　構音障害の性質

　構音獲得の単純な遅れの場合と違って，自然獲得が明らかに期待できない場合や訓練が長期化する可能性が高い場合では，訓練開始の時期は，原則よりも早める．

(1) 運動系の特異な問題

明らかな運動障害とはいえないが，構音の微細な運動にとって支障が生じる程度の巧緻性低下を認める場合，訓練が長期化することが多いので，訓練開始の原則からさらに半年くらい早く始める．内容は当然構音運動の機能訓練であるが，当面は，発声発語器官の基礎的動作の訓練が中心となる．

(2) 音韻処理過程の特異な問題

音韻の分解や構成などのレベルで問題が認められる場合，4歳後半を過ぎていれば訓練の適応である．ここでは，訓練は，構音運動ではなく，音韻獲得を促すアプローチから開始される．

(3) 行動面の特異な問題

学習障害や注意欠陥多動性障害（ADHD）の兆候が認められれば，やはり訓練開始を早めることを検討する．訓練が長期化するのは，構音の獲得自体に困難を伴うだけでなく，課題参加態度の形成自体に時間がかかることも想定しなければならないからである．

4 構音動作の誤学習（誤りの定着度の問題）

構音動作の誤学習は，構音獲得の単純な遅れと区別が付きにくい場合もあるが，概念としては区別している．典型的な誤学習は，特に構音発達の経過に時間的な遅れを認めない，すなわち始語からその後の発達が順調であるにもかかわらず，特定の音素を誤って学習している場合である．正常な構音発達ではみられない誤り方であることも根拠になる．kをtに誤る，あるいはその逆などである．

一方，非典型例で，獲得の遅れか誤学習の区別が付きにくいのは，構音獲得の遅れが認められ，その途中で混乱を生じている場合や，正常獲得の途中のいわば未熟な構音が定着しているようにみえる場合である．ゆっくりでも構音に変化があれば構音獲得の遅れと考える点で異なる．

いずれの場合も，訓練開始時期の判断の根拠は，誤りの定着度である．ここでも経過観察中の変化が重要な手がかりになる．一般に誤学習といっているときは，誤りが定着していることであり，訓練開始の原則を適応することになる．しかし，例えば経過観察に入って1年くらい誤りが定着していたが，最近の2カ月で変化（獲得）の兆候がみられるというような場合に，訓練開始をためらうことがある．ここでは，訓練開始の原則に従えばよいが，開始時期を遅らせて自然獲得を待つという判断も，その後生じ得る問題に対応できる自信のある言語聴覚士には許される．

5 二次的な問題の有無

訓練開始の時期を，最初に述べた原則よりも早める理由としては，他に以下のような二次的な問題への配慮があげられる．

(1) 言語や社会性の発達への影響

まれに構音障害が言語の全体的な発達や，社会性の発達に影響する懸念が生じることがある．構音障害のみがこうしたことを引き起こすことはほとんど考えられず，たいがいは対象児の個性に加えて，構音障害の問題が付加的な要因として働く場合である．すなわち，対象児の個性として，人見知りが強かったり，内気であったりに加えて，構音障害による発話明瞭度の低下が，言語や社会性の発達に不利に働いているような場合である．こうし

た場合，不利な要因を1つでも取り除くことが重要で，家族へのアドバイスや環境調整を行うのはもちろん，さらに速やかな訓練開始を検討すべきである．

（2）家族の問題

家族に問題が認められることもある．

家族への説明をどんなに丁寧に行い，家族がそれを理解しているにもかかわらず，家族の個性としてどうしても対象児にプレッシャーをかけてしまう場合や，説明を受けた家族には問題がなくても，同居の祖父母や兄弟姉妹などの働きかけまで調整しきれない場合などである．

また，兄弟姉妹への影響などは，普通は問題にならないが，まれに対象児の弟や妹にも言語や構音の発達に問題があるような場合で，できれば対象児の言語獲得を促したいといった特殊なケースもある．

家族指導や環境調整と並行して，機能訓練の開始を早めることがある．

（3）その他の環境の関係

対象児が友人から構音障害について指摘されたりしてストレスになっている場合などで，環境調整などでは解決が困難な場合は，速やかに訓練の開始を検討する．

6　他の言語障害に合併する場合

聴覚障害，言語発達遅滞，対人関係の障害（自閉症など），脳性麻痺などの障害を明らかに合併している場合，構音障害があっても機能性構音障害としては扱われない．主たる障害に起因する構音障害であり，構音障害への対応もその障害へのアプローチの中に位置付けられる．

7　その他

比較的低年齢で受診したさい，自然獲得が期待できる場合は，問題があったら再受診をするようにと勧める場合がある．しかし，その間の家族の不安や，例えその可能性が低いとしても予期できない問題の発生，さらには家族が問題の発生を見逃す可能性などを考えると，どのようなケースでも原則として経過観察を行うことが望ましい．その場合，経過観察の頻度は，半年に1度あるいはそれ以上で差し支えない．その間に，心配なことがあれば，いつでも相談にのれる態勢であることを伝えるのを忘れないようにする．

6　インフォームドコンセント（説明と同意）

インフォームドコンセントは，医療行為を行うさい，その目的や内容，リスクなどを説明し，その行為を受ける人の同意を得ることである．原則として医師が行うが，リスクの高い医療行為に限局して行われるように思われているふしもある．本来は，すべての医療行為がなされるときに，それを受ける人々の権利であり，また，医師が直接行う医療行為だけでなく，言語聴覚士が行う機能訓練などにも適応されるべきであろう．

さらに，インフォームドコンセントという語を用いるかどうかは別にしても，福祉や教育の領域でも同様の概念を適用すべきである．なぜなら，インフォームドコンセントがそれを受ける人の権利であるのは，あくまでそれがその方たちに利益をもたらすものだからである．

なお，インフォームドコンセントは，リハビリテーションの初期に1度なされればいいものではなく，リハビリテーションの進行に合わせて随時行われるべきである．

以下にインフォームドコンセントの重要性あるいは目的について述べる．

1 障害の理解

障害の克服は正しい理解から始まる．初診から終了までの間，家族が重要な役割を果たすことはすでに述べた．そこで，効率よくその役割を果たすためには，障害やそれに対する方針，現在なされている対策などについてよりよく理解することが重要である．

2 不安の解消

家族の不安はできるだけ早く解消すべきである．特に機能性構音障害では，原則として100％治癒する．後遺症への不安はもちろん，治癒までの間の不安も最小限にすべきである．

3 信頼関係を築く

同時にリハビリテーションの成否は，対象児と家族そして言語聴覚士の三者の間に信頼関係が成立しているかどうかに影響される．

7 臨床の実際

1 臨床の形態

機能性構音障害は，個別訓練，個別指導を基本とする．発声発語器官に問題がないので，発声発語の動作は確実に習得できる．言語症状は一人ひとり異なるし，また，似た症状であっても訓練方法や訓練課題は同じとは限らない．訓練の進行速度も違う．何より，訓練課題において，対象児が課題を1回行うごとに，その成否をフィードバックするのが原則であることから，グループ訓練は適さない．

般化の段階では，集団訓練も理論的にはあり得るが，日常生活レベルで行うのが自然で，効率もいい．般化は，家庭，学校や幼稚園，保育所などで実現していき，順調に行われているかを家族を通じて監視する必要がある．また問題があればアドバイスを行うが，その場面に言語聴覚士が参加することは通常はない．

言語力や対人関係の発達に問題がある場合などを除くと，機能性構音障害の臨床では，個別訓練以外の形態ではあまり実施しない．

機能訓練の他に，家族指導，カウンセリングなども個別に行う．

2 時間と頻度と期間

機能性構音障害の訓練量と効果は，原則として比例する（→「第5章 1節 1．訓練の原則」128頁参照）．ほとんどは外来通院で，対象が幼少児でもあり，集中力などの限界を考えると，訓練時間は，通常30分から長くても60分，週に1回ないし2週に1回程度である．ただしこれは集中的な機能訓練に関してであり，経過観察は，1カ月に1回から半年に1回程度までの間で，その目的によって決定する．機能訓練においては，この他にホームワークによって課題を実施する．ホームワークの分量は，1日15分程度で終わる内容とし，

原則として毎日行う．

3 空間

　個別に機能訓練や，家族指導を行うスペースが必要である．できるだけ子どもや家族が緊張しないような空間であることも求められる．外部の話し声や騒音などはできるだけ遮断されることが望ましい．当然，人が頻繁に出入りするような場所は好ましくない．機能訓練に集中するという点だけでなく，プライバシーの保護という視点も忘れてはいけない．

　子どもの臨床という点では，内装やレイアウト，おもちゃなどの使用にも配慮が必要である．とはいえ成人の臨床との兼用の部屋では，完全に子ども中心にするわけにはいかない．

　いずれにしても，現実に言語聴覚士が臨床を行っている空間は，理想からはほど遠いのも事実である．確かに空間への配慮は大切だが，あくまで補助的な要因でもある．いずれの問題も言語聴覚士の対応で解決できることであり，空間的な条件の悪さを臨床が上手くいかない原因にすることは許されない．

第3章 機能性構音障害の臨床の流れ

2 リハビリテーションにおける留意点

　機能性構音障害のリハビリテーションにおける留意点を以下に述べる．検査と訓練では区別すべきところもあるが，実際の臨床では，初診は検査でもあり，同時に訓練の初回でもある（→「第4章 2節 ①初診—問診と情報収集を中心に—」70頁参照）．そこで留意点をまとめてここで論じることにする．

1　対象児とラポート（ラポール）を形成する

　機能性構音障害の対象児は，ほとんど3〜10歳位までの幼少児である．この時期は個性の幅が広く，人見知りの激しい子どももあれば，非常に人なつっこい子どももいる．後者は，検査・訓練において，課題の遂行にあまり問題がないが，前者では，検査や訓練に必要以上に時間がかかったり，検査結果が正確に出ないとか，訓練成果が上がりにくかったりする．したがって，人見知りする子ども，引っ込み思案な子ども，不安の強い子どもなど扱いのむずかしい子どもでも，できるだけ早くラポートを形成しなければならない．通常は，検査後一定期間にわたって訓練や，経過観察を行うので，ラポート形成の良否は，その後に大きく影響する．すなわち，言語聴覚士には子どもの上手な扱いが要求されている．

　第1に対象児をよく観察する．対象児の性格をできるだけ早く把握し，適切な働きかけを試みる．対象児は，はじめての施設，はじめての相手で緊張していることが多い．いきなり課題などに入らず，フリートークなどでリラックスさせることが大切である．

　発声発語器官検査などで，検査器具を使う場合に不安を抱かせないことも大切である．例えば，木製の使い捨ての舌圧子を用いるのは，金属製のものに比べ消毒が不要であるだけでなく，対象児に恐怖感を与えにくいという理由がある．

　検査・訓練室も病院などでは無機的な空間が多いが，対象児が不安を抱きやすいことを理解すべきである．可能であれば，カーテン，机，椅子などは，子どもになじみやすいものを準備したり，おもちゃなどを用意したりして，子どもを安心させる努力をする．

　ただし，環境や道具，あるいは後述するように服装などが初期のラポート形成に影響するのは確かだが，最終的にそれを左右するのは人である．ラポートが上手く形成できなければ，やはり言語聴覚士の問題である．

　実際，言語聴覚士が初心者の場合など，言語聴覚士側が緊張しているために，対象児の緊張を助長していることがある．せめて検査方法や手順に習熟し，検査で渋滞することで対象児を緊張させたり，不安にさせたりしないようにする．

2　家族の心理的問題と接遇

　また，家族も同様に緊張し，子どもの障害の予後についての不安を抱えて受診している．病院でのリハビリテーションというのはなじみのある状況ではない．ましてや，言語の検査や訓練に対してはほとんど知識がなく，子どもに対してなされている検査などの意味はわかりにくい．さらに家族は，子どもの構音障害が治るものかどうかといった心配を抱えており，不安をもって臨んでいる．

　それゆえに，子どもとのラポート形成が適切になされると当初の不安は解消される．初期評価が終了したら，予後はもちろん現在の状況や訓練プログラムなどについて十分説明し，方針について了解を得ておく．説明は丁寧かつ誠実な態度をもって行う．

　リハビリテーションの全経過を通じて，医療スタッフとしての倫理や心得を遵守すべきであるのはいうまでもないが，対象児および家族に対し，人格を尊重して接遇する．ご家族は，自分の子どもの機能訓練を担当してくれる医療技術者として尊重してくれる場合が多いが，基本的には，互いに対等な一個人として，敬意をもって家族に接することが大切である．機能性構音障害の家族は，若い両親が比較的多いので特に注意を要する．

3　集中と動機付け

　検査や課題に入るときには，課題に興味をもたせる努力をする．絵カードを堤示するにしても，1枚ずつ単純にめくっていけば課題になるが，はじめ絵を何かで覆いながら，少しずつ絵の部分を露出していくだけで，子どもにとっては遊びになる．課題になるか遊びになるかは検査材料や訓練教材の問題ではなく，言語聴覚士の使い方の問題である．

　また，運動課題などでは，課題自体に興味をもたせるのがむずかしい場合もあるが，報酬などを工夫し，課題を行うことが楽しいという印象をもたせる．報酬を用いるのは，単に訓練を楽しませる効果だけなく，反応の良否をフィードバックするためと，その日の課題の全体量を予告して，進行状況を理解させるという目的もある（→「第5章2節 ① 教材および報酬」140頁参照）．

4　対象児・家族との物理的距離

　対象児および家族との信頼関係の形成，ならびに訓練への集中や動機付けを確保するためにも，対象児との距離と位置どりは重要である．他の構音障害でも同様であるが，対象児および家族との距離と位置どりについては，2つの重要な視点がある．

　1つは，検査や構音動作の指導をするさいに，発声発語器官の動きを視覚的に観察し，発声発語器官に触れなければならない点である．ときに介助も必要なので，対象児にほとんど動かずに手を触れられる位置にいなければならない．机をはさんで検査を行えば，対象児にすぐに触れられないし，触れるときにいちいち机を迂回するのは，時間の無駄で，何より不快感や圧迫感を与える．幅の狭い机を使っても，絵カードや教材，検査・訓練機器が置けなければ意味がなく，また，どんなに小さな机でも対象児に触れるのには，体を乗り出さなければならず，対象児に圧迫感を与える．

　また，特に子どもの場合，リハビリテーションの初期には，見知らぬ相手，見知らぬ場所に対する緊張が強いことはすでに述べた．それに対して，プレッシャーをかけやすい位置どりや距離は避けるべきであるというのが第2の視点である．机などをはさんで向かい

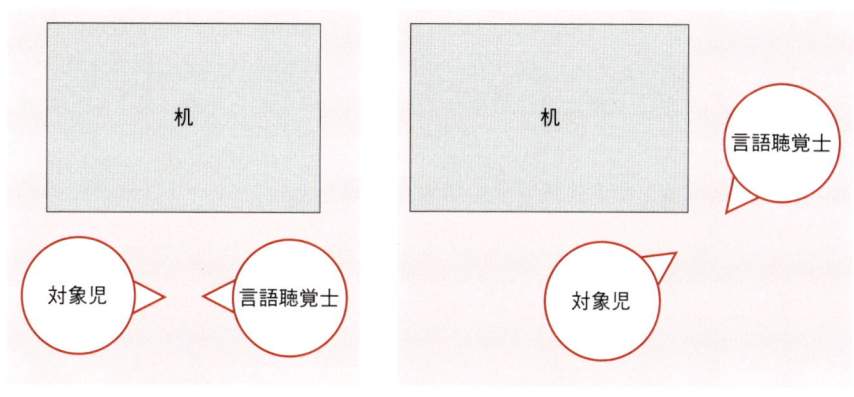

図3-2① 位置どり
正面に向き合う場合

図3-2② 位置どり
90度の位置で互いに向き合う

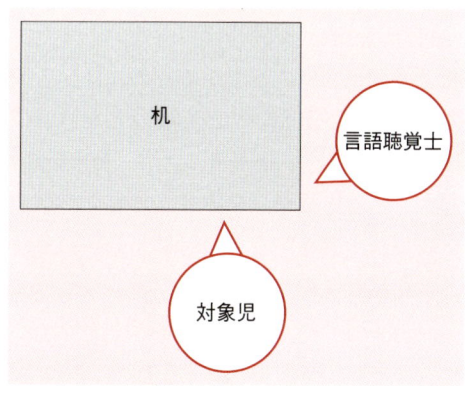

図3-2③ 位置どり
90度の位置で互いに向き合わない

合うことが，患者，特に対象児に非常にプレッシャーを与えていることに敏感になってほしい．

膝をつき合わせて正面に向かい合うか（図3-2①），机のコーナーに90度の位置で座り，膝が触れる程度の距離に位置どりするのが適切である．特に後者の位置どりは，言語聴覚士による構音動作の手本をみせるときなどは向かい合い（図3-2②），教材や鏡，あるいは報酬をみる場合は，対象児は机の方向をみて，言語聴覚士は対象児と机を全体的にみることができる（図3-2③）ので実際的である．家族は，対象児のすぐ後ろに控えてもらう．距離が離れると不安になるし，近すぎると依存しがちになる．対象児とのラポートが成立するにつれて，対象児と家族の距離は離していく．

また，訓練室には，幼少児用の椅子と，足が床に届かない場合の足置き台を，できれば数種類の高さで用意する．椅子が大きすぎると腰の位置が安定しなかったり，足が着かなかったりすると課題への集中が悪くなったり，また脳性麻痺など器質的な問題のある子どもは発話が不利になる．子どもの椅子が用意できない場合は，クッションや足置きで調整する．

5 教示と介助を適切に

子どもの臨床では，特に教示の適否は検査成果を左右する．発話課題ではほとんど問題がないが，発声発語器官検査課題は，口頭指示ではほとんど理解できないと考えた方がよ

い．検査課題の指示は，「真似してね」というように見本をみせる．また，運動機能の制限がないかを判断するために，繰り返し運動などでは「スピードの限界を知りたい．競争しよう」というように一緒に課題をやって速さを競いながら検査するといった工夫が必要である．

　また，発声発語器官検査や構音運動検査の課題では，ときに介助が必要になる．純粋な機能性構音障害では，介助が必要な状況はめったにないが，器質的な障害や運動障害性構音障害，特異な機能性構音障害，また言語発達遅滞などの合併では，ある課題を行うとき，介助をすれば可能になるが，介助をしないとできないということがある．逆にいえば，介助によって可能となるということは，これらの障害の可能性を示している．

6　対象児に触れよく観察する

　構音検査，特に発声発語器官検査では，対象児にきちんと触れる．前述のように介助を行うためには，発声発語器官に触れなければできない．また，機能性構音障害では筋力低下をきたさないが，筋力低下がないことを知るためには，舌や口唇・顎に運動をさせ，反対方向から圧をかけて，筋力低下がないことを確認しなければならない．

　訓練でも，構音の構えや構音操作を誘導するとき，発声発語器官に触れずにはできない．また，触れない場合でも，至近距離から発声発語器官の状態や動きなどを観察する．歯の間から口腔内の様子を観察し，誘導するためには，近い距離からの観察が前提である．その意味でも，対象児との距離と位置どりが重要であることはすでに述べた．

●文献

1）阿部雅子：構音障害の臨床，金原出版．
2）伊藤元信・笹沼澄子・編：新編 言語治療マニュアル，医歯薬出版，2002．
3）兵庫県立総合リハビリテーションセンター・編：チームアプローチによる総合的リハビリテーション，三輪書店．
4）澤村誠志・監，日本リハビリテーション病院・施設協会・編：これからのリハビリテーションのあり方，青海社．
5）下山晴彦：よくわかる臨床心理学（やわらかアカデミズム・わかるシリーズ），ミネルヴァ書房，2009．
6）山本淳一，加藤哲文，小林重雄：応用行動分析学入門―障害児者のコミュニケーション行動の実現を目指す，学苑社，1997．
7）小寺富子：言語発達遅滞の言語治療，診断と治療社．
8）斉藤吉人，園山繁樹：言語発達障害Ⅱ（言語聴覚療法シリーズ），改訂，建帛社，2007．
9）上野一彦，海津亜希子：軽度発達障害の心理アセスメント　WISC-3の上手な利用と事例，日本文化科学社．
10）上野一彦：図解 よくわかるLD（学習障害），ナツメ社，2008．
11）道健一：言語聴覚士のための臨床歯科医学・口腔外科学，医歯薬出版，2000．
12）岡崎恵子，加藤正子：口蓋裂の言語臨床，医学書院，2005．
13）斉藤裕恵：器質性構音障害（言語聴覚療法シリーズ），建帛社，2002．
14）廣瀬肇・柴田貞雄・白坂康俊：言語聴覚士のための運動障害性構音障害学，医歯薬出版．

第4章

検査・評価

Speech-
Language-
Hearing
Therapist

第4章 検査・評価

1 目的・留意点・プログラム

I 検査の種類と目的

　機能性構音障害のリハビリテーションは，発話の完全な治癒を目標にしている．したがって，検査の役割としては，発話の異常の把握と的確な訓練プログラムの策定が最も重要である．第1章で述べたように，リハビリテーションの目的は対象児と家族のQOLの確保であり，機能訓練はその手段である．しかし，訓練が確実にQOLの向上をもたらすものである以上，それを最も重視するのは当然である．この点は，コミュニケーション能力の低下という後遺症を前提とする失語症や運動障害性構音障害などと基本的に異なるところである．かといって対象児や家族の心理的な問題などへのアプローチを軽視してよいという意味ではない．特に経過観察などでリハビリテーションの期間が長期化する場合や，少数とはいえ軽度の歪みなどが残存してしまうケースなどでは，適切な対応が求められる．

　以下に，機能性構音障害の臨床で実施する検査および情報収集の概要を述べる．既成の検査を用いた場合はその検査法による記録を残す．そうでない場合も検査結果や収集した情報，診断と方針および訓練プログラムは記録する．共通の事項については，病院や施設の性格に合わせて記録用紙を作成しておく．

① 問診・情報収集

　氏名，年齢など個人に関する情報を把握する．同時に，主訴をきちんと聞くことが重要である．言語に対してどのような心配があるかという点だけでなく，どのようなサービスを期待しているかについても確認する．

　また，「発音がおかしい」という訴えであっても，実際には，構音の問題でなく，知的発達遅滞や聴覚障害による構音障害である場合も少なくない．問診を丁寧にとることによって，ほとんど診断を付けることも可能で，言語の症状などもかなり正確に把握できる．

　家族，通常は両親から，言語および構音の現状について丁寧に話を聞くが，対象児と直接話をして，言語症状を把握することも大切である．また，言語および身体的な発達の経過についても的確に把握しなければならない．

　また，家庭および学校や幼稚園，保育所などの様子や，現在の周囲の接し方，対象児が自分の構音をどのように自覚しているか，また家族の不安など心理的な問題も把握しておく．

② 発声発語器官検査

　機能性構音障害は，発声発語器官に器質的障害がないのが前提であるので，そのことを確

認するための評価である．検査自体はむずかしくないが，臨床ではまれに軟口蓋の軽度から中等度の麻痺や，粘膜下口蓋裂などが見落とされている場合があるので注意が必要である．

③ 発話の検査

次に，実際の発話を評価して，確定診断を付けるとともに，方針を検討し，訓練プログラムを立案する．構音の異常そのものを改善させる機能訓練プログラムは，以下の3つの検査のうち，(1) 調音音声学的記述と (2) 構音（類似）運動検査の結果から立案できる．その意味で，この2つの機能性構音障害の臨床における根幹となる検査である．(3) プロソディ検査は，発話の検査だが，補足的に使用される．

(1) 調音音声学的記述

問診における対象児とのフリートークの目的は，情報収集と同時に，音の評価でもある．フリートークでほとんど「あたり」を付けることができるが，継続的に変化を把握するためには，特定の課題を実施しておく必要がある．すなわち，単語，音節，文章レベルで決まった検査課題について，音読，復唱，自発というように発話条件を変えて検査を行う．どの音が，どういう条件で，どのように誤るかを聴覚的に評価し，記述する．

(2) 構音（類似）運動検査

正しい音を産生するには，複数の発声発語器官を正しいタイミングで，正確に動かすことが要求される．一つひとつの子音や母音を産生するためのこうした動作は，いくつかの要素に分解することができるが，これらを構音運動と呼んでいる．ところで，音に誤りがあるということは，こうした構音運動において，正常な動作からの逸脱が生じていることである．構音訓練とはこの逸脱した動作を正常に修復するあるいは，正常な動作を獲得させることに他ならない．そのため，誤り音に関して，構音運動にどのような逸脱が生じているかを細かく評価することは，訓練プログラムの立案に不可欠である．ただ，構音運動そのものは口腔内の運動であって，直接評価することがむずかしいことがある．その場合，構音運動に要求される動きと類似の動きを評価する課題を行い，構音運動の状態を類推する場合があり，これを構音（類似）運動検査と呼ぶ．本書ではこれをあえて区別せずに構音運動検査に含めて考える．ただし既成の検査法について説明する場合は，その検査法の名称を尊重する．

(3) プロソディ検査

機能性構音障害では，原則としてプロソディの異常は伴わない．その意味で，プロソディ検査の必要性の1つは鑑別である．また，構音の未熟や誤りが著しい場合は，発話の異常感が強く，プロソディの異常を伴うかどうか判断がむずかしいことがあり，とりたててプロソディ評価の課題を実施する場合がある．

④ その他の検査

(1) 言語力（言語発達）検査

知的発達遅滞や，自閉症など対人関係の障害の検査も準備しておき，問診やスクリーニングテストの結果，必要なら実施する．

(2) 音韻処理能力の検査

まれではあるが，言語音の同定や弁別，音の単位への分解，音の順序性の認識や順序性にそった音韻産生などの能力低下を認めるので，その評価が必要である．聞きとり能力と

も関係があると考えられるが，純音聴力レベルの問題ではなく，音の聴覚的認知の問題で，必ずしも聴覚経路の障害とはいえず，聴覚中枢より上位の問題の可能性もある．前述の言語力検査との関連で総合的に評価を行う．

(3) 聴覚検査

　中等度以上の聴覚障害があれば，構音の問題を生じるので機能性構音障害と誤る可能性もある．しかし，ことばや日常の生活音の聞きとりが悪く，言語力の低下なども現れるので聴覚障害を見落とす可能性は低い．ただし，軽度の難聴や高音急墜型の難聴による構音障害の場合，難聴の存在を見落としやすい．聴覚検査は，幼少児の言語障害では必須としたい．

２　検査・評価と診断の流れ

　まず対象児，家族からの問診により主訴その他必要な情報を得る．学校や幼稚園，保育所からの情報があれば参照する．他の機関からの紹介状なども同様である．

　さらに問診のなかで，言語発達遅滞や対人関係の障害のスクリーニングを行う．簡単なスクリーニング検査を準備しておいてもよいが，身体運動発達チェックにおけるマイルストーンのように，言語発達のマイルストーンを検査者が設定しておけば，問診の中で十分評価できる．すなわち，健常児の言語発達の段階が上がるときの指標になる項目（始語，語連鎖の発話，色名の理解など）とその獲得時期（生育年齢）を把握しておくことである．同様に，自閉症のような対人関係の障害や学習障害，ADHDなどについても，判定の目安となる行動上の特徴などを把握しておきチェックする．

　これら言語の内容や行動に関わる障害が疑われたら，精査を実施する．精査の結果これらの障害を認めたら，例え構音障害を合併していても，こうした障害へのアプローチが優先されて行われる．

　次に聴覚障害のチェックであるが，聴覚検査を必須にしたいことはすでに述べた．しかし，すべての機関に聴覚検査の設備があるとは限らないので，せめてスクリーニングは実施してほしい．聴覚検査の設備がないところで行うスクリーニングとしては，2歳くらいまでは，BOA（聴性行動反応聴力検査）を準用する．子どもが遊びに夢中になっているような状態で，用意した音源（刺激）を子どものみえないところから提示し，子どもの反応をみる．反応は，振り返る，音源を探す，表情を変える，動きが止まるなどである．**表4-1**にBOAの刺激の例を示した．2歳以上では，ことばへの反応などで推測する．ことばへの反応（言語理解）が悪ければ，聴力，知的発達などをもとに総合的に判断する．

　少しでも聴覚障害の疑いがあれば聴覚検査のできる耳鼻咽喉科を早急に受診させる．ことばの理解は年齢なみで，構音だけ問題がある場合，高音急墜型の難聴による場合があるので注意する．したがって，訓練開始となっても，音への反応には常に注意していることが重要である．

　聴覚検査の結果，中等度以上の難聴であれば，聴能訓練の適応になる．しかし，軽度の難聴や高音急墜型の難聴では，補聴器や聴能訓練の適応がない場合が多く，構音の問題に対しては機能性構音障害に対するのと同様のアプローチをすることになる．しかし，この場合聴覚的なフィードバックが正常でないことを認識していれば，自ずと訓練方法の選択や実施の仕方に違いが生じてくる．

表4-1 BOAで用いられる刺激（音源）とその周波数帯域

刺激	低音域	中音域	高音域
太鼓	←→		
シンバル	←→		
オカリナ	←→		
ラッパ	←→		
カスタネット		←→	
リコーダー		←→	
笛		←→	
コップをスプーンでたたく		←→	
トライアングル		←→	
鈴		←→	
動物笛			←→
舌打ち			←→
オルゴール	←――――――――――――→		
パラフィン紙をこする	←――――――――――――→		
おはじき2個をこすり合わせる	←――――――――――――→		

←→の範囲の成分が多いことを示している．
実際は，どの音源も幅広い周波数を含むので，目安として使用する．

　問診において言語の内容や行動，また聴力に問題がなさそうであれば，次に発声発語器官および発話の評価を行う．

　発声発語器官検査では，発声発語器官の形態異常および運動障害の有無を判断する．まず各器官を観察して，形態異常（ほとんどは欠損）の有無をみる．異常があれば，器質性構音障害である．手術あるいは補助具の適応など医学的な処置が優先される．臨床において形態異常を見逃すことは少ない．

　さらに，舌を前に出して，引っ込めるといった各器官を動かす課題を実施し，運動機能を評価する．運動機能に制限があれば，運動障害性構音障害であり，訓練アプローチ適応の場合も多いが，機能性構音障害とは本質的に訓練技法が異なるので，きちんとした医学的診断が必要である[1]．

　器質性構音障害や運動障害性構音障害が疑われたら，ただちに耳鼻咽喉科などを受診する．それらが否定されたら，発話の評価を行う．

　発話の評価は，対象児とのフリートークの発話や音節・単語などの簡単な復唱課題で，音の異常の有無と，ある場合にはどの音がどのような条件でどのように異常かを把握する．構音チェックのための簡単なスクリーニング検査を準備しておいてもよい．ただし復唱やスクリーニングなどの課題的なものは，対象児によっては緊張したりして発話がとりにくいこともある．フリートークが最もリラックスしており，自然の発話における異常が把握できるので重視すべきであり，対象児と上手にフリートークができるよう子どもの扱いに慣れることは非常に意味がある．

　発話の異常を認めた場合，発話および構音運動の精査を実施する．まず定められた課題により，発話の異常を記述する（→「1 検査の種類と目的 3. 発話の検査 (1) 調音音声学的記述」59頁参照）．記述は，国際音声字母（IPA）に準拠した音声記号を用いる．

　これによって，発話のどの音にどのような異常があるか，現れ方や誤り方に一貫性があるか，またプロソディなどに異常があるかを判断する．

　機能性構音障害では，通常プロソディの異常をきたさないが，もし認められればプロソ

ディを評価する．(→「2節 ③発話の検査 4．プロソディの評価」112頁参照).

　続いて異常を認めた音について，構音運動検査を実施する．構音の異常は，正常な構音動作からの逸脱であるから，正常な音を実現するための調音運動的要素ごとに，そこからの逸脱をチェックすることで，音の異常の発現機序を明らかにすることができる（→「2節 ③発話の検査 3．構音（類似）運動検査」103頁参照）．ここでの所見は，調音音声学的記述における聴覚印象と一致するはずである．一致しない場合は，これまでの過程で何らかの判断ミスがあることになるので，再評価する．

③ 鑑別

　機能性構音障害の臨床における診断・鑑別の過程を図4-1に示した．検査・評価の流れにおいて，鑑別が要求されるのは，基本的には，以下の3点である．それぞれについて，その視点と留意点を述べる．

1 聴覚障害の有無

　聴覚検査の実施が基本である．遊戯聴力検査装置があれば，一般に機能性構音障害の主訴で訪れる3歳以上の子どもでは聴覚検査が可能である．もし，その年齢で聴覚検査の条件付けが困難であれば，知的発達遅滞や対人関係の障害について精査が必要である．

　聴覚検査装置がない場合は，対象児の行動，あるいは問診の情報から聴覚障害の可能性を把握し，難聴の疑いがあれば，専門の機関を受診する（→「2節 ④その他の検査 3．聴覚検査」122頁参照）．

　いずれの場合でも3歳以上で聴力が正常な子どもの判断はそれほどむずかしくない．なぜなら，どんな反応であれ，音に対する反応があれば聞こえていると判断できるからである．そして，聴力が正常で知的な問題などもなければ，聴覚検査においても，日常生活上においても，小さな音刺激（提示）に対して，色々な形で明確に反応するので，比較的容易に聞こえていることを確認できる．中等度以上の聴覚障害があれば，一貫して音への反応が悪く，また言語獲得に遅れが出るので，すでに聴覚障害として発見されているのが普通である．ただ，家族の心情として，日常生活で聞こえの悪さを疑いながら，ときに反応があるため難聴を否定していて，構音障害だけを主訴にしてくる場合があるので注意する．

　問題は，反応があったり，なかったりというように不明確，あるいは一貫性がない場合

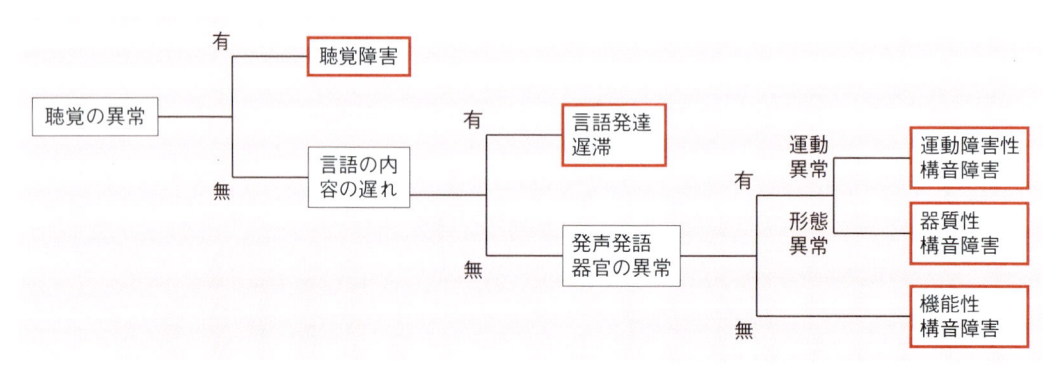

図4-1　診断・鑑別の流れ

で，軽度の難聴でみられる．また，軽度の対人関係の障害や知的発達遅滞の場合，聞こえていても，いつも反応するわけでないことが多い．したがって，反応が悪ければ，精査を行うか，幼児難聴や言語発達遅滞の専門施設を受診させる．

　なお，聴覚検査を実施せずに，生活上の反応だけで判断する場合，高音急墜型の難聴を見逃す恐れがある．訓練経過のなかで，音のフィードバックや音の認知で通常と異なる様子がみられたら，やはり他施設に依頼するなどして，聴覚検査を実施すべきである．

❷ 知的発達遅滞および対人関係の障害などの有無

　言語処理過程のうち言語学的過程（語彙の量的，質的拡大や統語力，読解力，論理性などの総合的言語処理能力）の障害や対人関係の障害は，構音獲得にも遅れを示すことが多いので，機能性構音障害との鑑別は重要である．

　対象児の年齢で期待される言語力や対人関係の能力をチェックすることになる．そのために，それぞれの年齢での言語力や社会性，対人関係の行動特徴などの発達レベルを把握するための指標が必要であることはすでに述べた．こうしたマイルストーンの例ならびに自閉症などの行動上の特徴については，「言語聴覚士のための言語発達障害学」などの成書を参照してほしい．

　言語力にしても行動上の問題にしても，重度の障害は，早期に発見されそれぞれ対応されているのが通常である．中等度の障害では，言語聴覚士の視点からは判定はむずかしくないが，聴覚障害の場合と同様，言語の遅れは気になっていながら，家族の心情として，「もう少しすれば追いつくだろう」という期待で言語発達遅滞を否定していたり，あるいは，「言語全体の遅れではなく，発音だけがおかしい」というような主訴で受診したりすることがあるので注意する．

　軽度の障害は，家族だけでなく言語聴覚士も見逃す危険がある．特に年齢が低いほど，評価の指標は少なく，また個性の幅も広いので判定が困難である．いたずらに家族を不安にさせることは避けなければならないが，こうした問題を見逃すことは，それ以上に問題がある．こうした問題が認められたり，疑われたりした場合は，精査を行い，必要なアプローチを実施するか，専門の機関を受診させる．

❸ 発声発語器官の形態異常あるいは運動障害の有無

　知的発達遅滞や対人関係の障害がなければ，発声発語器官検査で指示に従えるので通常は鑑別にそれほど苦労はしないが，それでもいくつか注意すべきことがある．また，知的障害や対人関係の障害があって構音障害を合併する場合，それらへのアプローチが優先されることはすでに述べたが，それでも発声発語器官の運動障害や形態異常の有無については明確にしておかなければならない．その場合，発声発語器官検査で指示に従えない場合があるので，鑑別の工夫について述べる．

(1) 運動障害の鑑別

　発声発語器官検査の課題を実施する．判定はそれほどむずかしくない．ただし，健常児でも口頭の指示だけで検査課題を実施させるのは困難なことが多いので，必ず手本をみせる．

　知的な問題や対人関係の障害を伴う場合，検査課題を実施できないことがある．この場合は，日常的な吹く，吸うなどの動作や，咀嚼，送り込みなどを手がかりに判断する（→「2節　①初診—問診と情報収集を中心に—」70頁参照）．また，深部反射のような意図的

運動でない検査の結果も重要である．発話があれば，発話の特徴から判断することも可能である．

（2）形態異常の鑑別

形態異常の鑑別もそれほどむずかしくない．顎，口唇裂は，外観から判断できるので，通常新生児期に発見されている．口蓋裂も同様であるが，粘膜下口蓋裂が見逃されていることがごくまれにある．鼻咽腔閉鎖不全があれば，粘膜下口蓋裂を念頭において形態をチェックする（→「2節 ② 発声発語器官検査（発声発語器官の形態と機能の検査）」81頁参照）．

（3）特異な構音障害の鑑別

ここでいう特異な構音障害とは，運動範囲，筋力，運動速度などに明らかな制限はないが，巧緻性などでやや低下を認める一群である．医学的には運動障害とはいえないが，全くの健常児と比べて，通常の機能性構音障害の訓練技法では，改善に限界があり，運動障害に対する訓練方法などが効果を認める．

臨床的には，見落とされやすいので注意する．舌を突出して20秒以上静止する課題で，
①平らに突出ができない
②さざなみ状の不随意的な動き
③②より大きな波のうねりのような動き
④不規則な不随意的な動き

の1つ以上を認める．しかし，これ以外の，摂食・嚥下や発声発語器官を用いる色々な動作では問題がない．こういう特徴を認めた場合は，予後の推定や訓練プログラム策定で配慮しなければならない（→「第5章 2節 ⑥ 特異な構音障害への対応」224頁参照）．

4 方針の決定

機能性構音障害と診断がついたら，リハビリテーションの方針を決定し機能訓練プログラムを策定する．方針決定で重要なのは，訓練開始の時期の判断である．自力での獲得や矯正の可能性があれば経過観察とし，可能性が低い場合や二次的な問題などが生じている場合は，訓練を開始する．

5 機能訓練プログラム立案

問診などからおおよその問題点を把握したうえで，発話を音声学的視点から記述し音の異常の有無と，異常な音の発現機序を推定する．同時に，発声発語器官の検査により，発声発語器官の異常がないことを確認することで，音の異常の出現が機能性構音障害であることを診断する．続いて，構音（類似）運動検査から異常の発現機序を確定し，訓練プログラムをたてる．この項では，この訓練プログラム立案について述べる．

① 誤りの発現機序の確定

ある対象児に［d］の音の誤りがあるとする．このとき，［d］の音に誤りがあること自体は，言語聴覚士でなくてもわかる．実際，家族は，「だ行の発音ができない」と訴えてくる．［d］が省略されるとか，［d］が［g］になるというような誤りの状態について把握することもそれほどむずかしくない．側音化などの歪みについても，「何となくおかしい」

図4-2 dの音を産生させるために必要な要素

dの産生
①顎の挙上
②舌縁と硬口蓋の閉鎖
③口腔内圧上昇
④舌尖での瞬間的開放
⑤声帯振動
⑥母音とのわたり

図4-3 運動障害があるときの評価

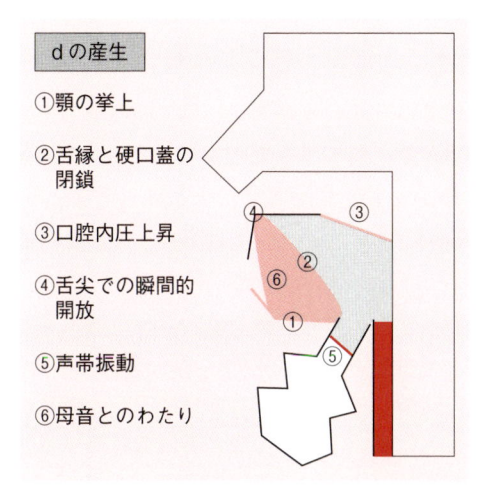

	1 顎の挙上	2 舌縁硬口蓋閉鎖	3 口腔内圧上昇	4 舌尖での瞬間的開放	5 声帯振動	6 母音とのわたり
正常						
可						
軽度						
中度						
重度						

とか「舌たらず」とかの表現で，家族はその状態を訴えてくる．しかし，臨床において最も重要なことは，その状態がなぜ，あるいはどのように起こっているかである．これを，異常な発現機序というが，機能性構音障害に対する言語聴覚士の主な仕事は，この誤りの発現機序を明らかにし，これを治療するためのプログラムをたて，実行することである．

[d]の音を正常に実現するのには図4-2のような6個の要素が必要である（→「2節 ③発話の検査 1．正常な構音」90頁参照）．[d]の音が異常である場合，これらの要素の1つ以上に問題があることになる．発現機序を明らかにするということは，音の異常を，これらの要素のどこにどのような異常があるか分析することである．

脳性麻痺のような発声発語器官に運動障害がある場合も，図4-3のような評価用紙のうえで発現機序を検討することができる[1]．この場合は，縦軸に運動障害の重症度を示しながら行う．一方，機能性構音障害では，異常や問題を質的に記述していくことになる．異常は，これら6個の要素のうち1つとは限らない．また，1つの要素は，他の要素の前提になっている場合があり，複数の要素にまたがって異常があるようにみえることがあるが，実際には，1つの誤りであることが多い．確かに，機能性構音障害において，複数の要素で問題が起こっていることは少ないのだが，かといって，全くないわけではないので注意する．

もう1つ，各要素のどのような異常であれ，いったん異常があれば，それは，言語記号としての音の異常をもたらすことである．音の異常は，基本的にその音として認識できないということであり，発話としては一気に明瞭度を低下させることになる．対象児は，必ずしも自分の発話を深刻にとらえていないことが多いが，家族は，ある音が実現できないという状況の背景に何が起こっているかわからず，大きな不安を抱えている．言語聴覚士は，音の異常の背景にある発現機序を，家族，そして理解力と必要性があれば対象児本人にも，丁寧に説明することが大切である．発現機序が明らかになるということは，問題解決までの手順や時間，目標（普通は完治である）が説明できることであり，すなわち，対象児と家族の安心と信頼関係を確保することができることになる．

さて，[d]の音の訓練プログラムをたてる（再評価や最終評価も同様である）には，[d]の音を実現するために必要なこれら6つの要素について，質的に評価すると述べた．具体

的な評価基準をみると以下の通りである．

（1）顎の挙上

　顎の挙上ができていない場合，音声学的記述では，音の省略あるいは，顎の挙上を要求しない音への誤りを認める．このとき，歯間の距離が開きすぎている．

　構音運動検査では，口頭指示により，顎の挙上ができるかどうかをみる．困難な場合，舌圧子を噛ませて，挙上できるかを確認する．

（2）舌縁硬口蓋閉鎖

　顎が挙上しているにもかかわらず，音声学的記述で，音の省略あるいは，舌縁全体の口蓋への接触を要求しない音への誤りを認める．あるいは，[d]の音に近い歪み（口蓋化，側音化など）を生じる．歯間から，舌が口蓋に接触しているかどうか確認できる場合が多い．ただし，舌縁全体が歯茎にそって完全に接触しているか，すなわち口蓋化や側音化などの状態にあるかどうかは，視覚的にはわからない．

　そこで，構音運動検査では，口頭指示により，舌を平らにして接触できるかを確認する．このとき，口腔内の構音時の位置では，観察が不可能なので，舌縁を上歯に接触させて舌の状態を評価するが，この状態を臨床では，インターデンタル（図5-6，第5章2節167頁参照）と呼ぶ．側音化構音では，舌が歯と接触していないところがあったり，小さなさざ波状の動きがあったりが観察されることが多い．

（3）口腔内圧上昇

　音声学的記述では，音の鼻音への置換えや鼻音化，音の省略などを認める．このとき，鼻咽腔閉鎖不全検出チューブ（図4-7，2節88頁参照）で鼻腔共鳴や鼻腔での気流が確認できる．補助的には，視覚的な手がかりとして鼻息鏡による鼻漏出の検出，ティッシュを口の前に置いての呼気流の確認，触覚的には手のひらに呼気流をあてるなどを行う．

　構音運動検査では，上記のインターデンタルのポジションから，[d][t]などを行い評価する．

（4）瞬間的開放（破裂）

　舌縁硬口蓋閉鎖が可能であるにもかかわらず，音の省略を認める場合などである．このとき，鼻咽腔閉鎖不全検出チューブで鼻腔共鳴や鼻腔での気流は認めない．

　構音運動検査では，同じくインターデンタルのポジションから，[d][t]を行う．鼻漏出を認めないにもかかわらず，破裂ができない．

（5）母音とのわたり

　音声学的記述では，ある母音とは可能だが，別の母音とでは産生できなかったり，誤りになったりすることが記述される．臨床では，あまり経験しない．

　構音運動検査では，無声の母音で産生させるなどを行う．

（6）有声・無声の対立

　音声学的記述では，有声・無声の対立のある子音で，いずれかが可能で，いずれかが不可能な場合である．これも，臨床で経験するのはまれである．

　無声子音は，ささやき声で産生させてみる．有声子音は，有声母音ではさみ産生させるなどを行う．

　このように評価では，聴覚的情報だけでなく，視覚的情報，構音運動の検査結果などを総合的に判断する．例えば，省略という聴覚的には同じ誤りでも，その発現機序には様々

	顎の挙上	口唇閉鎖	舌縁硬口蓋閉鎖	奥舌挙上	口腔内圧上昇	瞬間的開放	有声・無声の対立	母音とのわたり	‥
p	( )	( )			( )	( )	( )	( )	
d	( )		( )		( )	( )	( )	( )	
k	( )			( )	( )	( )	( )	( )	
・									
・									

図4-4　すべての音の評価をまとめる

な可能性があることがわかる．発現機序が異なれば，訓練方法も異なる．的確で効率的な訓練プログラムの立案のためには，正確な発現機序の評価が前提である．

　また，それぞれについて，誤りの起こり方の一貫性，誤り方の一貫性，被刺激性の有無なども評価する．これらは訓練方法の選択だけでなく，訓練開始時期の決定や訓練期間の予測などに関連する．

　実際の臨床では，音声学的記述において誤りを認めた音それぞれについてこのような評価を行い，訓練プログラムをたてる．それには，すべての音素について，[d]における6個の要素に該当する要素を取り出し，この方式の評価表（図4-3）を1枚ずつ用意し，誤りのある音に対して適用すればいいことになる．

　誤り音が限られているときはそれでいいが，誤りが複数にわたる場合，特に誤りの傾向などを総体的に把握したい場合，すべての音の評価を1枚の評価表に載せることが望ましい．そこで，各音素を実現するために必要な要素をすべて取り出してみると，重複しているものがあり，それを整理して残った要素を横軸に並べ，縦軸に日本語の音素をすべて並べた（図4-4）．音ごとに，上段の要素から必要な要素を選択し，選択された要素の垂直ラインと当該音素の水平ラインが交わる場所に（　）を置いた．（　）内には1枚1枚の評価表の結果を載せることにした．

　さらに，臨床的に1つのグループとして扱う方が便利な音素（有声と無声の対立だけで弁別される対など）をグループ化し，最終的に評価表1を作成した（図4-5）．

　この中で，音産生のための各要素を2つの群に分けた．「音の構え」と「操作」である．構えは，発声発語器官を構音開始の位置および状態に置くことで，いわば静的な運動，操作はその構えから発声発語器官を動かして，音を産生する一連の動きであり，的確かつ敏速に行われなければ目的の音にならない動的な運動である．

　記載については，まず一番左の聴覚的評価列の（　）に，聴覚的に誤りを認めたかどうかを記載する．誤りがあれば（−），なければ（＋）を記す．聴覚的に問題のなかった音については，自動的にすべての項目に（＋）を記す．次に問題のある音に関して，異常がある要素に（−）を記す．各要素の具体的な評価については，構音運動検査の項で詳述する（→「2節 ③ 発話の検査 3. 構音（類似）運動検査」103頁参照）．

　これによって，同じ要素について，その要素を必要とする音のすべて（構音運動検査は誤りのある音についてのみ）を評価することになる．例えば，口腔内圧上昇という要素については，その下に縦に並んだ（　）のすべてに評価結果が記載される．運動障害では，

1　目的・留意点・プログラム　67

音	聴覚的評価	構え 顎・舌 (子音・母音・半母音)		口唇 (口唇音・声門音)		舌 (舌子音)				鼻咽腔閉鎖	操作 舌・口唇運動				母音・発声		
		1 顎挙上	2 舌の構え	3 口唇の丸め	4 口唇閉鎖	5 舌縁硬口蓋閉鎖	6 舌尖硬口蓋接触	7 舌尖硬口蓋狭め	8 奥舌挙上	9 口腔への呼気操作	10 口腔内圧上昇 (口唇)(舌尖)(奥舌)	11 瞬間的開放	12 摩擦操作	13 破擦操作	14 弾き	15 発声	16 母音とのわたり	17 有声・無声の対立
a, o	( )		( )	( )												( )		
e, ɯ, i	( )	( )	( )													( )		
j	( )	( )	( )													( )	( )	
ç	( )	( )						( )		( )						( )		
h	( )	( )								( )						( )		
w	( )	( )		( )						( )						( )		
Φ	( )	( )		( )						( )						( )		
m	( )	( )			( )						( )					( )		
p, b	( )	( )			( )						( )	( )				( )		( )
n	( )	( )				( )					( )					( )		
t, d	( )	( )				( )					( )					( )		( )
s, z, ʃ, ʒ	( )	( )					( )			( )			( )			( )		( )
ts, dz, tʃ, dʒ	( )	( )					( )				( )			( )		( )		( )
r	( )	( )				( )									( )	( )	( )	
k, g	( )	( )							( )		( )	( )				( )		( )

図4-5 評価表1[1]（白坂康俊，2001 より一部改変）

基本的に運動制限の様態には一貫性があり，口蓋裂などの形態異常（器質性構音障害）も同様に一貫して言語症状に影響を及ぼす．言い換えると，運動障害や形態異常がない機能性構音障害は，音の誤りの現れ方にはあまり一貫性がない．一貫性を示すのは，構音発達の未熟の場合に，調音方法のうち摩擦音が未習得であるとか，側音化構音など舌の運動における一定の「癖」などに限定される．

これは，この評価表の診断上のメリットを示している．すなわち，縦の（ ）の列の評価で，一貫して誤りが認められた場合，構音未発達や側音化構音など機能性構音障害で認められる一貫性なのか，運動障害や形態異常による一貫した誤りなのか判断する必要があることを示している．それ以外は，評価が不適切だった可能性がある．

この評価方法によって，音の誤りの発現機序を推定し，訓練プログラムを作成することが容易になった．

なお，同じ評価表で器質性構音障害の評価が可能であり，また評価基準が異なるが運動障害性構音障害にも適応できる．

6 終了あるいは方針の修正

検査には，評価，方針決定とプログラム策定以外に，効果の判定という重要な目的がある．すなわち一定期間機能訓練を行った後，再検査を行い，訓練前と比較する．また，経

過観察では，定期的に検査を実施する．そこで，検査においては，一貫性や再現性が要求される．評価のたびに基準が違っていたのでは，変化を客観的に把握することができない．

再評価の結果，当初の目標が達成されたことが確認されれば訓練を終了する．機能性構音障害の場合の終了は，通常は完全治癒である．経過観察を行うのは，第1に，訓練を開始するには早すぎる場合で，初期評価以降の変化は自然獲得を示している．自然獲得が順調であれば訓練は不要となるが，逆に停滞していれば，訓練開始時期を策定しなければならない．

もう1つの場合は，基本的な訓練が終了して，完全に定着するまで経過観察を必要とする場合である．日常会話レベルでの完全な定着を確認して終了とする．

典型的な機能性構音障害ではありえないが，特異な機能性構音障害では，まれに，訓練中の再評価で，当初の方針通りに進行していない場合がある．訓練プログラムの修正，あるいは終了の目標（こちらの場合の方が多い）を下げなければならない．

第4章 検査・評価

2 検査の実際

I 初診―問診と情報収集を中心に―

　機能性構音障害のリハビリテーションを実施するうえで，言語聴覚士が把握すべき情報は以下の通りである．そのほとんどは，初診時の問診によって収集する．その他，医学的情報を医師から，言語環境に関する情報については保育所，幼稚園，学校などから収集することもある．また，すでに他の施設で治療・訓練を受けている場合などは，紹介状や経過報告を参照し，必要があれば当該機関の担当者に問い合わせる．また，初診時は，母子手帳などの記録，資料などを持参してもらい，必要な事項は確認しながら話を進める．

　なお，こうした内容の主なものについては，あらかじめ質問紙を準備しておいて，受診の前に記入しておいてもらうと便利である．来院時に記入してもらってもよいが，予約診療であれば，あらかじめ用紙を送付し，記入して持参してもらう．必要なことを聞き漏らす心配がないし，固有名詞，地名などで文字を確認するなどの手間や時間が節約できる．ただし，主訴など重要なことは，もう1度，直接確認することが重要である．

　また，すでに述べたように，家族の心情としては，子どもの構音あるいは言語の獲得の状態が不安であるから受診しており，「問題なくあってほしい」という気持ちが不安と同じくらい強い．そのため，質問に対する回答が客観性を欠くことも少なくない．実際以上に子どもの状態を悪く報告したり，逆に一部のよい状態のみを報告したりする場合がある．いずれの場合も，家族の心情を汲みながら，不要な不安を感じさせない程度に客観的な情報を引き出す工夫が必要である．

1　主訴

　家族，多くは保護者が，「発音がおかしい」「ある音が発音できない」という主訴で受診することが多い．実際に構音障害である場合と，他の言語障害が中心で，構音障害を合併している場合がある．一方「ことばが遅い」，「聞こえが悪いかもしれない」という訴えで，実際は構音障害の場合もある．主訴を丁寧に聞きながらも，あらゆる可能性を想定しておくことが大切である．そのとき，その問題に対して，どんなサービスを期待しているかも確認する．「治療・訓練をしてほしい」という場合だけでなく，「検査をして，現状を説明してほしい」，「遠方なので訓練機関を紹介してほしい」という訴えもある．また保護者の期待が不適切な場合，それを説明し，修正するようなアドバイスをすることも重要である．

2　対象児に関する情報

　対象児に関する情報としては，氏名，性別，年齢，住所，学校，学年（幼稚園，保育所），

家族構成などが必要である．さらに，親からみた子どもの性格や生活習慣などについても簡単に把握しておく．

③ 対象児とのコミュニケーション

　言語聴覚士は，問診における対象児とのコミュニケーションを何より重視すべきである．直に接する間に，聞こえ，言語力，対人関係，構音症状のほとんどを正確に把握できる．検査やスクリーニングの道具を用いることも多いが，それでなくても初診で緊張しているので，いきなり課題的なことをすると，ますます緊張して実力を発揮しにくく，不安も増長させかねない．そうなると必要な情報がとれないばかりでなく，今後の訓練に緊張や不安，不信感を持ち越すので，まずはフリートークを中心にして情報収集する．様子をみながら検査的でない課題，あるいは検査道具を用いながらも検査的でないやり方で，情報収集する．

　何より重要なことは，言語聴覚士がリラックスすることである．緊張しているのは対象児だけでなく家族も同様である．言語聴覚士は，短時間で彼らの緊張をほぐすだけの笑顔と話術をもつべきである．ときに，ユーモアやジョークは大きな武器になる．

　経験の浅い言語聴覚士は，特に対象児に対して，最初のうちは問診という意識をもたずに接するくらいがよい．まずは対象児と友達になろうという気持ちをもつ．言語症状をチェックしようという意図が先に出ると，どうしても注意は発話の内容や構音に向いてしまうし，対象児はそれを感じとって，結局対象児と心を通わせることはできない．フリートークの内容に関しても，対象児の話に本当に関心をもってたずねることが重要である．一方的に質問するだけでなく，相手の答えにコメントしたり，自分自身についてのことや考えなども相手に伝える．そうすれば，会話は継続し，信頼関係は深まる．それくらいの気持ちでいても，対象児の行動などに問題があれば，見落とすものではない．また，おもちゃなどを有効に使う．一緒に遊ぶことで信頼関係が形成され，また，その場所や今後に対する不安感が減少する．統制がむずかしくなるといって，おもちゃなどを用いることを嫌う言語聴覚士もいるが，その後の検査や訓練で対象児をコントロールできないとしたら言語聴覚士の問題であって，おもちゃの責任ではない．

　信頼関係を成立させつつ，徐々に対人関係や行動，言語力，構音，聞こえなどをチェックする意図をもってフリートークや簡単な検査などを展開していくが，常にラポート形成の役割も担っているので，内容に注意する．ラポート形成につながり，かつ対象児の問題点を把握するための，フリートークの原則と注意事項を年齢ごとに示すので参考にしてほしい（表4-2）．

　また，可能であれば，構音のチェックもかねて絵本の絵や絵カードの呼称を行う．こうした検査材料も，会話のきっかけやテーマになる．検査をしながら，話題を膨らませていくと，対象児は最後まで検査課題を行ったという意識をもたないし，色々なレベルの情報もとれる．検査課題の手順通りにするだけが臨床ではない．

　以下に，対人関係や行動，言語力，構音，聞こえなどをチェックする視点や留意点を項目別に整理してみる．

　といっても会話や課題の中で，ここまでが対人関係のチェックでここからが言語力のチェックと区別して行うことではない．一連のコミュニケーションの中で，複数の視点をもって観察することで，全体像をとらえることが重要である．

表4-2 フリートークの原則と注意事項（年齢にそって）

	原則	注意事項
3歳未満	まずは，今，目の前にあるもの，本人のことを話題にする．「はい―いいえ」形式で聞く 誰，何の質問を中心に聞く．むずかしいときは，選択肢を提示するか，「はい―いいえ」形式に変えて聞いてみる 名詞，動詞のうち，具体語で答えられる質問を中心に 目の前にないことだが，簡単なこと，身近なことについて話題を広げる	自然な働きかけを心がける．検査課題を実施しているという印象を与えない あるレベルのやりとりができたら，すぐに，次のレベルのやりとりを試みる 駄洒落やことば遊び，しりとりは，音韻処理能力をみるのに有効である あるレベルのやりとりができなければ，下のレベルのやりとりに戻る はじめから対象児に話させようとしないで，自分から話しかけ，慣れてきたら徐々に質問する
3歳以上～年少クラス（3歳児）	3歳未満に比べ，目の前にないことの話題を増やしていく 形容詞，形容動詞で答える質問．名詞，動詞でやや抽象的な語で答える質問 どこで，何時などの質問も含める	
年中（4歳児），年長（5歳児）クラス	目の前にないこと，過去のこと，現実にないことも含めてよい 品詞は問わない 文レベルで答える質問をする なぜ，どうして，どんなふうにという質問を含める	あまり，質問の形式などは考えずに，内容だけ考えてやりとりができる やりとりがちぐはぐであれば，はじめて形式に注意し，必要なら3歳児のレベルでの話題，質問に変更する 逆に，具体的な質問に答えることができたら，抽象的な質問やむずかしい質問もしてみる
就学後	基本的には，大人に対するのと同じで，内容のみ子どもに合わせる	不必要に子ども扱いしない

※話題を選ぶヒントであるが，同時に，そのレベルの内容が適切に説明できるかどうかで，言語力や対人関係を評価する目安である．

なお初診にあたって，検査室の椅子に着席したまま対象児と家族を迎えるようなことは，いたずらにプレッシャーを与えるだけで，ラポート形成と情報収集の機会を大いに逃してしまう．また，机をはさんで対象児と相対するのは避ける．この位置どりが，対象児に相当なプレッシャーを与えることをしっかりと意識してほしい．机のコーナーに90度の位置で座るか，対象児との間には何も置かず相対する（→「第3章2節4．対象児・家族との物理的距離」54頁参照）．

（1）行動，対人関係など

最初に顔を合わせた瞬間から，検査室への入室，着席までの間に対象児の行動面に注意する．健常児は，例え人見知りなどがあっても初対面の人間に対して何らかの関心を示す．不安で母親の陰に隠れたりするのも，関心の裏返しである．初対面の瞬間の人への関心の徴候を見逃さないようにする．続いて検査室への移動から入室までに，笑顔やことばかけで緊張をほぐしながら，歩行などの運動面，年齢に比して体格などが小さすぎないかなど身体的なチェックも行う．部屋に入るときの「靴を脱いで」，「椅子に座ろう，この椅子でいい？」といった指示に従えるかどうかも重要である．

中等度以上の行動や対人関係の障害は，そうした簡単な指示にも従えないので比較的わかりやすい．その他，アイコンタクトが明らかに不良であったり，質問に対して質問をそのまま返してくるオウム返しなどがみられることが多い．

短時間で見極めにくいのは，会話が成立する軽度の対人関係の障害や学習障害，注意障害である．手がかりとして着目するのは，質問に関する答えが，年齢に比してあいまいであったり，質問の一部に答えているが，質問者の意図とはずれていたり，勝手に一部の答えから飛躍して別の話題に移ってしまうことなどである．

(2) 言語力

フリートークや検査用カードなどを材料とした会話で言語力をチェックするが，言語力が明らかに低い場合の判断はむずかしくない．

逆に軽度の障害の判定はむずかしい．統制された検査法ではないので主観や経験に左右される．特に比較の基準が健常児の言語力であり，それぞれの年齢の健常児がどういうレベルの会話をするのかを多数の経験に基づいて知っていなければならない．具体的には以下の点に着目する．

①語彙として，抽象語が理解できて，また使用しているか．
　　(抽象名詞，動詞，形容詞，文法的機能語の使用)
②必要なときに，長い文で自分のいいたいことを表現しているか．
　　(1つの文を構成する語の数が十分多いか)
③複数の文を適切な接続詞でつなげているか．
　　(複数の文で，論理的に話を展開させているか)
④今目の前にない事実について理解したり，表現したりできるか．
　　(その場にいない家族，友達の話，幼稚園，学校の様子)
　　(しばらく前にあったこと，運動会，遠足の話)
　　(これからあること，この夏休みにどこに行く予定かなど)
⑤架空の話を理解したり，表現したりできるか．
　　(物語を理解できるか)
　　(読んだり，人から聞いたりした物語を伝えられるか)
　　(自分で作った話をできるか)
⑥おかしい話やことば遊びを楽しめるか．
　　(知的レベルが低ければ，ジョークやユーモアは理解できない)

(3) 構音

構音については，対象児が発話してくれない限り評価できない．逆にいえば，発話さえあればほとんど構音の問題は明らかにできる．フリートークでも検査用カードを材料にしての発話でもいい．

誤りの条件や一貫性など細かいことは，次回以降で少しずつ確認していけばよい．

まずは，誤り音の有無，どの音を誤るか，どのように誤るかをチェックする．なお表4-3に，機能性構音障害と器質性構音障害や運動障害性構音障害の発話特徴の違いを示した．発声発語器官検査を行う前に，言語症状からある程度のあたりを付けることが可能である．

続いて簡単に発声発語器官をチェックする．形態および運動に異常がなければ簡単にわかる．疑問があれば時間をかけて精査すればよい．

(4) 訓練の導入

問題の音が明らかになったら，構音運動検査の一部を実施するだけでなく，それを一歩進めて訓練的アプローチをしてみる．普通なら，目標音が浮動的でも出るはずだし，そうでなくても目標音につながりそうな音は出なければならない．それは対象児および家族に

もわかるが，わからない場合はできたことを伝える．そのことで，それまで形成してきた対象児および家族との信頼関係はより確実なものとなる．対象児は次回以降楽しんで，しかも目標をもって訓練に臨めるし，家族は子どもの将来に対する不安が解消される．

逆にそうしたアプローチをしても何も変化の兆しがない場合は，次回以降の評価で，基本的な判断すなわち評価の誤りや他の障害が合併している可能性を見落としていないか確認する．

（5）聴力

会話の流れの中などで，自然にささやき声をまぜてみる．絵カードを並べていったものを指差してもらうときに，大きい声でいってとらせた後に今度はささやき声でいってみる．そうすることで対象児に絵カードとりの課題を楽しませることもできる．

また，帰りがけに後ろから舌打ちをしたり，ささやき声で名前を呼んだりすることでもチェックできる．

（6）全身状況

念のために体格や全身の状況を確認しておく．訓練室へ入るまでの間に視覚的にチェックする．年齢に比して身長や体重が少ない場合は，既往症などを確認する．その他，上下肢，手指，皮膚，頭髪など目にみえる異常がないかそれとなく確認し，もし気になることがあれば先天性疾患や何らかの症候群などの診断を受けていないか確認する．そうした疾患が，知的障害や聴覚障害などを合併する可能性もある．何らかの疾患があれば，内容について家族や担当医などから情報収集するか，自ら調べて臨床上配慮すべきことがないか確認しておく．

4 言語の問題に関する情報

前述したように対象児との直接的なコミュニケーションを通じて，言語の状態を把握できるはずである．しかし対象児の人見知りが強かったり，恥ずかしがったりして，初回ではコミュニケーションがむずかしい場合もある．また年齢が低すぎたり，言語力の問題を合併していたりして，言語症状を十分把握できないこともある．この場合は，家族から言語の状態についての情報を収集したり，補足したりする．主訴が発音の問題であっても，

表4-3 構音障害の発話特徴

発話の特徴	構音障害の種類	機能性構音障害	運動障害性構音障害	器質性構音障害
省略		少ない	多い	多い
置換	歪みを伴わない	多い	少ない	少ない
	歪みを伴う	少ない	多い	やや多い
歪み	母音	少ない	重度になるほど増える	どちらともいえない
	子音	少ない	多い	やや多い
異常構音	側音化構音	やや多い	どちらともいえない	やや多い
	鼻腔構音	少ない	どちらともいえない	多い
	声門破裂音	少ない	どちらともいえない	多い
開鼻性	全体の鼻音化	少ない	軟口蓋麻痺を伴う場合は多い	多い
	特定子音の鼻音化	少ない	軟口蓋麻痺を伴う場合は多い	多い

聴力，言語発達，構音，運動発達，これまでに治療，訓練を受けていればその経過，主な既往症などについて把握する．以下に家族からの情報収集の方法と留意点について述べる．

(1) 聴力

初診時あるいは初診後速やかに聴覚検査を実施している施設では，聴力についての質問は省略して差しつかえない．

家族に対して，これまで，対象児について「聞こえが悪いのでは」とか「音やことばへの反応が悪いのでは」と気にしたことがないか確認する．気になっていればすでに聴覚障害について受診していることも多いが，一方気にしていながらもそれを否定したいという親の気持ちを理解すれば，こうした確認に意味があることがわかる．

実際健聴で言語発達に問題がなければ，毎日の生活における音への反応をみていて，聞こえの悪さを疑うことはまずありえない．家族が少しでも気にしていたら，難聴か言語発達遅滞の可能性を念頭においてさらに丁寧に話を聞く．まずどのような場面の，どのような反応が気になるかをできるだけ具体的に聞く．大きい音には反応があるが小さい音では反応がないといった一貫性があれば，難聴の可能性は高くなる．一方，小さな音でも1，2回は反応があるが，刺激を繰り返すと反応がなくなるというのは，対人関係の障害の徴候である．

音への反応に問題があると思われたら，聴覚検査を行う．聴力レベルを知ることはできなくても，正常範囲の聴力であるかどうかの判断は聴覚検査装置を使用しない簡単な検査で十分できる（→「4 その他の検査 3. 聴覚検査」122頁参照）．こうした検査は場所や簡単な道具を必要とするので，普通は時間と場所を改めて実施する．

(2) 言語力（言語発達）と知的能力

次に，言語発達の経過と現状を把握する．ここでいう言語力は言語処理過程における言語学的レベルの能力のことで，発話の明瞭度は含めない．問診の仕方が適切であれば，言語検査を実施しなくても家族からの情報のみで言語力をほとんど正確に把握できる．

まず現在の言語力について，幼稚園，保育所，学校に通っていれば，同年齢の子どもと比較してどうかたずねる．「話している内容は，他のお子さんに比べて幼くないですか？」「ちょっと奥手ではないですか？」といった聞き方をする．遅れがある場合，家族はそれに気づいていることが多い．家族が全く心配しておらず，また検査者とのやりとりで遅れの印象がなければ，言語発達の経過に関する情報収集は簡略にしてよい．ただし，完全に省略してはいけない．機能性構音障害では，幼児期から理解面では問題がなかったが，3歳くらいまで表出が明らかに少なかった，あるいはほとんどなかったという既往が少なくない．この場合，明らかに発話の経験は不足しているわけであるから，訓練開始の時期の検討にあたって配慮が必要だからである．以下に，言語力について家族に不安があったり，検査者が不安を感じたりした場合のより詳細な情報のとり方を述べる．

言語力といっても，表出と理解には差があるのが普通なので別々に聞く．特に幼少児の場合，表出と理解の能力の開きに関して個人差が大きい．また，家族は言語の表出と理解の違いについて区別ができないのが普通である．聞き方を工夫して，正確に聞き出すことが重要である．

1. 表出

表出の方が，実際の発話について話してもらえばいいので比較的聞きやすい．まず始語がいつ頃で，どんな語であったかを聞く．始語とは，最初の意味のあることばで，「マンマ」

「ブーブー」など幼児語でよいことを説明する．まれに喃語について答えていたり，あるいは成人語について答えていたりすることがある．始語の時期は1歳前後が標準で，半年以上遅い場合は発達の遅れが疑われる．

　語彙については，まず現在の語彙について確認する．表出語彙数は生育年齢が上がるにつれ当然増加する．構音障害を主訴にする場合は3歳未満で受診することはほとんどないが，その年齢において語彙数が数えられる程度であれば明らかに貧困で遅れがある．語彙数が数え切れない程度であれば，総数を把握することはむずかしく，量的に判定することは困難なので，質的な面からチェックする．

　さらに語連鎖，統語については，現在一番長い（語の数の多い）発話や，一番複雑な内容の発話が具体的にどのようなものかを言ってもらう．「何語文を話します」とか，「幼稚園のことを話してくれます」という回答では不十分で，発話の実例を聞くことが重要である．生育年齢に応じたレベルかどうかは，検査者が判断する．

　現在の語彙と統語のレベルを把握したうえで，始語からの経過について話してもらう．語彙が徐々に増えているかは重要で，一時期ほとんど増えずにある時期から急に増えたというような既往は，発達の遅れや構音への影響の可能性を示している．語彙と統語についても，標準的な発達の目安になる基準を検査者はもっている必要がある（表4-4）．

2. 理解

　理解面についても，表出と同様の手順で情報収集する．ただし理解は表出のように発話そのものを報告してもらうのではないので注意する．周囲からのことばかけへの子どもの反応で判断しなければならない．語彙については，「お茶碗とって」ということばに実際にお茶碗をとれるか，絵本をみながら「象さんは？」で，いくつかの動物の絵から象の絵が指差せるかといったことで確かめる．こうした場面の説明をきちんとしないと，家族はいつのまにかいえることば，すなわち表出語彙を報告しているということがある．

　なお3歳以上の健常児では，日常的な具体物の名称は，ほとんど理解している．理解語彙の発達基準は，前述の表出語彙の発達基準が参考になる．ただし理解面のレベルは表出に比べ，半年近くは早いので注意する．例えば，色の名前の理解は2歳後半で可能となるが，正確に表出できるのは3歳からといった具合である．

　また，2歳以上で，ことばかけに対して，実物や絵や写真を指差すこと自体ができない場合，言語の遅れか対人関係の障害を示唆している．

　続いて，統語（文）レベルの理解力について質問する．語彙と違って，記号と意味が一対一に対応しないので，正確に統語力を把握することはむずかしい．

　言語力に遅れの疑いがある場合，知的発達についてもチェックしておく．日常生活上の行動や遊びで，知的発達の指標となるものを準備しておく．表4-5に例を示した．問題があれば，あるいは判定に迷うような軽度の障害が疑われたら，言語発達検査，知能検査，学習力検査などを実施する．

（3）対人関係

　対人関係の状態は，対象児の行動を観察することで把握できる．ここでは，行動観察がむずかしかったり，障害が疑われてその裏付けが欲しかったりする場合などの情報収集について述べる．問診場面で観察しにくい内容と，これまでの経過を聞くことが中心になる．

　1つは遊びである．対人関係の障害があると，必然的に子ども同士で遊べない（ほとんど一人遊びである）か，限られた相手（兄弟姉妹，特定の友達，家族）としか遊べないこ

表 4-4 統語レベルの獲得の目安[2] （小寺富子ほか・編，1998 より一部改変）

年齢群	言語理解	
	2 語連鎖	3 語連鎖
2:6〜2:11	2 語連鎖 1 形式以上大小＋事物 動作主＋動作 対象＋動作	要素〈動作主＋対象＋動作〉
3:0〜3:5	色＋事物	大小＋色＋事物
5:0〜6:5		語順〈動作主＋対象＋動作〉
6:5〜		助詞〈動作主＋対象＋動作〉

※75％以上の割合のものを採用した．

とが多い．また，ボールとかおもちゃを連続してやりとりするといったことは苦手である．鬼ごっこ，かくれんぼ，球技など規則のある遊び，集団的な遊びにもなかなか参加できない．新しい遊びを創り出すことなどもむずかしい．ただし，あるおもちゃなどを本来の目的とは違って，その子にしか意味のわからない遊び方をするようなことは時々みられる．

　その他，特定のものや決まった行動については固執するところがみられる．ある特定のおもちゃでは非常に長い時間遊んでいるとか，ビデオのスイッチを際限なくオンオフし続けるなどである．そうした行動以外では，集中や注意が長続きしない傾向がある．

　日常生活では決まったパターンでの行動が多く，パターンを変えられたり日常的でない行動を要求されると対応できず，パニックを起こしたりする．こうしたことは，限られた問診の時間の行動観察では把握しきれないので，生活の様子として聴取する．

　こうした行動上の問題がある場合，それがいつ頃から顕著になり，また改善の傾向にあるのか確認する．現在ほとんどそうした傾向が認められなくても，過去に既往があれば純粋な機能性構音障害とは違って，訓練の動機付けなどで配慮が必要になることが多いからである．こうした行動上の問題が明らかであれば，機能性構音障害ではなく言語発達遅滞のアプローチが適応になる．

(4) 構音

　構音の状態についてもまず，対象児とのコミュニケーションを通じて直接評価することが大切である．しかし，短い問診の間では発話がとれない場合もある．そうした場合，家族から構音の状態を聞きとらなければならない．また，発話が得られて問題の音が把握できたとしても，その音や周辺的な音の獲得経過を聴取しておくことは訓練開始時期などを決めるときに重要である．例えば半年前までは舌尖音がすべてできていなかったが，破裂に続いて最近は破擦音が可能になったという場合，今後摩擦音の自力獲得の可能性があることを示している．

　通常家族は，子どもの構音の状態を正確に把握している．すなわちどの音に問題があるのかは的確に答えられる場合が多い．ただし，どのようにという点ではときに不十分である．kがtに置き換わっているというレベルの把握は可能であるが，歪みについて的確に把握できないのは当然である．このとき，以前はできなかったができるようになった音とその時期を聞き忘れないようにする．

　摂食・嚥下および発声発語器官を用いての日常的動作の状況は，問診の場面で直接観察はできない．発声発語器官検査では，簡単な検査器具を用いて実際の動作を評価するが，

表4-5 知的発達の指標[3〜5]

4カ月	喃語がみられる	
8カ月	意味なくパパ,ママという	
10カ月	おとなの言葉を理解して行動する	
11カ月	食物のことをマンマという	
12カ月	道具をみただけで模倣的に使用する	
15カ月	絵本をみて,知っているものの名前をいったり,指したりする	
18カ月	自分の名前を呼ばれると,はいと返事をする	
21カ月	簡単な質問に答える	
24カ月	赤,青などの色の名前がわかり,その正しい色を指す	
30カ月	名前をきくと,姓と名をいう	
36カ月	「ボク」,「ワタシ」という	
42カ月	見聞きしたことを,母親や先生に話をする	
48カ月	経験したことを,他の子に話をする	
54カ月	他の子の遊びに加わるとき,「いれて」という	
60カ月	自分の名前を平仮名で書く 自分の家の住所,番地を正しくいう	
66カ月	平仮名の短いことばを一字ずつ拾い読みする	
72カ月	平仮名をほとんど全部読む	
78カ月	自分の発音を,自分で気付いてなおす 幼児語をほとんど使わなくなる	
84カ月	時計の針を正しく読む	

問診で確認すること,また他の項目と同様に獲得の経過を聞いておくことも重要である.比較的質問のみで適切に把握しやすい項目を**表4-6**に示した.これらに問題があれば,機能的な問題の存在,言い換えると形態異常か運動障害の可能性が高いので精査する.

(5) 運動発達

　身体運動発達も,問診の範囲で直接観察できることは限られる.発声発語器官の運動に何らかの遅れや稚拙さが認められる場合,上下肢,特に手指の巧緻動作にも稚拙さが認められる場合がある.純粋な機能性構音障害とは若干異なるアプローチを要求することが多いので注意する.

　言語発達遅滞に合併する運動障害や運動発達遅滞の場合は,当然ながら総合的な療育の問題になる.言語聴覚士も,運動について基本的な発達の指標(**表4-7**)を把握しておくべきである.

(6) 治療・訓練歴

　治療・訓練歴があれば聞いておく.紹介状があれば参照する.転居などで訓練施設を変える場合の他,まれに他施設での訓練の停滞などを理由に受診してくる場合もある.これまでの訓練方法,訓練期間はもちろん,それに対しての家族および子どもの印象も聞いておく必要がある.訓練方法が全く変わることもないわけではない.家族が納得できるように,きちんと説明するためにも前施設での訓練に関する情報はある程度正確に把握したい.

表 4-6　摂食・嚥下の問題点把握のための質問

年齢	チェック項目
年齢に関係なく	水，乳などを，ごくんごくんと飲み下すことができない
	口にいれた食べものを飲み下すまでに相当時間がかかる （ものや水を飲み下すと，喉ぼとけの部分が上がるので外からみてわかる）
	むせることがかなり多い
	食べものをかむとき，口の中の右側だけとか左側だけでかむ
	つばを飲みこむのがへた
1 歳過ぎても	大人と同じものが食べられず，離乳食のようなものしか食べられない
2 歳過ぎても	おせんべいを歯でかんで割ることができない
	歯でものをかみ切ることができない
3 歳過ぎても	よだれがひどい　※

※よだれは個人差がある．3歳過ぎで，夢中になったときだけ増えるのはあまり心配ないが，常によだれが出ている状態は注意が必要である．

（7）既往症

　機能性構音障害は原因は不明であり，直接関連する疾患などはわかっていない．しかし中耳炎の既往などは，聴覚的フィードバックと関連して知っておきたいし，癲癇，ひきつけなどの既往もあれば把握しておくべきであろう．また，特に検査者がたずねないと，口蓋裂の既往について自らはいわない場合も全くないわけではない．

　子どもに口蓋裂の既往を伏せているので，子どもの前ではいえないといったケースもある．あらかじめ質問紙に記入してもらう方法なら情報を聞きもらすことがない．

（8）言語環境とコミュニケーションの諸状況

　対象児および家族の個性も問診でのコミュニケーションで把握すべきである．並行して，同居家族や家族同士の会話の状況，家族の雰囲気，家族や本人の個性（社交的，おとなしい，おしゃべり，引っ込み思案など）などについて家族から直接聞くことも意味がある．ときに，直接観察できない側面を問診で知ることができる．

（9）心理的な問題と QOL

　子どもが現在の構音の状態に不自由感や不安などをもっていないか，コミュニケーションに自信をなくしていたり，友人関係に消極的になっていたりしないか，友達からいじめられていないか，吃様症状は出ていないかなど，心理的問題やコミュニケーション QOL の低下についてきちんと把握する．

　家族についても同様で，家族が子どもの構音の現状や将来に不安があると，無意識的にプレッシャーをかけていたりすることは少なくない．家族の気持ちを十分に聞いてあげることは，臨床の成果を大いに左右する．

　以上について限られた時間で情報収集することはかなりむずかしいように思われるかもしれない．しかし，慣れれば30分程度で聴取可能である．聴取し切れなかったことについては，訓練適応となれば訓練期間中に徐々に確認すればよい．ある程度優先順位を判断しながら聞くことが大切である．

　情報によっては，あるいは対象児の状態によっては，対象児の前で家族から話を聞くのをためらう場合もある．別室で話を聞くとか，対象児におもちゃなどを提供して注意をそ

表4-7 運動発達の指標[3~4]

1カ月	寝ていて自由に首の向きをかえる 手にふれたものをつかむ
3カ月	首の据り
5カ月	支えをして，いすに座らせると，20分ぐらいは座っている
6カ月	おもちゃを一方の手から他方にもちかえる
8カ月	あお向きから，うつ向きに寝返りする
10カ月	つかまって，一人で立ちあがる はいはいする（いろいろな形のはいはいを含む）
11カ月	なぐり書きをする つたい歩きをする
14カ月	積木を2つ重ねる
15カ月	2, 3歩一人で歩く
18カ月	鉛筆でぐるぐる丸を書く かなりよく走る
21カ月	手すり，片手に支えられて，階段をあがりおりする
24カ月	鉄棒などに両手でぶらさがる 両足でピョンピョン飛ぶ
36カ月	ボタンをはめる 一人で一段ごとに両足をそろえ，階段をあがりおりする 三輪車にのってこぐ
42カ月	階段を2, 3段目から飛び降りる
48カ月	でんぐり返しをする
54カ月	スキップを正しくする
56カ月	紙飛行機を自分で折る
72カ月	補助輪付きの自転車（二輪車）に乗る
78カ月	一人で縄跳びをする
84カ月	低鉄棒で足をかけて逆さまにぶらさがる

らし，話の内容を聞かせないようにする配慮も必要である．

　初診について丁寧に述べたのは理由がある．初診は，継続する訓練の初回でもある．対象児や家族とのラポートを重視するのは，その後の訓練に非常に影響するからである．特に対象児が言語聴覚士を信頼し，かつやさしく楽しい人だと思ってくれれば，その後の訓練は上手く進行する．初回でラポート形成に失敗すれば，2回目以降で回復するのはもっともむずかしい．

　初診で訓練的アプローチを導入するのは，訓練に対する対象児の印象を重視するからでもある．機能性構音障害の訓練課題のほとんどは，対象児にとって目的や意味のわかりにくい単純な運動であるというのも事実である．しかし，一つひとつの課題で目標をきちんと伝え，それを達成したときの報酬の工夫で，対象児にとっては意味のあるまた楽しい遊びにもなり得る．初回は，訓練に対するそういう意識をもたせる大切な場面でもある．次回からここに来るのが楽しそうだと思わせることも初診の目的の1つである．

　訓練適応の子どもは，自分の誤りを自覚していることが多い．ちょっとした訓練的アプ

ローチでできなかった音ができたり，できそうな徴候があれば，安心感や信頼感はさらに増すことになる．

　同様のことが家族に対してもいえる．家族の不安を解消し，次回から安心して通って来られるように，子どもの改善を楽しみに来られるようにしなければならない．そのために，子どもが喜んで訓練している様子をみせる．またできれば目的音が初回で可能になったところを，少なくとも音の改善の兆しを家族にみせることが望ましい．家族に「子どもの構音障害は心配のないものだった」「訓練で治りそうだ」「ここに相談に来てよかった」そう思って帰ってもらわなければならない．

　そして初回にそれができなければ，2回目以降はもっとむずかしくなる．恋愛でも初対面の印象が悪かったとき，それ以降に覆すのは至難である．初診の臨床にすべてをかけるという意識をもつ．ただし最初に断ったように，気負ってはいけない．リラックス，笑顔，楽しいやりとりのなかで，言語聴覚士としてのすべての知識，技術とセンスを発揮してこそ初めて専門家といえる．

2 発声発語器官検査（発声発語器官の形態と機能の検査）

1 目的

　口蓋裂などの器質性構音障害での検査は，形態異常がどのように発話に影響しているかを評価しなければならないし，運動障害性構音障害では，運動障害のタイプや様態を判別し，発話の異常との関連性を評価しなければならない．

　しかし，機能性構音障害の検査における発声発語器官検査の目的は，発声発語器官の形態や運動機能に器質的な障害がないことを確認することである．とはいうものの形態異常や運動障害について理解がなければ，正常であることの確認はできない．また明らかに運動の巧緻性が低下している場合でも，異常あるいは病的とはいえない範囲であれば，機能性構音障害に分類される．こうした点に配慮しながら，検査の実際について説明する．各器官ごとに，検査の目的，器質的な障害の有無を判断するための基本的検査，問題があったときの精査について述べる．

2 検査の視点と留意点

（1）基本的検査

　発声発語器官の形態異常あるいは運動障害の有無を鑑別する基本的な方法と視点を示した．機能性構音障害の臨床では，ここで示した基本的検査は実施してほしい．方法にも視点にも一貫した規則は特にない．器質的な問題の有無をできるだけ簡単に判断するための，いわば経験的な視点を提示しているからである．問題がないことを確認するにはそれで十分であり，むしろ必要以上の検査を実施しない方がいいこともある．例えば，嫌がる対象児に無理に口腔内の視診を実施して，信頼関係を失うことはない．

（2）精査

　機能性構音障害の精査は，形態異常および運動障害などの器質的問題が疑われた場合に行う．いわば，器質的な問題をはっきりと否定する根拠をみつけることが主な目的である．万一器質的な問題が見出されたら，障害の有無を確定し程度を判断できればよしとする．

訓練プログラム策定のための評価は，それぞれの障害のための評価法によって行われるからである．そうした検査・評価については成書を参照してほしい．

形態の異常の判断はむずかしくはないはずだが，幼児の口腔内は小さくてみえにくい．子どもの正常な口腔の形態を見慣れておいて，素早く判断できることが望ましい．口腔内をみられるのを好まない子どもも多く，口を開かなかったり，開いても泣いていたりして，よくみせてもらえないということを経験する．そういう意味でも素早く判断できるようにしておきたい．もし少し先に延ばせるのなら，信頼関係を形成してからみせてもらう．そうでなければ耳鼻咽喉科などを受診してもらい，所見だけ医師から頂戴する．訓練を継続する担当者としては，口腔内を無理にみることで対象児に嫌われるより，対象児との信頼関係を保つ方を選ぶ．

運動障害の評価は形態の評価よりむずかしい．大きくは2つの視点から評価を行う．

まず，機能的（目的的課題）動作をみて，機能が果たされているか判断する．形態異常がなくて機能が低下しているということは，運動の障害の可能性が高い．

さらに，舌を口唇の左右の端に付けるなどの課題を実施して，運動機能を直接評価する．このとき，運動の範囲，速度，力，巧緻性の4つの視点で評価することになる．こうした視点それぞれに尺度を設定してそれによって評価するので，尺度に基づいて判断するのに一定以上の熟練が必要である．

3　基本的検査

(1) 姿勢・体格

1. 目的

姿勢については，言語聴覚士があまり関心を払わない傾向がある．実際，発声発語器官に器質的な異常がないはずの機能性構音障害の臨床では，必要以上に神経質になる必要はない．しかし脳性麻痺や運動障害性構音障害の臨床では，非常に重要である．機能性構音障害を専門とする言語聴覚士であっても，発話において姿勢，体格，全身状態が大切であるという意識はもっていてほしい．

姿勢は第1に呼吸に影響する．人間は呼吸器から送り出された気流を用いて発話している．気流の強さは，主に声の大きさに関係していて，また声の質や高さにも影響する．第2はバランスの問題である．人間の上肢，下肢，頭部は様々な随意的巧緻動作を行うが，バランスの維持は，どんな場合でもそれに優先して機能する．足元の悪い場所でバランスをとりながら手先の作業をするとき，手元の巧緻動作が困難になることからも推測できるように，姿勢が崩れると発声発語の動作にも微妙に影響してくる．

2. 基本的検査

声の質や高さの異常，特に声の大きさの異常を認めなければ省略してよいが，改めて課題を設定する必要もないので，検査中に以下のことに注意を払う．年齢に比べて明らかに体格が小さい，検査・訓練中，座位で姿勢を保持することがむずかしい，歩行や立位，座位でバランスを崩しやすいなどがないかである．

(2) 呼吸器

1. 目的

発声は，呼吸器と喉頭の協調運動の結果である．姿勢と同様に，呼吸は言語聴覚士が注意を払わないことが多い．しかし運動障害で発声の問題があるとき，かなりの割合で呼吸

器の障害が関与していることがわかっている．構音障害の臨床を行う以上，呼吸器官の評価については精通していてほしい．

2. 基本的検査

呼吸は日常的な呼吸・発声機能から判断する．声に問題がなく，発話の意図があるのに短く途切れたりしなければ省略する．声の質や高さの異常，特に声の大きさの異常を認めたら，呼吸をチェックする．

胸郭や腹部を直接観察し，胸郭の形状が左右非対称であるとか，体格に比べて貧弱ではないかといった形態的なチェックを行う．また，胸郭や腹部の動きを通しての横隔膜の動きを観察し，いずれかの動きが極端に小さいとか，動きが速過ぎる（呼吸回数が多い）などをチェックする．

（3）喉頭

1. 目的

喉頭の機能障害は，声の質の異常，発声持続時間の短縮，声の高さと強さの調節不良などをもたらす．そうした異常の有無と，異常があるとすればその程度を知るのが目的である．

2. 基本的検査

フリートークおよび検査課題での発話から判断する．声の質に問題がなく，十分長い発話（5語文以上）を声を途切らせずに話し，抑揚やアクセントに問題なければ，正常と判断する．

（4）軟口蓋

1. 目的

軟口蓋の異常は鼻咽腔閉鎖不全をもたらし，本来鼻音でない音が鼻音化したり，口腔内圧の上昇を要求する音では，音の歪みや省略の原因となる．そこで鼻咽腔閉鎖不全の有無を確認し，万一鼻咽腔閉鎖不全があれば，形態異常によるものか運動障害によるものかを判定する．

2. 基本的検査

頰のふくらませとブローイングは簡単なので必ず確認する．いずれもできない場合は，口蓋裂か運動障害の可能性があるので精査する．

① 頰のふくらませ：口唇を閉鎖して，頰を膨らませるよう指示するが，実際にやってみせて模倣させるのが一番簡単である．大きく膨らませて，「プッ」と破裂させる．

② ソフトブローイング：吹いて音が出たり，シャボン玉のように吹いて遊ぶおもちゃを用意して吹いてもらう．ティッシュペーパーや手のひらに息を吹いてもよいが，鼻からではなく口から息が出ていることを確認することが重要である．

（5）下顎

1. 目的

発話に異常を認めたとき，顎の運動障害がないか判断する．異常があればどういう動きにどの程度の障害があるか判断する．

2. 基本的検査

フリートークで構音の異常を認めたとき，顎の開大制限，閉口制限がないかなどを視覚的に確認する．

また安静時に閉口の状態を観察し，反対咬合などを観察する．口唇を閉鎖して咬合がみ

えにくいときは，口唇を少し押し開いて確認する．反対咬合は直接構音障害の原因にはならないが，側音化構音などがあるとき不利な条件にはなり得る．

(6) 舌

1. 目的

舌も他の器官同様，原則は形態異常と運動障害の有無の鑑別が重要である．しかし特異な機能性構音障害として，明らかな運動障害ではないにもかかわらず，全くの健常児に比べると明らかに構音運動が稚拙な一群があることはすでに述べた．訓練では純粋な機能性構音障害とは違った配慮が必要なため，診断上は現在のところ同じ機能性構音障害でも，この一群を見極めておく必要がある．特に舌の運動に稚拙さを認めるので，舌の発声発語器官検査はその鑑別上の重要な役割を担っている．

2. 基本的検査

特異な機能性構音障害の鑑別のためにも，舌についてはすべての機能性構音障害に対し，以下の検査を行うのが望ましい．もしむずかしければ，側音化構音や口蓋化構音，その他舌音の産生に関係する構音異常に対してだけでも，必ず実施してほしい（→「3節 1. 運動レベルの特異な障害」124頁参照）．

舌を歯列にそって，平らに前方に出すよう指示する．上記の特異な機能性構音障害は，この課題で以下のうち1つ以上の特徴をもっていることが多い（→「3節 1. 運動レベルの特異な障害」124頁参照）．

① 舌が平らに出せずに，舌尖方向に向けて細くなる．
② 舌がU時型に突出して，平らにならない．
③ 舌がさざなみ状の小さな素早い不随意運動を伴っている．
④ 舌が小さなうねり状に，波打っている．
⑤ 舌が不規則に動いている．
⑥ 口唇や頬に緊張がみられる．
⑦ これらを指摘したうえで，鏡を用いて視覚的にフィードバックしながら，舌を平らにして，動かさないようにと指示しても，その場では修正できない．

特異な構音障害でみられる舌の特徴をもっている場合，訓練アプローチでは，特異な機能性構音障害の可能性を想定して訓練プログラムの作成や予後予測などを行う．

(7) 口唇

1. 目的

口唇音に影響する，口唇の形態異常と運動障害の有無を確認する．

2. 基本的検査

口唇は外から容易に観察できるので，形態も運動障害の確認も比較的簡単である．対象児にとっても簡単な動作なので，比較的簡単に課題を模倣でき，突出・引き，繰り返しを基本的検査で実施してしまうことが多い．これまでの説明の順序は，実施順序を示してはいない．実施は初診や検査の流れの中で，自然な流れにのって臨機応変に行えばいい．口唇の検査は簡単なので自信のない子どもに導入するときに都合がいい．口唇の課題で発声発語器官検査の違和感を少しでもなくしてから，他の課題に入ることが多い．

① 突出・引き運動：口唇をすぼめるようにして突き出させる．模倣が有効である．突き出る範囲をみて，筋力は口唇の先を押し返して抵抗をみる．

次に，両口角を横に引いてもらう．十分犬歯の奥までみえるか確認して範囲をみる．

② 開閉運動：歯を軽く噛み合わせたままで上下口唇のみを開放し，すぐに閉じる．これも見本をみせる．運動範囲・巧緻性・筋力を評価する．口唇閉鎖音が異常であれば必須の検査である．

4　精査

(1) 姿勢・体格
　問題あるいは疑いがあれば，小児科，小児神経科あるいは整形外科を受診して精査する．

(2) 呼吸器
　声に明らかな問題がある場合，機能障害の検査や臨床中に機能障害が疑われた場合，以下の精査を試みる．精査をせずに医科を受診してもかまわない．

1. 安静時呼吸の評価
　まず呼吸器の運動パターンをみる．呼吸パターンは，呼吸を意識すると変化しやすい．呼吸を測るために触れたりするとそれだけでも変わる．特に子どもでは，緊張や不安も加わる．何もいわずに衣服の上から観察することに早く慣れる．
　吸気で，上位肋骨が前方かつ上方に，下位肋骨が外方向に動き，腹部は外側に膨らむのが基本的な動きである．吸気時に腹部が引っ込み，呼気時に腹部が膨らむといった逆呼吸や，呼吸補助筋を使って肩を上下させる異常運動パターンを見落とさないようにする．脳性麻痺などでみられることがある．
　続いて，時間軸上での吸気，呼気の繰り返しのリズムパターンを把握する．回数は，1分間に12〜18回程度で，吸気と呼気の時間の比率はおおよそ2：3，非常に規則的な繰り返しとされている．回数が少なすぎないか，またリズムが不規則でないかを特に注意する．

2. 最長呼気持続時間
　後述の発声持続時間が10秒以下の場合に計測する．ただし時間は目安で，個人差も配慮する．年齢が低いと能力はあっても，課題としてできないことはよくある．
　検査の結果，発声持続時間だけでなく呼気持続時間も短ければ，① 声門閉鎖に問題はないが，呼吸機能の低下がある場合と，② 声門閉鎖と呼吸の両方の機能低下がある場合の2通りが考えられる．一方，発声持続時間は短いが呼気持続時間は長い場合，声門閉鎖機能のみが低下していると考えられる．
　呼気が持続しているかどうか確認しにくいので，ティッシュペーパーを短冊状に切ったものを吹く（視覚的フィードバック）とか，手のひらに息を吹き付ける（触覚的なフィードバック）などして，対象児自身も検査者も確認しながら行う．
　精一杯息を吸い込んで，精一杯長く息を出すように指示するが，子どもの場合は理解しにくく，一人ではなかなかできない．見本をみせて，その後「どっちが長く吹けるか競争しよう」というようにゲームにすると理解しやすく，動機付けにもなり，不要な緊張を強いることもない．
　ゲームのときは，自然なタイミングで「よーいドン」などと声をかけて一緒に始めるが，対象児が検査課題として一人でできるときでも，スタートは言語聴覚士の合図に合わせるのではなく自由に始めてもらう．対象児が呼気をスタートしたら，それに合わせて計測を開始する．時計やストップウオッチは，緊張させるのでできれば用いない．30秒ぐらいは時計なしで正確にカウントできるように訓練しておく．この課題は，訓練効果があるの

で，一人でやってもらうにしてもゲームでするにしても2〜3回行い最長値を記録する．

最長呼気持続時間が5秒以下だと不安がある．この場合，鼻咽腔閉鎖不全が影響している場合もあるので，後述の方法で鼻咽腔閉鎖機能も精査する．

大人に用いることがある子音/ʃ/，/s/を持続して産生させる方法は，子どもではむずかしいのであまり用いない．無声子音を持続するということがわかりにくく，後続の母音を持続させることになる場合が多い．

(3) 喉頭

発話や歌唱で声に問題を認めたり疑いがあったとき，声の質，発声の持続，高さの調節，強さの調節のいずれの問題か，また形態異常によるものか，運動障害によるものかを判断する．

1. 声の質

改めて課題をする必要はなく，フリートークや課題の発話などにおいて声の質を聴覚的に評価する．日本音声言語医学会が推奨するGRBAS尺度が便利である．G（grade）は声質の異常の全体的な程度，R（rough）は雑音成分の多い粗糙性，B（breathy）は声門閉鎖不全などに関係して起こる息漏れによる気息性，A（asthenic）は声門閉鎖の強さの不足あるいは呼気圧の不足による弱々しいという印象の無力性，S（strained）は声門あるいは周辺の過緊張に由来するいきんだ絞り出すような印象の努力性に対する尺度である．それぞれの性質について，異常を全く感じない（正常）を0，やや感じるを1，かなり感じるを2，最も強く感じるを3で評価する．機能性構音障害の臨床では，声質の段階評価を厳密にする必要性は低いが，声の質をこのように異なる4つの視点でみることを習慣付けることは重要である．筆者は，機能性構音障害の子どもで，声質の異常から声帯結節に気付き，並行して音声治療を行った経験がある．

2. 最長発声持続時間

発話が短く途切れるようなことが観察されたときに実施する．

最長呼気持続時間の計測と同様，精一杯息を吸い込んで，精一杯長く声を出すように指示する．呼気よりも声を出す方が子どもの場合には理解しやすく，また長く声を出すことを競争するゲームはここでも有効である．

子どもは，特にゲームになると大声を出しがちになる．呼気の効率が悪くなるので小さい声でと指示し，見本も小さめの声で示す．計測の仕方は呼気持続時間と同じである．

健常成人では，男子30秒，女子で20秒が平均とされており，10秒以上を実用範囲としている．幼少児でも，10秒以下では訓練経過中要観察としたい．きちんと課題が成立していて5秒以下の場合，医学的なチェックを受けるよう勧める．この場合，鼻咽腔閉鎖不全のチェックは必須である．

3. 声の高さのコントロール

運動障害性構音障害では，キーボードなどに合わせて声域を測定するが，訓練開始の基準やプログラム策定のためであるので，ここでは問題の有無の判定方法を中心に述べる．

子どもの臨床で確実に判断できるのは歌である．童謡，唱歌，テレビの主題歌，はやりの歌などを歌ってもらう．唐突に歌わせようとすると，子どもによっては恥ずかしがったり不安になったりする．フリートークや課題の中で歌が話題になったときに，自然に促して歌ってもらう，一緒に歌う，検査者が先に歌ってから一緒に歌うなどの工夫が必要である．

歌ってみて，リズム，メロディー，声に異常なく一曲歌えれば問題ない．

4. 声の大きさ

運動障害性構音障害や発声障害の訓練目的以外では，条件を統制して声の大きさを測定する必要性はあまりない．

フリートークなどで，大きな声，小さな声，そしてささやき声ができることを何らかの形で確認できれば目的は達せられる．

そのためには，小さい声や大きい声を課題としてではなく，遊びやゲームとして出すのが簡単である．大きい声を出す競争をするとか，小さい声やささやき声で話して何といったかあてっこをするなどである（このとき絵カードのポインティングにより聴力を確認してもよい）．明らかに出そうとしているのに出ないという状況があれば，耳鼻咽喉科を受診する．

5. 音響機器を用いた検査

遊びやゲームで声を評価するという意味では，音響分析機器類を用いる方法が有効である．マイクでとり込んだ声の高さや大きさをコンピュータで分析し時間軸上に表示していく．声の分析結果がモニター上に現れるということは，声を変化させることでモニター上に意図的に変化させた曲線を描くことができるということでもある．子どもにとっては，これは遊びの道具になる．実際こうした音響分析機器やソフトでは，遊びをとり入れた発話の検査・訓練ソフトを備えているものもある．現状ではややコストが高いのが難点だが，言語聴覚士は有効な方法として意識しておく必要がある．

（4）軟口蓋

基本的検査の結果，鼻咽腔閉鎖不全が疑われる場合や，聴覚的に鼻音化や口腔内圧の不足による子音の異常がある場合は精査を行う．側音化構音や口蓋化構音があるときは，すぐにではなくてもよいが硬口蓋の形態も確認しておく．

1. 視診による形態と動きの確認

できれば，形態と機能を視診で確認する．

できるだけ大きく開口して［a：］と発声させ，直接軟口蓋の動きを観察する．［a：］以外では開口度が狭くて観察しにくい．舌が邪魔な場合は舌圧子で押さえる．

このとき同時に形態をチェックするが，粘膜下口蓋裂の3つの徴候に注意する（図4-6）．粘膜下口蓋裂は，口蓋は粘膜で覆われていて裂は直接観察できないが，粘膜内部の口蓋の軟骨および筋肉の形成不全があって，機能的には鼻咽腔閉鎖不全が生じる．

軟口蓋の形態をみるとき，同時に硬口蓋の形状も観察する．硬口蓋が相対的に高い（上方に深い）場合，直接構音障害の原因とはならないが，口蓋化構音や側音化構音があればそれを助長する不利な要因となり得る．

2. 鼻漏出

対象児が開口を嫌って視診ができない場合は，鼻漏出を検出して鼻咽腔閉鎖不全を評価する．

① 鼻咽腔閉鎖不全検出チューブ：鼻漏出の検査には鼻咽腔閉鎖不全検出チューブを用いる．発声時，ブローイング時，破裂動作時，発話時に評価できる．鼻息鏡に比べチューブの方が判定だけでなく，指示や手順が簡単であるのと，鼻音が混ざった単語・文でも判別できる点で優れている．温度の影響も受けない．

チューブは，耳かけ型補聴器の音を調整するとき用いるチューブを転用する．なければ，

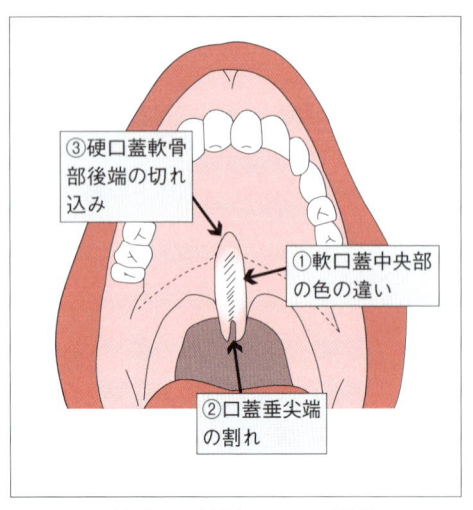

図4-6 粘膜下口蓋裂の3つの徴候
① 軟口蓋部中央の色が薄い
② 口蓋垂先端が2つに割れている
③ 硬口蓋内軟骨の端の中央部にV型の切れ込みがある

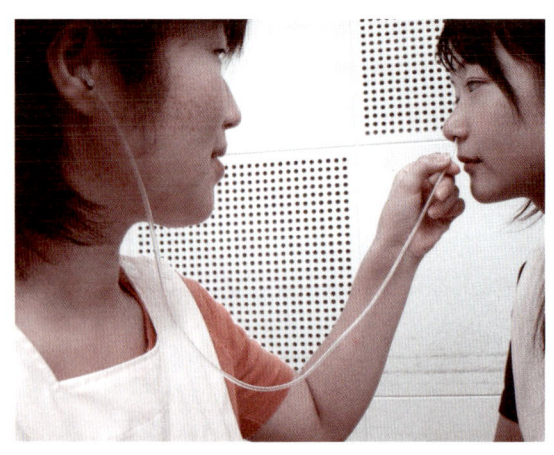

図4-7 鼻咽腔閉鎖不全検出チューブの使用法

鼻腔と外耳道入り口に入る太さならどんなチューブでもよい．ストローでも可能である．先端5mmほどを対象児の鼻入口部に入れ，もう一方の先端（補聴器用チューブであればイヤチップ側）を検査者の外耳道孔にあてて鼻腔共鳴していないかどうか聴覚印象的に確認する（図4-7）．その状態で話をしたり，ブローイングや破裂の動作をさせる．正常であれば鼻音のみで鼻腔共鳴音が聞こえるが，鼻咽腔閉鎖不全があれば無声子音のところで本来聞こえないはずの気流の音が聞こえる．同様に有声子音のところでは共鳴して聞こえる．鼻漏出の有無が熟練を要さず容易に判断できる方法である．

対象児がチューブに不安を示すときは，いったんイヤチップ側を対象児の耳に付けさせ，反対側を検査者の鼻に入れ，鼻音や鼻息など音を聞かせて安心させてから，交代して対象児の検査を行う．

② 鼻息鏡：発声，ブローイング，破裂動作，単語の発話時，鼻息鏡を鼻入口部に直接触れない程度にあてて鼻漏出を検出する．鼻息鏡はそれ自体熱をもつと，くもりを感知できなくなる．鼻息鏡を用いる場合は，課題を指示した後に鼻腔入口部にあてて検出する．鼻息鏡は対象児が課題を開始した後鼻入口部に近づけないと，安静呼吸時の呼気によるくもりか，課題時の鼻漏れか区別が付かない．また，鼻音が混ざった単語・文では，鼻音によるくもりと鼻漏出の区別が付かないので，鼻音の入らない課題を準備する必要がある．

(5) 下顎

顎の開大や閉鎖に運動障害の疑いがあれば，閉口と開口運動およびその繰り返し課題をさせて評価する．いずれも説明した後に手本をみせる．連続繰り返しは競争してもよい．

口を精一杯開かせる．続いてしっかり口を閉じさせる．開かせるときに片手を頭頂部に，片手を顎の下にあてて抵抗を加え筋力をみる．続いて閉じるときは，片手を頭頂部，反対の手で舌圧子を噛ませるか顎の先を下方に押さえるようにして抵抗を加え，筋力をみる．いずれも著しい筋力低下は運動障害の可能性を示唆している．

続いて，大きく開けて，閉じるを繰り返させる．だんだん範囲が小さくならないよう注意する．指摘したり，手本をみせたりしてもできなければ，運動制限の可能性がある．繰

り返しのスピードが極端に遅い場合も運動制限の可能性を検討する．

(6) 舌

1. 突出・引き戻しの繰り返し

舌を口腔外へ精一杯突き出させ，すぐに口腔内へ引き戻してもらう．それをできるだけ速く5～10回繰り返す．手本をみせる方がいい．一回一回顎を閉じてしまうやり方ではなく，顎を舌が通過する程度の開口度に保ちながら行う．運動範囲，スピード，巧緻性を確認する．

2. 舌の左右運動

口腔内で左右それぞれ頬の内側を押すように指示する．これも手本をみせる方がいい．押せれば範囲は十分で，そのとき頬の外から指で押し返す．舌先の筋力が確認できる．

続いて，舌尖で左右の口角に触れるよう指示する．これも手本を示して模倣させる．スピードと巧緻性をみる．

(7) 口唇

1. 唇の突出・引き繰り返し

唇の突出・引きをできるだけ速く繰り返す．手本をみせる．連続運動のなかでスピード，範囲，巧緻性をみる．

2. 閉鎖・開放の繰り返し

口唇の開放・閉鎖をできるだけ速く繰り返す．これも手本を示しての模倣が有効である．同様に連続運動の中でスピード，範囲，巧緻性をみる．

3 発話の検査

機能性構音障害における発話の検査は，2段階からなる．はじめに発話を検査者が聴覚的に聞きとり，音声学的記号を用いて記述する．聴覚的に音の誤りがあるか，どの音を誤るか，どのように誤るかを判断するが，これが機能性構音障害の臨床の最も基本となる情報となる．

ここで言語聴覚士の専門性が問われるのは，どのように誤っているかを聴覚的にどこまで把握できるかである．音の誤りがあるかどうか，またどの音を誤っているかは，日本語を母国語にする者なら誰にでもわかる．家族は，それを意識しているから受診しているのである．

しかし，どのように誤っているかを正確に判断することは，専門家にしかできない．例えば，「か」行の音が「た」行の音に置き換わっていることは，誰にでもわかる．しかしそれだけでは，どのように誤っているかの記述としては不十分である．

ここで知りたいのは，「か」の音を正しく出すための発声発語器官の使い方のうち，どの部分のどのような使い方が，どのように誤って使われているから「た」の音になるかという情報である．なぜなら構音訓練は，この誤った使い方を正しい使い方に矯正することだからである．

したがって発声発語器官の使い方について知らない保護者には訓練はできず，訓練を担当する言語聴覚士は，「か」が「た」に置き換わっているという事実から，どの器官がどのような不正な動きをしているかを判断しなければならない．さらに訓練で正しい音を誘導するために，「か」の音の正しい出し方を知っていなければならない．

このように，発話において音の誤りがあるということは，正しい構音の仕方からの逸脱が起こっていると考えられるわけで，「か」から「た」のような単純な置き換えではその判断はむずかしくないが，「か」が歪んでいるという場合には逸脱の方向は理論的には無限にあり得る．聴覚的な判断だけでは，その逸脱の方向性を確実にとらえきれないことがあり，その場合，発話時の発声発語器官の動きを観察するなどして逸脱の状況を把握する．これは構音運動検査というべきものである．

構音運動検査は，もう1つ別の目的がある．正しい構音動作を誘導するための情報を得ることである．構音訓練にはいくつかの方法がある．すでに述べたように，音の誤りは正しい動作からの逸脱であるが，その逸脱を正しい動作に向けて近づけていく方法や，逸脱からは離れて正しい動作を直接導く方法などである．いずれを選択するにしても，逸脱の状態を把握することのほか，正しい音の獲得へ向けてどのような働きかけが有効かの感触を得ることが必要である．こうした情報を得ることが構音運動検査の目的である．

言語聴覚士を目指す学生や初心者は，既存の検査法の手順や，その結果の処理については理解しているものの，最も基本である検査の目的について十分認識していない傾向があるので注意してほしい．いずれにしても，音声学的記述と構音運動検査によって，誤っている音について，どのような逸脱が起こっているかと同時に，どのように訓練すればよいかの情報が得られる．その意味で機能性構音障害の臨床の基本になる検査である．

1 正常な構音

(1) [a] [o] (図4-8)

いずれも歯と歯の間に指1本が入る程度の顎の開きで，[a] は比較的前方へ，[o] は後方に盛りあがる．舌と硬口蓋の接触はない．[o] は，口唇の丸めを伴うが，[a] は伴わない．いずれも有声音である．

(2) [e] [ɯ] [i] (図4-8)

[ɯ] [i] では上下の歯の間に隙間がない程度まで，[e] は [a] [o] と [ɯ] [i] との中間程度まで顎を挙上させる．舌は，[ɯ] で後方に，[e] で前方に盛りあがり，[i] では舌面全体が硬口蓋に接近する．そのため舌と硬口蓋は，[e] は硬口蓋の中央，[ɯ] は後方で接触し，[i] は硬口蓋の左右の全体にわたって接触する．すべて有声音である．

図4-8 母音[1]（白坂康俊，2001）

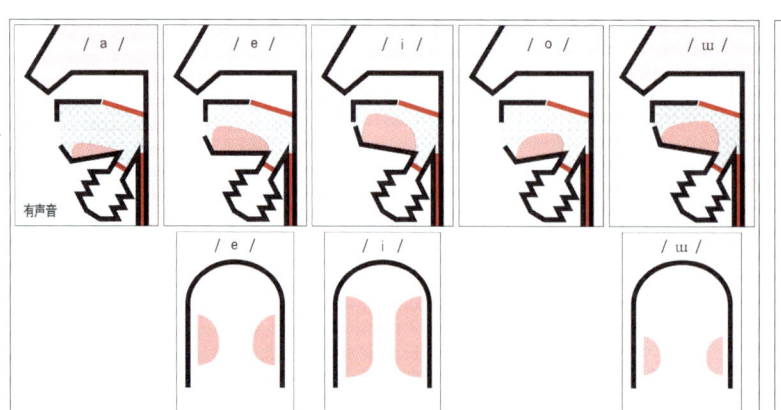

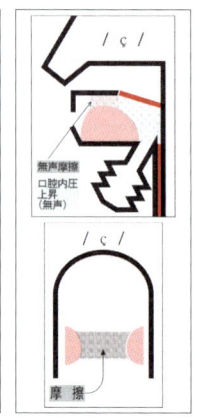

図4-9 中舌硬口蓋音[1]（白坂康俊，2001）

(3) [j]

　顎, 舌ともに [i] とほぼ同じである. 後続母音に [a, o, ɯ] をとる. 母音と子音の中間的な機能をもつ半母音である.

(4) [ç] (図4-9)

　[i] と同じ程度の顎の挙上を要求する. 舌尖は [i] の位置から下がり舌中央部が硬口蓋に接近する. 軟口蓋を挙上させ, 鼻咽腔閉鎖を維持した状態で呼気を口腔へ送り, 接近部分で摩擦音を産生する. 後続母音は [a, ɯ, o, i] のみである.

(5) [h] (図4-10)

　舌, 顎とも後続母音の構えをとった状態で, 声帯の緊張により声門部分に狭めを作り, 口腔へ呼気を通す. 声門閉鎖しないので当然無声音で, 鼻咽腔は閉鎖する. 後続母音は [a, e, o] である.

(6) [w]

　上下歯間に隙間が生じない程度に顎挙上し, 口唇を丸め発声する. 半母音だが, 後述母音は [a] のみである.

(7) [Φ] (図4-11)

　[w] よりさらに顎を挙上し, [w] の円唇よりさらに両唇を接近させ, 狭めを作る. 鼻咽腔閉鎖し, 両唇間の狭め部分で摩擦音を産生する. 後続母音は [ɯ] のみである.

(8) [m] (図4-12)

　上下歯が重なるまで顎挙上し, 口唇閉鎖する. 閉鎖のまま発声する有声音だが, 軟口蓋は挙上させないので, 鼻腔共鳴が生じる. その瞬間には口唇を開放するが口腔内圧は上昇していないので, 破裂音にはならない. 口唇開放の習慣に速やかに後続の母音 [a, i, ɯ, e, o] か [ja, jɯ, jo] のいずれかに移行する.

(9) [p] [b] (図4-12)

　顎の挙上は [m] と同じで, 両唇を閉鎖させる. 軟口蓋を挙上したまま呼気を送り, 口腔内圧を上昇させた後, 速やかに口唇を離して圧を瞬間的に開放する(破裂). 破裂の瞬間, 声帯振動を伴えば [b], 伴わなければ [p] となる. 後続母音はすべての母音 [a, i, ɯ, e, o] と [ja, jɯ, jo] である.

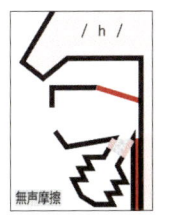

図4-10　声門音[1]
(白坂康俊, 2001)

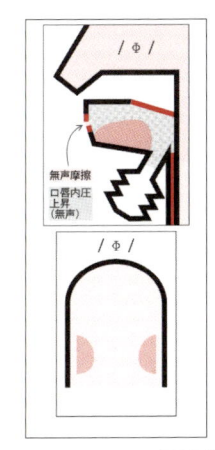

図4-11　口唇摩擦音[1]
(白坂康俊, 2001)

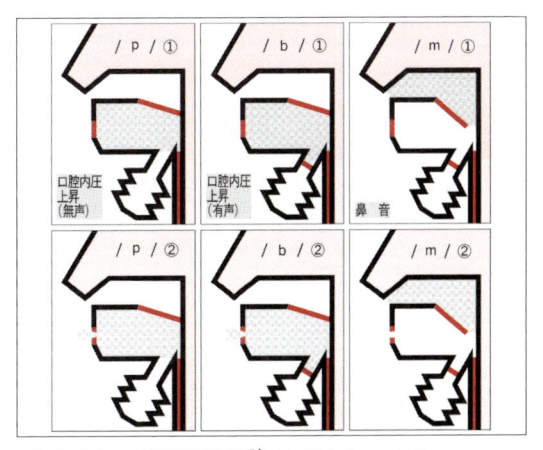

図4-12　口唇閉鎖音[1] (白坂康俊, 2001)

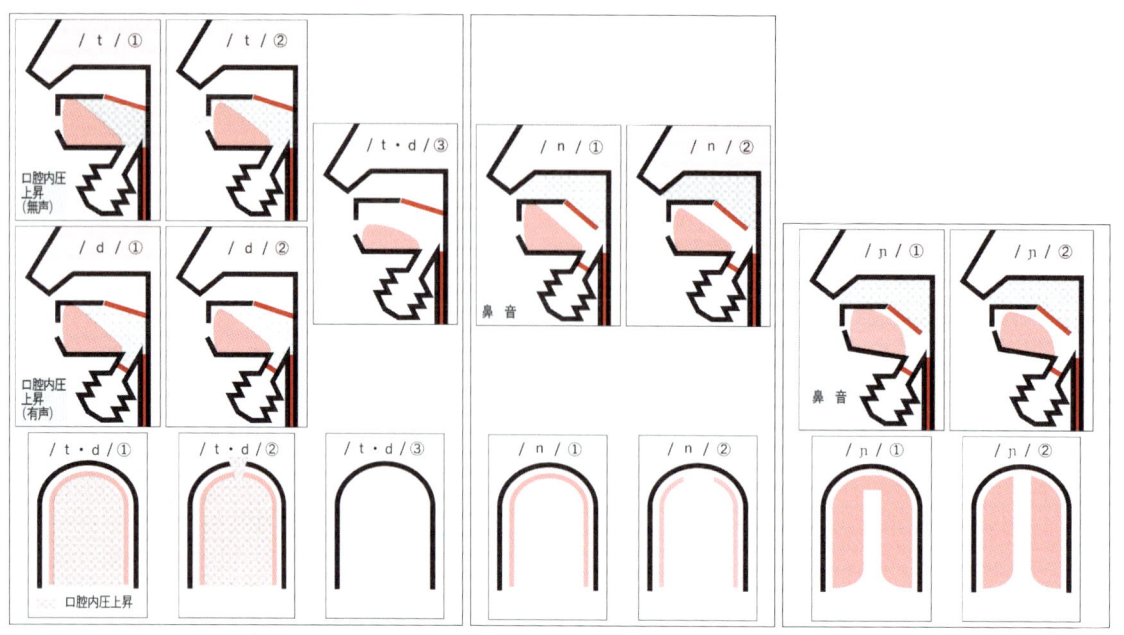

図4-13　舌尖閉鎖音[1]（白坂康俊，2001）

図4-14　舌尖硬口蓋鼻音[1]（白坂康俊，2001）

(10) [n]（図4-13）

舌縁のすべてが硬口蓋の歯茎部分と接触して閉鎖を作るため，顎は上下歯が重なるまで挙上する．閉鎖ができても軟口蓋は挙上させず，発声することで鼻腔に共鳴させると同時に舌尖部分のみを離す．速やかに母音［a, ɯ, e, o］へと移行する．

(11) [ɲ]（図4-14）

［n］と同様かそれ以上の顎の挙上を要求する．［n］と違うのは，舌縁ではなく舌面全体が口蓋と接近し［j］とほぼ同じ接触パターンを作る．鼻咽腔は閉鎖しない．舌尖瞬間的開放は［n］と同じである．母音は［a, ɯ, o, i］が後続する．

(12) [t] [d]（図4-13）

［n］と全く同じように，舌縁のすべてが硬口蓋の歯茎部分と接触して閉鎖を作るため，顎は，上下歯が重なるまで挙上する．軟口蓋は挙上し鼻咽腔閉鎖を保ったまま，呼気を送り口腔内圧を上昇させ，圧が高まったところで，舌尖部から空気を開放し破裂音を産生させる．破裂の瞬間に声帯振動を伴えば［d］，伴わなければ［t］となる．後続母音は［a, e, o］である．

(13) [s] [z]（図4-15）

舌縁が歯茎部分と接触するため，顎は上下歯が重なるまで挙上する．舌縁はすべて接触するのではなく，舌尖部分のみ歯茎から離し狭めを作る．この狭めは，前後，左右，上下に非常に狭い．この狭い隙間を強い圧で呼気が通過すると，摩擦音が生じる．軟口蓋が挙上しなければ，十分な圧が得られない．有声音が［z］，無声音が［s］である．後続母音はいずれも［a, ɯ, e, o］である．

(14) [ʃ] [ʒ]（図4-16）

［s］［z］同様かそれ以上の顎の挙上を要求する．［s］［z］と違うのは，舌縁ではなく舌面全体が口蓋と接近し［j］とほぼ同じ接触パターンを作ることである．これにより舌尖

図4-15　舌尖摩擦音[1]（白坂康俊，2001）

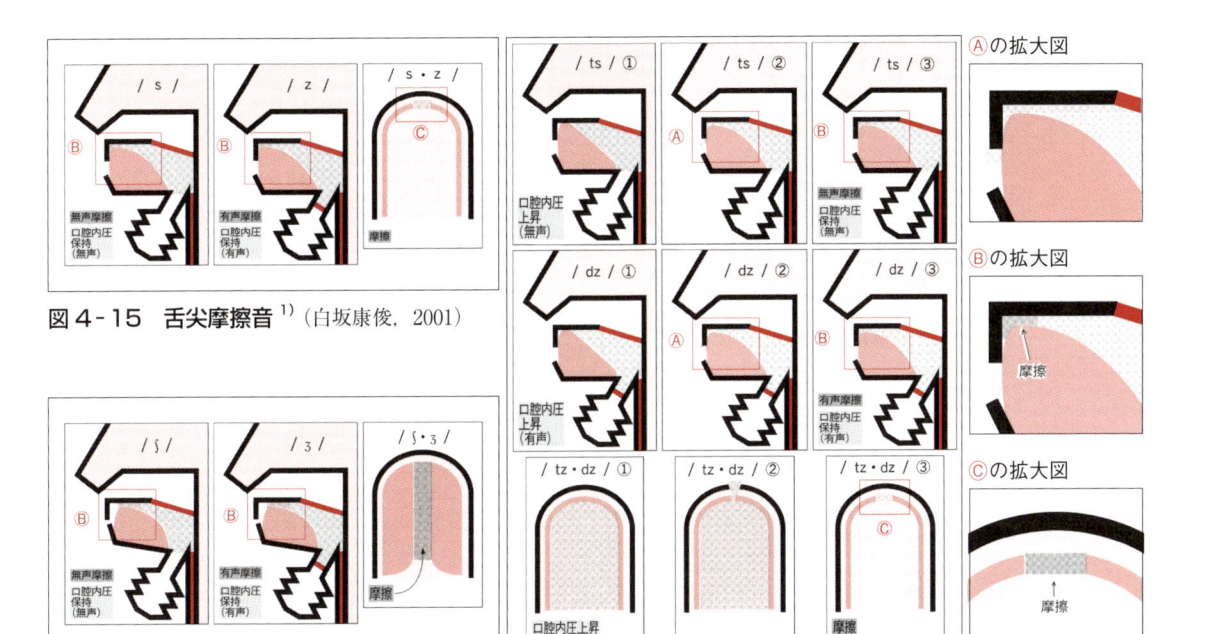

図4-16　舌尖硬口蓋破擦音[1]
（白坂康俊，2001）

図4-17　舌尖破擦音[1]（白坂康俊，2001）

から軟口蓋に至る中央部に，縦長の狭めが実現し，ここに強い呼気を通すことで，摩擦音が産生される．[s][z]同様，軟口蓋が挙上しなければ，十分な圧が得られない．[ʒ]が有声，[ʃ]が無声である．後続母音はいずれも[a, ɯ, o, i]である．

(15) [ts][dz]（図4-17）

　　発声発語器官の位置は，[t][d][n]と同じである．異なるのは，破擦動作に入り，口腔内圧が高まったときに，最初に小さな破裂を行うが，呼気をわずかに開放した瞬間に舌は[s][z]の構えをとることである．そのため残った呼気は，狭めを通過し摩擦音となる．最初の破裂部分で圧を完全に開放し，再度圧を上げて摩擦を行うのではないことに注意する．声帯振動を伴うものが[dz]，伴わないものが[ts]である．鼻咽腔は口腔内圧を必要とするので当然閉鎖する．後続母音は[ts]で[ɯ]，[dz]で[a, ɯ, e, o]である．

(16) [tʃ][dʒ]（図4-18）

　　発声発語器官の位置は，[ʃ][ʒ]と同じである．異なるのは，産生動作開始時は，舌尖部分が接触しており，口腔内圧が高まったときに，[ts][dz]と同じように最初に小さな破裂を行い，呼気をわずかに開放した瞬間に舌が[ʃ][ʒ]の構えになることである．残った呼気が，狭めを通過し摩擦音が産生される．最初の破裂部分で圧を完全に開放し，再度圧を上げて摩擦を行うのではないことも[ts][dz]と同じである．声帯振動を伴うものが[dʒ]，伴わないものが[tʃ]である．鼻咽腔は口腔内圧を必要とするので当然閉鎖する．後続母音はいずれも[a, ɯ, o, i]である．

(17) [r]（図4-19）

　　舌尖が硬口蓋の前半に届くだけの挙上が必要である．舌尖をやや広めに使い，硬口蓋に接触させた後弾くように舌尖部を口蓋から離す．鼻咽腔は閉鎖させて，呼気を口腔内通過させる瞬間に弾きの動作を行う．圧の上昇は求めない．当然鼻腔共鳴は伴わない．弾きの瞬間声帯を振動させる．後続母音はすべての母音[a, i, ɯ, e, o]と[ja, jɯ, jo]で

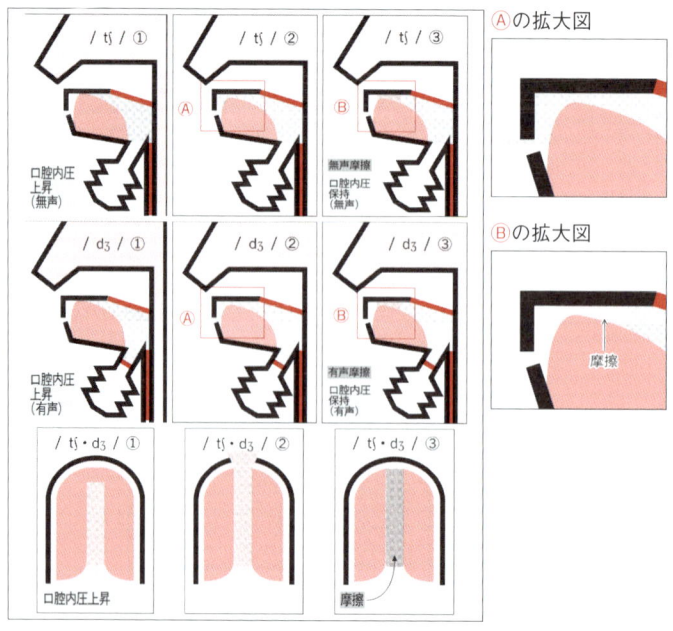

図4-18 舌尖硬口蓋破擦音[1]（白坂康俊, 2001）

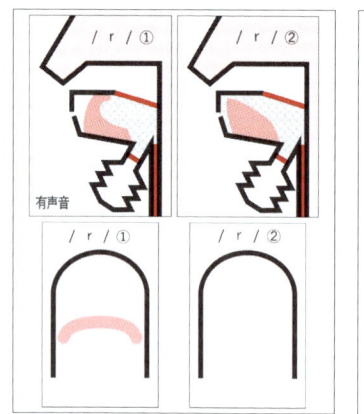

図4-19 弾き音[1]
（白坂康俊, 2001）

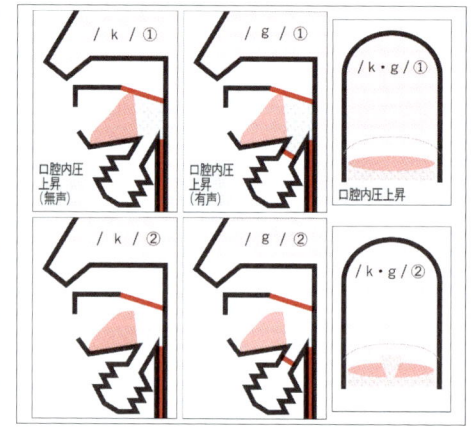

図4-20 奥舌軟口蓋音[1]（白坂康俊, 2001）

ある．

(18) [k] [g]（図4-20）

　舌音の中で，唯一顎の挙上を必須としない．下の前歯の歯茎に接する程度に舌尖を下げ，奥舌を軟口蓋部分と接触させるまで挙上させて，奥舌軟口蓋閉鎖を作る．鼻咽腔閉鎖し，口腔内圧を上昇させたうえで，奥舌を軟口蓋から瞬間的に離し，圧を開放させて産生する破裂音である．顎を挙上させなくても奥舌の閉鎖は可能であるが，後続の母音とのわたりをなめらかにするには，舌はその母音の構えをとって奥舌のみ挙上閉鎖し，破裂後そのまま母音を産生するので，顎の構えは後続母音の構えに依存する．破裂の瞬間声帯振動を伴えば [g]，伴わなければ [k] となる．後続母音は，すべての母音 [a, i, ɯ, e, o] と [ja, jɯ, jo] である．

2 音声学的記述

(1) 目的

対象児の発話を音声記号を用いて記述する．異常が生じている音の同定と，異常の状態を判断することが目的である．すでに述べたように，音の異常は正常な構音運動からの逸脱によって生じる．聴覚的にその逸脱を把握し記録する．一定の訓練アプローチの後再評価したり，経過観察後の自然獲得を評価したりするので，客観性と再現性が求められる．すなわち，同じ音なら誰が記述しても大きなばらつきがなく，何回記述しても同じように記述されるということである．

(2) 検査の前提

この検査における記述は，実際に発せられた音をできるだけ発せられた通りに記述するので，音声学的記述法を用いる．基本的には，国際音声学会による国際音声字母と呼ばれる記号と記述法が使われる．この記号による記述法では，1つの記号は1つの音の出し方，言い換えると1つの音色に完全に対応している．記述は［　］で挟んで提示するが，これは現実に出された音を出された通りに記述していることを示す．

記述にあたって音声記号ではなく，平仮名，カタカナ，あるいはヘボン式などのローマ字表記法を用いることは避けた方がよい．なぜならこれらの表記法は，物理的な音の特徴や出し方とは完全には対応していないからである．

平仮名やカタカナが示す音は，確かに日本語の拍という単位を表すので，正常な日本語を表記することはできるが，たとえば「か」が［k］と［a］の物理的な2つの音をもつことを示していない．「か」を「た」に置き換えるというように，拍の単位で誤った場合は記述できるが，［k］が歪んでいるが［a］は，正常という場合は記述できない．

一方「さ」と「し」をローマ字で［sa］［si］と表記すれば，2つの単位であることを示すことはできるが，音声記号表記の［sa］［ʃi］のように，音の作り方を区別することはできない．正しい音の出し方が異なる音については同じ記号をあてない方が，臨床的にはやはり便利である．言語聴覚士は，この音声学的記述を行うために，音声記号とそれが示す音，その音を正しく産生するときの発声発語器官の動きとの3者の関係をきちんと学ばなければならないので，習得した音声記号を用いるのは苦にしないはずである．デメリットがあるとすると，音声記号を知らない人がみたときに意味がわからないという点である．ローマ字表記を転用すれば，少なくともどの音が誤っているのかについては一般の人に理解してもらいやすくなるが，どのようにという点を理解してもらえないのは同じなので，音声記号による正確さを犠牲にして，ローマ字表記を用いる意味は，ほとんどないと思われる．

言語聴覚士が誤りを記述するには，さらに，誤った音とそれを記述する記号，その誤った音を産生しているときの発声発語器官の動きの異常（正常からの逸脱）との関係もきちんと把握していなければならない．

本書ではこの検査のバッテリーとして，日本では小児の構音障害（主に機能性構音障害と口蓋裂による言語障害）に最も広く用いられており，入手も簡単な日本聴能言語士協会・日本音声言語医学会の「構音検査（試案2）」（以下「試案2」）（図4-21～4-24）を中心に述べる．また，評価および訓練プログラムの立案については，筆者が提唱した「評価表」による方法を解説する．

構 音 検 査（試案）

氏　名： 実　施：　　年　　月　　日 生年月日：　　年　　月　　日 年　齢：　　才　　月 検 査 者：	1．会話の観察：

2．単語検査：

1 paNda	2 poketto	3 basɯ	4 bɯdo:	5 mame	6 meŋane	7 mikaN	8 taiko
9 toke:	10 tercbi	11 deNwa	12 naiterɯ	13 neko	14 ɲiNŋjo:	15 kaɲi	16 koppɯ
17 ke:ki	18 kɯtʃi	19 kiriN	20 gamɯ	21 gohaN	22 gjɯ:ɲɯ:	23 sakana	24 sora
25 semi	26 sɯika	27 tsɯmiki	28 dzo:	29 dzɯboN	30 ʃiNbɯN	31 tʃo:tʃo	32 tʃi:sai
33 dʒaNkeN	34 dʒɯ:sɯ	35 dʒiteNʃa	36 Φɯ:seN	37 çitotsɯ	38 happa	39 hasami	40 rappa
41 robotto	42 re:dzo:ko	43 riNŋo	44 jakjɯ:	45 jo:Φɯkɯ	46 aʃi	47 açirɯ	48 eNpitsɯ
49 ɯsaŋi	50 inɯ						

日本聴能言語士協会・日本音声言語医学会　　　　シート 1

図 4-21　単語検査＜シート 1＞[6]（日本聴能言語士協会ほか，1981）

単語検査（まとめ）　　氏名　　　　（　：　）　実施　　年　　月　　日

破裂音（無声）						
唇	pa	po	pe	pɯ	pi	
	1	2				
	38			16	48	
	40					
舌尖歯茎	ta	to	te			
	8	9	10			
		2	12			
		37				
		41				
奥舌軟口蓋	ka	ko	ke	kɯ	ki	kjɯ
	15	16	17	18	19	
	7	8	2	45	17	44
	23	13	9		27	
	26	42	33			

破裂音（有声）							
唇	ba	bo	be	bɯ	bi		
	3			4			
		29		30	10		
		41					
舌尖歯茎	da	do	de				
			11				
	1	4					
奥舌軟口蓋	ga	go	ge	gɯ	gi	gjo	gjɯ
	20	21					22
	(6)	(43)			(49)	(14)	

鼻音							
唇	ma	mo	me	mɯ	mi		
	5		6		7		
			5	20	25	39	
					27		
舌尖歯茎	na	no	ne	nɯ	ɲi		ɲɯ
	12		13		14		
	23		6	50	15		22
奥舌軟口蓋	ŋa	ŋo	ŋe	ŋɯ	ŋi	ŋjo	ŋjɯ
	6	43			49	14	

摩擦音（無声）					
舌歯尖	sa	so	se	sɯ	
	23	24	25	26	
	39		36	3	
	49			34	
前舌面硬口蓋(前)	ʃa	ʃo		ʃɯ	ʃi
					30
	35				46
唇				Φɯ	
				36	
				45	
中舌面硬口蓋	ça	ço		çɯ	çi
					37
					47
声門	ha	ho	he		
	38.39				
	21				

破擦音（無声）					
舌歯尖				tsɯ	
				27	
				37	
				48	
前舌面硬口蓋(前)	tʃa	tʃo		tʃɯ	tʃi
		31			32
		31			18

破擦音（有声）					
舌歯尖	dza	dzo	dze	dzɯ	
		28		29	
		42			
前舌面硬口蓋(前)	dʒa	dʒo		dʒɯ	dʒi
	33			34	35

弾音					
舌尖（歯茎・硬口蓋）	ra	ro	re	rɯ	ri
	40	41	42		43
	24		10	47	19

母音					
	a	o	e	ɯ	i
	46.47		48	49	50
					8 26
					12

半母音				
中舌面硬口蓋	ja	jo		jɯ
	44	45		
唇	wa			
	11			

（誤り音の共通特性と誤り反応の共通特性に基くまとめ）　　シート 2

図 4-22　単語検査（まとめ）＜シート 2＞[6]（日本聴能言語士協会ほか，1981）

記述は国際音声字母に準拠すると述べたが，日本語への適応については，音声学者によって若干の異論がある．言語聴覚士によって記述法に多少違いがあるのはそういう事情を反映している．本書は「試案 2」の表記法に基づいている（図 4-23）．なお「試案 2」は，改訂され「構音検査」として市販されているが基本の考え方は変わらないので，本書では「試案 2」を中心に説明する．

発話を記述するのであるから，この課題は基本的に表出課題である．ところが子どもの

図4-23 音節検査＜シート3＞[6]（日本聴能言語士協会ほか，1981より一部改変）
※「試案2」では平仮名は記載されていない．音声記号と日本語音の対照のために筆者が加えたものである．

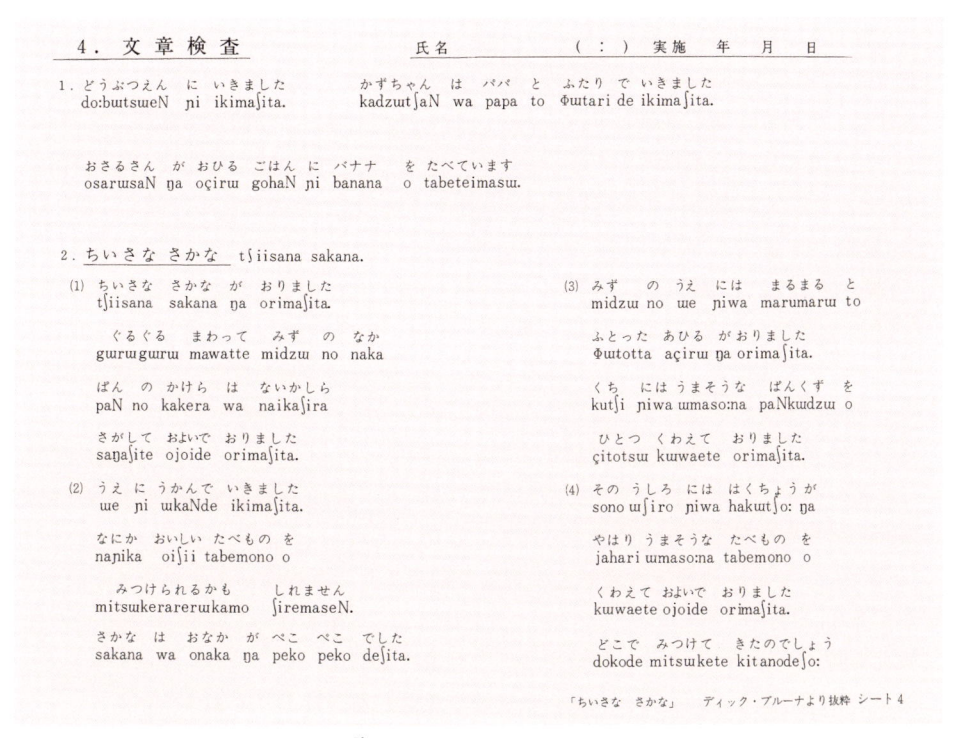

図4-24 文章検査＜シート4＞[6]（日本聴能言語士協会ほか，1981）

中には，健常であってかつ比較的よくラポート形成ができたと思う子どもでも，いきなりの表出課題には尻込みする子どもが少なくない．時間的にも制約がある中で構音障害が主訴である以上，発話の記述を優先したいが，なかなか表出が得られない場合を経験する．
　こういう場合，絵カードを呼称させる導入として，絵を数枚提示して検査者がいったも

のをポインティングさせる課題，すなわち語彙の理解をみるための課題を実施してみる．表出を嫌がっても，こちらがいったものを指差すのを嫌がる子どもは健常児では少ない．この課題を実施しているうちに，指で示しながら無意識のうちに自分でも呼称を始めるのが普通である．いったん呼称を始めると表出への抵抗感がなくなり，呼称用の絵カードをとり出しても，課題に応じてくれる．ポインティング課題は，言語力をみるための課題でもあるので無駄にはならないし，もしも課題が全く必要のない子どもであれば，あくまで導入に用いて無意識に呼称を始めた段階で速やかに呼称課題に移る．

（3）課題

　　課題は，1拍，単語，文の3つのレベルで課題リストを準備するが，通常単語，拍，文の順序で実施する．「試案2」では，単語検査＜シート1＞，単語検査（まとめ）＜シート2＞，音節検査＜シート3＞，文章検査＜シート4＞がこれに該当する（図4-21～4-24）．

　　「試案2」を用いない場合でも，この3つのレベルで評価する．この場合，各レベルの課題について，あらかじめ正しく構音されたものを音声記号表記した記録用紙を準備しておく．

　　すでに述べたようにこの検査は，訓練方針の策定のみならず一定の訓練的アプローチ後の再評価などにも用いるので，客観性と再現性が要求される．そのため発話のサンプルは同じであることが望ましく，あらかじめ一定の課題リストを準備する方がよい．

　　経験のある臨床家は正確に対象音と対象音の状況を把握しているので，2回目以降の検査でも，フリートークの中で必要な評価をしたり自在に必要なリストをとり出したりして，客観的で再現性のある評価は可能である．しかし，記録および記録の整理がしやすいことや，何よりも家族に説明するときに決まった課題で行って記録を示しながら説明することで，わかりやすく安心させられるという効果があるので，課題は決めておくことを勧める．

1. 単語

　　「試案2」の，単語検査＜シート1＞を用いるか，同様の有意味語リストを準備する．

　　実際の発話に近いのは文レベルであるが，文レベルの発話は検査者側の聴覚的把持力の限界を超えてしまい，的確な記述がむずかしい．発話は復唱ではなく，できるだけ自発による発話が望ましい．しかし自発による文レベルの発話（状況絵の説明など）では，繰り返し評価するときに全く同じ発話サンプルを得るのはむずかしい．一方，事物の呼称である単語レベルでは再現性のある発話が得られやすく，聴覚的にも全体を把持して記述できる．そのため単語レベルの検査から開始する．

　　「試案2」では，機能性構音障害の対象年齢である3歳程度から表出できる語彙を選択してあり，絵も子どもにわかりやすい．長さは2から5拍程度の有意味語で50語からなる．複数の回答が想起されやすい絵はできるだけ避けてある．それでも，絵を提示したとき発話が全く得られなかったり，目的とは異なる発話がなされたりすることがある．その場合は，ヒントなどを用いて目的の語を発話させる．どうしてもむずかしい場合は復唱とする．

　　「試案2」の単語リストの語には，日本語のすべての子音とすべての母音が出現する．ただし限られた語彙数なので，日本語のすべての拍の単位（子音＋母音の組み合わせ）が含まれているわけではない．すべての子音は語頭と語中それぞれの位置に出現していて，位置的な条件を確認できるようになっている．

　　「試案2」などの既成のリストを用いず自分でリストを作成する場合，こうした単語の

長さ，全体の語数，対象年齢や音の構成などの点にも配慮をすることが大切である．
　記述は，「試案2」の場合も自分で作成したリストの場合も，課題語が正常に発話された場合の音声記号をあらかじめ記載した記録用紙を用いると簡単である．記録用紙に，誤りを認めた単語のうちの誤った音に対してのみどのように誤ったかを記載する．正しい音は○で囲む．
　自家製のリストで記録用紙を作成していない場合は，発話された課題語すべてを音声記号と補助記号を用いて記述するか，誤りがあった語のみ記述する．誤りがあった語だけ記述した場合，後で他の語に記述漏れがないかという不安が残る．具体的な記述法は記述の方法の項目で詳しく述べる．
　検査ですべての単語を発話し終えると，1つの音（拍）が複数回出現するので，条件によって誤り方などに変化がないかを比較する．検査者が慣れていれば，一つひとつの単語を記述していくうちに音ごとに結果を整理していくことができる．しかし慣れない検査者の場合，また記録として整理して家族らに説明するためには，単語検査の結果を音ごとにまとめて記述する．「試案2」では，単語検査＜シート1＞から単語検査（まとめ）＜シート2＞への転記である．
　＜シート2＞では，調音点と調音方法ごとに同じ音を集めてある．左上は口唇破裂音のp＋母音である．番号は＜シート1＞の単語の番号で，1は〔panda〕の［pa］，2は〔poketto〕の［po］を示している．その番号の位置に＜シート1＞の記述を転記する．ちなみに点線から上が語頭を，下が語中であることを示している．すなわち38は〔happa〕の［pa］，40は〔rappa〕の［pa］である．＜シート1＞を転記すれば［p］の記述はすべてこの枠の中に集められ，後続母音により差があるか，語頭・語中で変化があるかなどを把握できる．

2．拍（音節）

　拍レベルの発話は，発話の実際的・全体的状況を把握するのには適さないが，単語レベルで抽出した問題点や特徴を詳細に確認するには都合がいい．産生時間が短いので聴覚的な把持も十分な範囲なので，比較的微妙な音の歪みも聞きとって記述しやすい．連続した動きではないので，構音動作が視覚的にもより観察しやすい．
　拍の単位，すなわち1母音または子音に母音がついたものを評価する．「試案2」では，音節復唱検査と呼ばれているものだが，音節は長母音なども含むので，本書では拍レベルの検査とする．
　拍レベルでは産生可能だが，単語レベルで誤る場合も誤りが浮動的であると評価されることになり，今後の自力獲得の可能性についての情報をもたらす．
　課題は復唱で行う．通常は単語検査で誤りを認めた音のみ実施する．ただし側音化構音などで，拡張した系列で確認する必要を認めれば実施する．必ずしも誤り音を確認するという場合だけではない．例えば後続母音が［i］で側音化構音の傾向があるが，単語検査では口唇音に側音化構音を認めなかったという場合，拍レベルで口唇音に側音化構音が「ない」ことを確認するのは意味がある．
　「試案2」の＜シート2＞あるいは，自作の検査用紙の該当する場所に記入する．自作の検査の場合も，あらかじめ日本語の拍をすべて記載した用紙を準備することが合理的であるのは単語検査と同様である．

3．文（文章）

基本的な誤りについて把握した後で文レベルにおいても同様の特徴を示しているか確認するために，文の課題を実施する．これは「試案2」の文章検査＜シート4＞に相当する．他に，国際音声学会の国際音声字母解説書に使用された「北風と太陽」が用いられることがある．自作の課題を選択したり作成したりしてもよいが，単語と同様，3歳代の幼児がある程度以上理解できる話でなければならない．主に大人に用いる運動障害性構音障害の検査法の文章課題は，幼少児には用いない．ただしごくまれに経験する大人の機能性構音障害では，こうした課題を用いる場合がある．

複数の単語からなる文，あるいは文の集合としての文章を発話してもらい発話全体の印象や，単語以下の発話量ではむずかしい部分を評価する．ただし，筆者の経験では機能性構音障害の臨床では，この検査を検査課題として実施しなければならない場面は少ない．

1つは，フリートークにおける印象の方がサンプルを幅広くとることができ，しかも自発的な場面だからである．再現性にしても，そもそも単語と拍のレベルほどには厳密に要求されない．

どうしても課題文を決めたいときにはその子どもごとに決めて，検査を実施し記録しておく．機能性構音障害の臨床では，目標音ごとにその音を含む文レベルの訓練課題をたくさん準備している．その中からいくつか選択する方が合理的な場合が多い．

（3）課題提示方法

1．自発

自発とは，本来発話者が自ら想起した内容を自分の言語力を用いて，具体的な記号として実現することである．その意味では，日常の自然なコミュニケーションでの自発的な発話だけを示すべきで，検査を目的に誘導された発話は本来含めるべきではないかもしれない．しかし，後述の復唱や音読による方法とでは明らかに実施条件が異なり，実際に反応も同じでないことがある．そこで用語の適切さは少しおいて，復唱や音読のように目的（課題）の音を提示することなしに，語を想起させ発話させる検査課題（状況）を自発と呼ぶことにしている．

以上のように，自発と復唱音読の条件の違いが大きいという理由で，臨床家はフリートークにおける自発話を評価の対象として尊重する習慣がある．といっても検査課題を統制したいときには，検査者が提示した絵カードに描かれた事物の名前をいってもらったり（呼称），絵で示された状況を説明してもらったりする（説明）方法や，検査者の質問に答えてもらう（質疑応答）方法を用いる．

ただし自発では，得られるサンプルにばらつきが大きい．特に説明や質問に答える方法では，検査者が期待する通りの発話サンプルが得られるとは限らない．

方法の問題と同時に，文や文章というように発話の長さや複雑さが増すほど，ばらつきが多くなる．逆に拍レベルでは，か「蚊」やひ「火」など1拍の有意味語以外自発課題は不可能である．

結局，単語レベルでは自発を，文以上および拍レベルでは復唱や音読で行うことが多い．

2．復唱

検査者が発話した拍や語，文，文章を聞いて，対象児が同じ拍や語，文，文章を発話する．検査者は準備した課題リストを読んでもかまわないし，あらかじめテープに録音した課題を再生してもかまわない．文レベル以上では，1回の提示量があまり長くなると子ど

もには覚えきれない．一方，短すぎると単語レベルとあまり変わらなくなる．なお，一定以上の年齢で，提示された課題に関して記銘できる長さが短い場合，知的発達遅滞などの可能性があるので注意する．

復唱で行った場合も，まずはどの音をどのように誤るのかを判断し記述する．

ただし自発による検査の結果が出ている場合は，同じ音に関して結果が同じかどうか確認する．音声が提示された場合に発話がよくなるというように，音声を提示した影響が発話に出ることを，被刺激性があるという．ということは，復唱法のみでしか発話サンプルがとれていない場合，自発すなわち自然のコミュニケーションでは結果が異なる可能性もあることになる．いずれにしても復唱課題の結果は，ときに自発課題とは異なる発話になることを理解しておく．

3．音読

復唱同様，拍，単語，文，文章レベルのいずれでも行う．ただし，書いたものを提示して，音読してもらう課題なので，子どもを主な対象とする機能性構音障害の臨床では課題が限定される．使用できても仮名のレベルが多い．小学生以上で，漢字または漢字仮名混じり文を用いることもあるが，低学年向けの漢字に限って用いた方が無難である．提示用の文字カードなどは，仮名のみ，漢字混じり，漢字混じりでふり仮名付きなど数種を準備し，年齢あるいは言語力に合わせて使用する必要がある．

復唱法と同様，基本的には検査者が期待する発話が得られるが，音読でも被刺激性はあり得るので注意する．

（4）記述の方法

上記の方法で得られた対象児の発話を音声記号で記述する．同じ発話なら誰が行っても，また何度記述しても記述は同じになること，すなわち記述の客観性・再現性が要求されていることはすでに指摘した．しかし記述自体は聴覚印象による主観的な判断なので，客観性・再現性は検査者に依存してしまう．したがって言語聴覚士は，より的確に記述できるよう聞きとりと判断の能力を訓練しておく必要がある．

そのための前提として，音声記号とそれが示す音，その音を正しく産生するときの発声発語器官の動きとの3者の関係をきちんと把握していなければならないこと，さらに誤った音とそれを記述する記号，その誤った音を産生しているときの発声発語器官の動きの異常（正常からの逸脱）との関係をも言語聴覚士はきちんと把握していなければならないことはすでに述べた．

実際音の異常に関連していえば，国際音声字母は本来，世界中の言語を記述するための記号である．あくまで正常な構音を記述するためのものであって，音の異常や音の誤りを記述することは想定していない．一方，構音検査は対象児の音の異常，つまり正しい音からの逸脱を記述することであって，国際音声字母で用意された補助記号では十分に記述できない．誤り方の記述については，そのための視点とそのための補助記号を工夫する必要がある．

以下に，「試案2」を例に，音の異常の音声学的記述法について解説する．

1．誤り音と誤り方

誤り音とその誤り方の記述法は**表4-8**に示した．

2．誤りの条件

誤り音やその起こり方が，一定の条件によって変化すればそれを記述する．臨床上，経

表 4-8 誤り音と誤り方の記述法

目的音があらかじめ音声記号で記載された記録用紙に記入する

1　正しく構音された語，音は○で囲む
2　復唱で得られた反応には，（　　）を付ける
3　省略された音は，／で消す
4　置換された音は，下線を引き，産生された音を音声表記する
5　歪みは，その音に△を付け，産生された音の近似音（歪み音なので，直接音声表記できる記号は存在しないため近似音となる）を音声表記し，構音動作の特徴を記述する
6　付加された音は，音声表記で挿入する
7　鼻音化した音は，上に〜を付ける

験するのは，まず誤り音の語における位置（語頭および語中）による変化である．語頭は音の構えを準備してから開始できる音である．一方，語中は前の音に続いて，準備する間もなく構音を開始しなければならない．その分，未成熟な音ではむずかしいのが普通である．したがって，語頭ではできるが，語中では誤るあるいはできないという場合がある．その逆はめったにないが，語頭と語中では誤り方が違うという場合は経験する．

前後の母音あるいは子音の影響でも変化する．なかでは，特定の後続母音のときにのみ側音化するという場合が多い．その他，舌尖子音が前か後ろに来ると影響するというように，特定の母音・子音ではなく，調音点や調音方法に共通性のある子音のグループに影響されるという場合もまれにある．また，語の長さが長くなるとむずかしいとか，同じ音が並ぶとむずかしいというように，語の長さや音の並び方が影響することもある．

3. 誤りの一貫性

機能性構音障害では，誤りの一貫性の記述はときに重要な意味がある．まず，誤りの起こり方と誤り方の2つを区別する．誤りの起こり方に一貫性があるというのは，対象児が当該音を産生するときは必ず誤ることを示している．誤り方の一貫性とは，もしも誤りが起こったときにはその誤り方はいつも同じであるかどうかということを示している．この起こり方の一貫性と誤り方の一貫性は，関連はあるが一応独立した事象なので，実際には次の4通りの組み合わせが生じる．

A）起こり方も一貫して，誤り方も一貫している
　　例：kを必ず誤る．誤り方は常にtへの誤りである．
B）起こり方は一貫して，誤り方は一貫していない
　　例：kを必ず誤る．tへ誤るときと，省略されるときがある．
C）起こり方は一貫していないが，誤り方は一貫している
　　例：kを誤るときもあるが，正しくできるときもある．誤るときは常にtへの誤りである．
D）起こり方も一貫していないし，誤り方も一貫していない
　　例：kを誤るときもあるが，正しくできるときもある．また，誤るときはtへ誤るときと，省略されるときがある．

これらは誤りの定着度をみる指標になる．通常は起こり方に一貫性がない，すなわちC，Dのように，正しくできることがある方が自力獲得の可能性が高く，訓練をする場合も正しくできることが誘導のきっかけとなるので，早く効果があがる可能性が高い．誤り方の

一貫性については，その内容によって判断が分かれる．ばらついた誤り方の中に，自力獲得のきっかけや訓練時の手がかりになりやすい誤り方が含まれているかが1つの視点である．もう1つは，ばらつきが時間的に変化を示しているかという点である．変化は，自力獲得あるいは改善の方向へ向けて起こっていることが好ましいのはいうまでもない．

4. 被刺激性

聴覚的な刺激や，視覚的な刺激によって，発話に何らかの変化（改善）がみられるような場合に被刺激性があるという．刺激によって変化する内容にもよるが，その刺激によって正常な音が出るならばそのまま訓練開始の糸口になる．そもそも自力での獲得の可能性が高いので，しばらく経過をみるだけでよい可能性が高くなる．

5. 誤りの自覚

誤りが自覚されているか，また誤りの自覚がある場合，自己修正の努力がみられるかも観察する．

6. 発声発語器官の状態

まれに発話時の発声発語器官あるいは体全体（ときに両方とも）の緊張が高い子どもがいる．明らかな運動障害は認めないにもかかわらず，発声発語器官の巧緻性にやや問題がある特異な機能性構音障害でみられることがある．特に側音化構音のときに起こりやすい口唇や頬部の緊張に注意する．こうした緊張の抑制は訓練プログラムに組み込まないと，改善がむずかしいことが多い．

7. その他

例えば吃音様の症状など構音以外で気付いたことは記述し，必要なら精査をしたり，専門家の受診を勧めたりする．構音の異常を自覚している子どもや訓練中の子どもで，そのことがきっかけかどうか不明ながら，発吃する子どもがないわけではない．

3　構音（類似）運動検査

(1) 目　的

構音（類似）運動検査の主な目的は，構音動作あるいはそれに類似する動作の検査課題を実施して，音の異常の発現機序を明らかにすることである．検査課題は，基本的に訓練アプローチに用いるものであり，検査の結果は，訓練プログラムの策定，すなわち訓練適応の判断，訓練開始のレベルの決定，方法の選択，訓練の頻度の決定，予後の推測などに最も関係する．また，個々の課題の説明で述べるが，軽度の運動障害や特異な機能性構音障害の鑑別の指標にもなり，その場合の訓練プログラム立案の策定にも直結するので，そうした視点を常に保つことが重要である．以下の「(3) 検査課題と検査方法」の項で，「運動の巧緻性低下」としているのは，こうした兆候があることを示している．いずれにしても，中等度から重度の運動障害（脳性麻痺など）では，こうした課題の多くは実施困難で，まずは，粗大運動レベルの評価に基づいて，粗大運動レベルの機能回復（獲得）を図る．

(2) 検査の内容

検査の具体的な内容は，訓練プログラム立案のための評価表（図4-5，1節68頁参照）1の各要素を評価することである（→「1節　5　機能訓練プログラム立案」64頁参照）．課題は，音ごとに設定されたものを実施する．同じ構音動作の要素でも，音によって若干課題やその評価基準が異なる場合があるからである．しかし，逆にいえば，その違いは小さなもので，基本的視点は共通である．本章では，一課題ごとに説明を加えており，一見煩

雑にみえるが，基本的視点を把握しておけば，実施は難しくない．

音声学的記述で誤りがあった音について実施するが，十分な情報が得られなかったり，結果に矛盾があったりしたら，周辺的な音，すなわち共通の要素を有する他の音についても評価を行う．結果は，その課題ができれば＋（プラス）で，できなければ−（マイナス）で記述する．

（3）検査課題と検査方法

表4-9に構音運動検査の課題を示した．音ごとに説明する．各音について評価表1（図4-5，1節68頁参照）の要素に関連する構音動作を評価している．それぞれの動作は，第5章の訓練方法に直結している（→「第5章 機能訓練」参照）．

表4-9 構音運動検査
※1．音声学的記述で問題があった音について実施する
※2．ギリシャ数字は，評価表1の評価音（縦軸）に対応している
※3．ローマ数字は，評価表1の要素（横軸）に対応している．ただし，構音運動検査の適応外の要素は掲載していない
＊については，表末で説明している

Ⅰ 母音［a, o］	＊1		
2）舌の構え	＊2	適応外	
		①舌を平らに出しながら，母音特に［iː］を産出する	□
3）口唇の丸め	＊3	①口唇を丸める	＊4 □
		②鏡をみて，口唇を丸める	＊5 □
15）発声	＊6	①口を開いたまま声が出る	□
Ⅱ 母音［i, e, ɯ］	＊1		
1）顎挙上	＊7	①歯を噛み合わせる	＊8 □
		②鏡を見て，歯を噛み合わせる	＊9 □
		③舌圧子を噛む	＊10 □
		④顎を「噛んで，次に開く」を繰り返す	＊11 □
2）舌の構え	＊2	適応外	
		①舌を平らに出しながら，母音特に［iː］を産出する	□
15）発声	＊6	①舌圧子を噛んだまま声が出る	＊12 □

＊1～12

Ⅲ 半母音［j］	＊13		
1）顎挙上		①歯を噛み合わせる	□
		②鏡を見て，歯を噛み合わせる	□
		③舌圧子を噛む	□
2）舌の構え		①母音［i］をいう	□
15）発声			
16）母音とのわたり		①［a］をいう	
		②［i］と［a］をゆっくり続けていう	□
		③［i］と［a］を早く続けていう	□
		④［i］［a］［i］［a］［i］［a］をできるだけ早く繰り返す	□
		⑤［ja］と音声刺激を与え復唱させる	□

＊13

104　第4章　検査・評価

Ⅳ　中舌硬口蓋摩擦音［ç］	＊14		
1）顎挙上	＊15	①歯を嚙み合わせる	☐
		②鏡を見て，歯を嚙み合わせる	☐
		③舌圧子を嚙む	☐
7）舌尖硬口蓋狭め		①歯を嚙み合わせる	☐
		②鏡を見て，歯を嚙み合わせる	☐
		③舌圧子を嚙む	☐
9）口腔への呼気操作	＊16	①［i̥（無声母音）］をいう	☐
		②［i̥］の構えで息を手のひらに吹きかける	☐
		③②の動作で摩擦成分が聞きとれる	☐
16）母音とのわたり		①［ci̥（無声母音）］をいう	☐
		②［ci̥］と［i］をゆっくり続けていう	☐
		③［ci̥］と［i］を早く続けていう	☐

＊14〜16

Ⅴ　声門音摩擦音［h］		
1）顎挙上	①歯を嚙み合わせる	☐
	②鏡を見て，歯を嚙み合わせる	☐
	③舌圧子を嚙む	☐
9）口腔への呼気操作	①［ḁ（無声母音）］をいう	☐
	②［ḁ］の構えで息を手のひらに吹きかける	☐
	③②の動作で摩擦成分が聞きとれる	☐
16）母音とのわたり	①［hḁ（無声母音）］をいう	☐
	②［hḁ］と［a］をゆっくり続けていう	☐
	③［hḁ］と［a］を早く続けていう	☐

Ⅵ　半母音［w］		
1）顎挙上	①歯を嚙み合わせる	☐
	②鏡を見て，歯を嚙み合わせる	☐
	③舌圧子を嚙む	☐
3）口唇の丸め	①口唇を丸める	☐
	②鏡を見て，口唇を丸める	☐
15）発声	①口唇を丸めたまま声を出す	☐
16）母音とのわたり	①［w］を言う	☐
	②［w］と［a］をゆっくり続けていう	☐
	③［w］と［a］を早く続けていう	☐

Ⅶ　口唇音［ɸ］		
1）顎挙上	①歯を嚙み合わせる	☐
	②鏡を見て，歯を嚙み合わせる	☐
	③舌圧子を嚙む	☐
3）口唇の丸め	①口唇を丸める	☐
	②鏡を見て，口唇を丸める	☐
9）口腔への呼気操作	①口唇を丸めたまま息を手のひらに吹きかける	☐
	②①の動作で摩擦成分［ɸ］が聞きとれる	☐
16）母音とのわたり	①［ɸ：（無声母音）］をいう	☐
	②［ɸ：］と［ɯ］をゆっくり続けていう	☐
	③［ɸ：］と［ɯ］を早く続けていう	☐

Ⅷ 口唇鼻音［m］		
1）顎挙上	①歯を噛み合わせる	☐
	②鏡を見て，歯を噛み合わせる	☐
	③舌圧子を噛む	☐
4）口唇閉鎖	①口頭指示で，口唇を閉じる	☐
	②鏡を見て，口唇を閉じる	☐
	③舌圧子を口唇ではさむ	☐
11）瞬間的開放	①まず口唇を閉じ，声を出しながら口唇を開く	☐
	②まず舌圧子を口唇ではさみ，声を出しながら口唇を開く	☐
	③①または②で，すばやく口唇を開き［m］の音を実現する	☐
15）発声	①口唇を閉じたまま声を出す	☐
	②舌圧子を口唇ではさんだまま声を出す	☐
16）母音とのわたり	①まず口唇を閉じ，声を出しながらすばやく口唇を開き［m］の音を実現し，そのまま母音［a］を続ける	☐

Ⅸ 口唇破裂音［p，b］		
1）顎挙上		①歯を噛み合わせる	☐
		②鏡を見て，歯を噛み合わせる	☐
		③舌圧子を噛む	☐
4）口唇閉鎖		①口頭指示で，口唇を閉じる	☐
		②鏡を見て，口唇を閉じる	☐
		③舌圧子を口唇ではさむ	☐
10）口腔内圧上昇	＊17	①口唇を閉じたまま，頬をふくらませる	☐
11）瞬間的開放（破裂）	＊18	①口唇を閉じ，［p］と手のひらに息を吹きかける	☐
		②口唇を閉じたまま，頬をふくらませ，［p］と手のひらに息を吹きかける	☐
		③口唇を閉じたまま，頬をふくらませ，検査者が指で頬を瞬間的に押して破裂させる	☐
16）母音とのわたり		①口唇を閉じ，［p］と手のひらに息を吹きかけ破裂が実現したら［a］を続ける	☐
		②頬をふくらませて破裂を実現し，［a］を続ける	☐
17）有声・無声の対立		①口唇を閉じ，［b］と手のひらに息を吹きかける	☐
		②口唇を閉じたまま，頬をふくらませ，［b］と手のひらに息を吹きかける	☐
		③［ba］が可能なら，ささやき声でいう	☐

＊17〜18

Ⅹ 舌尖歯（茎）鼻音［n］		
1）顎挙上	＊19	①歯を噛み合わせる	☐
		②鏡を見て，歯を噛み合わせる	☐
		③舌圧子を噛む	☐
5）舌縁硬口蓋閉鎖	＊20	①舌縁全体を上歯に接触させる	☐
11）瞬間的開放		①舌縁全体を上歯に接触させたまま発声しその後舌を上歯からすばやく離す	☐
15）発声		①舌縁全体を上歯に接触させたまま発声する	☐
16）母音とのわたり		①舌縁全体を上歯に接触させたまま発声しその後舌を上歯からすばやく離し，そのまま［a］を発音する	☐

＊19〜20

XI 舌尖歯（茎）破裂音［t, d］

1）顎挙上	①歯を噛み合わせる	☐
	②鏡を見て，歯を噛み合わせる	☐
	③舌圧子を噛む	☐
5）舌縁硬口蓋閉鎖	①舌縁全体を上歯に接触させる	☐
10）口腔内圧上昇 ┐ *21	①舌縁全体を上歯に接触させた状態から［t］と手のひらに破裂の息を吹きかける	☐
11）瞬間的開放（破裂）┘	②上口唇と舌縁前方で閉鎖を作り手のひらに破裂の息を吹きかける	☐
16）母音とのわたり	①舌縁全体を上歯に接触させた状態から［tå］と手のひらに破裂の息を吹きかける	☐
17）有声・無声の対立	①舌縁全体を上歯に接触させた状態から［d］と手のひらに破裂の息を吹きかける	☐

＊21

XII 舌尖歯（茎）摩擦音［s, z］

1）顎挙上	①歯を噛み合わせる	☐
	②鏡を見て，歯を噛み合わせる	☐
	③舌圧子を噛む	☐
7）舌尖硬口蓋狭め ＊22	①舌縁全体を上歯に接触させ，舌尖部に隙間（狭め）を作る（図4-27）	☐
	②舌縁全体を上歯に接触させ，舌中央部にストローをはさむ	☐
10）口腔内圧上昇 ┐ *23	①舌縁全体を上歯に接触させ，舌尖部に作った狭めから，手のひらに息を［s］と吹きかける	☐
12）摩擦操作 ┘	②舌縁全体を上歯に接触させ，舌中央部にはさんだストローから，手のひらに息を［s］と吹きかける	☐
16）母音とのわたり	①舌縁全体を上歯に接触させた状態から［så］と手のひらに息を吹きかける	☐
17）有声・無声の対立	①舌縁全体を上歯に接触させた状態から［z］と手のひらに息を吹きかける	☐

＊22～23

XIII 舌尖硬口蓋摩擦音［ʃ, ʒ］

1）顎挙上	①歯を噛み合わせる	☐
	②鏡を見て，歯を噛み合わせる	☐
	③舌圧子を噛む	☐
7）舌尖硬口蓋狭め	①舌縁全体を上歯に接触させ，舌尖部に隙間（狭め）を作る	☐
	②舌縁全体を上歯に接触させ，舌中央部にストローをはさむ	☐
	③①または②の状態から，口角をいっぱいにひき，舌面を硬口蓋に接触させる	☐
10）口腔内圧上昇 ┐	①舌面を硬口蓋に接触させ，上歯に接触させた舌尖部の狭めから，［ʃ］と手のひらに息を吹きかける	☐
12）摩擦操作 ┘	②舌面を硬口蓋に接触させ，上歯に接触させた舌中央部にはさんだストローから，［ʃ］と手のひらに息を吹きかける	☐
16）母音とのわたり	①舌面を硬口蓋に接触させ，舌尖部の狭めから，［ʃå］と手のひらに息を吹きかける	☐
17）有声・無声の対立	①舌面を硬口蓋に接触させ，舌尖部の狭めから，［ʒ］と手のひらに息を吹きかける	☐

XIV 舌尖歯（茎）破擦音［ts, dz］		
1）顎挙上	①歯を噛み合わせる	☐
	②鏡を見て，歯を噛み合わせる	☐
	③舌圧子を噛む	☐
5）舌縁硬口蓋閉鎖	①舌縁全体を上歯に接触させる	☐
7）舌尖硬口蓋狭め	①舌縁全体を上歯に接触させ，舌尖部に隙間（狭め）を作る	☐
	②舌縁全体を上歯に接触させ，舌中央部にストローをはさむ	☐
10）口腔内圧上昇	①舌縁全体を上歯に接触させた状態から［t］と手のひらに破裂の息を吹きかける	☐
	②舌縁全体を上歯に接触させ，舌尖部に作った狭めから，手のひらに息を［s］と吹きかける	☐
13）破擦操作	③舌縁全体を上歯に接触させた状態から［ts］と手のひらに破裂の息を吹きかける	☐
16）母音とのわたり	①舌縁全体を上歯に接触させた状態から［ts:］と手のひらに破裂の息を吹きかける	☐
17）有声・無声の対立	①舌縁全体を上歯に接触させた状態から［dz］と手のひらに破裂の息を吹きかける	☐

XV 舌尖硬口蓋破擦音［tʃ, dʒ］		
1）顎挙上	①歯を噛み合わせる	☐
	②鏡を見て，歯を噛み合わせる	☐
	③舌圧子を噛む	☐
5）舌縁硬口蓋閉鎖	①舌縁全体を上歯に接触させる	☐
7）舌尖硬口蓋狭め	①舌縁全体を上歯に接触させ，舌尖部に隙間（狭め）を作る	☐
	②舌縁全体を上歯に接触させ，舌中央部にストローをはさむ	☐
	③①または②の状態から，口角をいっぱいにひき，舌面を硬口蓋に接触させる	☐
10）口腔内圧上昇	①舌縁全体を上歯に接触させた状態から［t］と手のひらに破裂の息を吹きかける	☐
	②舌面を硬口蓋に接触させ，上歯に接触させた舌尖部の狭めから，［ʃ］と手のひらに息を吹きかける	☐
13）破擦操作	③舌面を硬口蓋に接触させ，舌縁全体を上歯に接触させ，［tʃ］と手のひらに破裂の息を吹きかける	☐
16）母音とのわたり	①舌面を硬口蓋に接触させ，舌尖部の狭めから，［tʃa］と手のひらに息を吹きかける	☐
17）有声・無声の対立	①舌面を硬口蓋に接触させ，舌尖部の狭めから，［dʒ］と手のひらに息を吹きかける	☐

XVI 弾き音［r］		
1）顎挙上	①歯を噛み合わせる	☐
	②鏡を見て，歯を噛み合わせる	☐
	③舌圧子を噛む	☐
6）舌尖硬口蓋接触　　＊24	①舌尖を硬口蓋に接触させる	☐
14）弾き	①硬口蓋に接触させた舌尖をすばやく離す	☐
15）発声	①舌尖を硬口蓋に接触させたまま声を出す	☐
16）母音とのわたり	①硬口蓋に接触させた舌尖をすばやく離しながら［ra］という	☐

＊24

XVII 奥舌軟口蓋破裂音［k, g］			
1）顎挙上	＊25	①歯を噛み合わせる	□
		②鏡を見て，歯を噛み合わせる	□
		③舌圧子を噛む	□
8）奥舌挙上		①舌尖を下歯の歯茎に付ける（図4-28）	□
		②舌尖を下歯の歯茎に付けたまま声を出す　＊26	□
10）口腔内圧上昇		①舌尖を下歯の歯茎に付けたまま［g］と声を出す	□
11）瞬間的開放（破裂）	＊27	①舌尖を下歯の歯茎に付けたまま［ŋ］と声を出す	□
16）母音とのわたり		①舌尖を下歯の歯茎に付けたまま［ŋ］と声を出す	□
		②舌尖を下歯の歯茎に付けたまま［g］と声を出す	□
17）有声・無声の対立		①ささやき声で［gȧ］という	□

＊25～27

＊1：母音の誤りは，単純な機能性構音障害ではほとんどない．例外は側音化構音である．したがって，側音化構音の評価に関係する舌の構えの評価が重要である．

それ以外では，運動の巧緻性低下の有無，およびそうした問題がある場合の訓練プログラム立案，さらには聴覚障害や知的障害の構音訓練プログラムに結び付ける情報を得ることなどが，この項目の評価目的となる．

＊2：直接的動作 ①舌の観察…母音［a:］［e:］［i:］の復唱時の舌の動きを歯間から観察する．［a:］は比較的観察しやすいが，［e:］は十分にはみえず，［i:］はほとんどみえない．舌が平らかどうか，いずれか片方が盛りあがっていないか，発話中に小さなうねりや震えなど不随意的な動きがないかなどをみる．

これらはいずれも側音化構音の兆候である．側音化構音とこうした舌の巧緻性動作の低下に関係がある可能性が高いことに注意すべきである．

②鼻息鏡での気流の観察…①の課題を実施し，舌尖の位置に鼻息鏡をあて気流を観察する（図4-25）．気流が中央から左右対称に出ればプラスである．側音化構音では，気流が左右どちらかに偏移して出る．

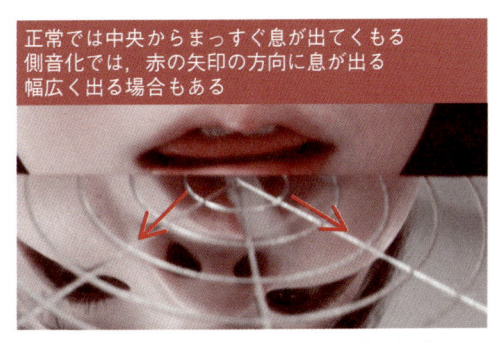

図4-25　舌尖に鼻息鏡をあて気流を観察する

＊3：口唇のきちんとした丸めは，日本語の母音ではほとんど要求されない．それは，同じ開口度および舌の位置で，口唇の丸めだけで弁別するような対立を母音内でもたないからである．しかし，口唇の丸めが代償的に明瞭度をあげることもあるので，評価は無駄というわけではない．

顎の開口度が適切であることが条件で，顎の挙上が不適切な場合は，言語聴覚士が顎をもちあげて，適切な位置になるよう介助する．課題は，母音［i, ɯ］の2音を連続して復唱する．

直接的動作 母音［a］［o］［ɯ］を連続して復唱させ，口唇の動きを観察する．［a:］に比べて［o:］［ɯ:］で口唇がややすぼめられるはずである．ほとんど動きがなく，横に開いたままであれば，口唇の巧緻性低下が疑われる．聴覚障害や知的障害の構音訓練では，やや協調して円唇を作ることで明瞭度があがることがある．

＊4：口頭の指示，あるいは，検査者の手本を模倣することで実施する．口唇の動きのぎこちなさや口唇周辺から頬へかけての軽い引きつりなどは，運動の巧緻性低下の兆候である．

＊5：①の課題を，鏡で自分の口唇をみながら行う．観察の視点は同じである．

＊6：発声自体の障害は機能性構音障害では現れない．顎あるいは舌，口唇などの位置の変化と協調して発声することが可能かどうかの問題である．しかし，母音では，他の器官は固定した位置で発声するので協調運動としてもむずかしくはない．聴覚障害などの構音指導で，特に顎位置を固定して発声が可能かを判断するような特別な場合のみ適用される課題である．

　直接的動作 母音［a：］［o：］［i：］の復唱時に聴覚的に判断する．ここでは，発声可能かどうかおよび，その声質のみ評価する．母音としての音色は顎，舌の問題であるので，ここでの評価対象にはしない．

＊7：直接的動作 母音［a，e，i］を復唱で，連続して発話させ，顎の動きを観察する．顎の開きが［a，e，i］の順に徐々に狭くならない，あるいは，狭くはなるが速度が遅かったりぎこちなかったりする場合は，マイナスとし以下の間接的動作を行う．このとき，顎の開きは，前歯の先端の動きでみる．発声発語器官に器質的問題がなければ，この課題がむずかしいことはまずありえない．

　間接的動作 直接的動作同様，器質的問題がなければむずかしい課題ではない．①に問題があれば，発声発語器官の運動障害を疑い精査を行う．②以下は，軽度の運動障害や特異な機能性構音障害の場合に，構音動作の訓練を行うための目安として必要である．

＊8：口頭の指示で行う．口唇を引き気味にさせて犬歯から臼歯にかけて歯をよくみえるようにするか，指で口唇をめくるようにして噛み合わせの状態を確認する．このとき，唇が歯と歯の間に巻き込まれるようになっている場合は，運動の巧緻性低下が疑われる．十分でないようにみえたら，顎を押さえてみて最後まで噛み合っているか確認する．隙間があるときは，再度最後まで噛むように指示する．

＊9：口頭指示だけでできない場合，①の課題を鏡をみながら行う．指示および介助は①と同じである．

＊10：口頭の指示あるいは，鏡をみながらの試行で困難な場合，舌圧子を下の前歯にあて，それを噛むように指示する．鏡をみながら行ってもよい．噛めない場合，軽く歯を押して，押し返すようにして噛むよう指示する．この課題が困難であると発声発語器官の運動障害の可能性が極めて高く，構音動作レベルではなく顎の運動障害としての粗大運動レベルの訓練が必要になる場合が多い．

＊11：ここでは，課題動作のスピードおよび巧緻性を評価する．「明らかに遅い」「滑らかな動きでない」「だんだん狭くなる」場合にマイナスとする．

＊12：顎の位置を決めた状態で発声可能かどうかを判断する．

＊13：母音と同様，単純な機能性構音障害では，ほとんど誤りは出現しない．ただし，側音化構音のみ例外であるのは母音と同様である．

＊14：比較的容易な音である．

＊15：中舌音［c］，舌尖がさがる分，顎はやや開き気味であるが，母音［a］より広いことはない．

＊16：［h］［Φ］［c］および，舌音系の摩擦音につながる動作である．課題は，母音［a：］または［i：］の構えで，呼気を口腔から出す．なお，この項目と次の項目では，同時に

鼻漏出を検出して判断の補助とする．このとき，チューブによって聴覚的に判断する方法を用いると，上記の課題の他，鼻音によるくもりと鼻漏出の区別が付かないような，鼻音が混ざった単語・文レベルでの発話でも測定できる．

チューブは，先端5mm程を鼻腔入口部に入れ（図4-26），他端のイヤーチップを通じて，気流の鼻漏れを聴覚的に判断する．正常の場合，鼻音でのみ鼻腔共鳴音が聞きとれ，鼻漏出があれば，無声音では気流音，有声音では鼻腔共鳴して聞こえる．鼻漏出の有無の判断に熟練を要さない．ブローイングや破裂動作の鼻漏出も気流音として聞きとれる．

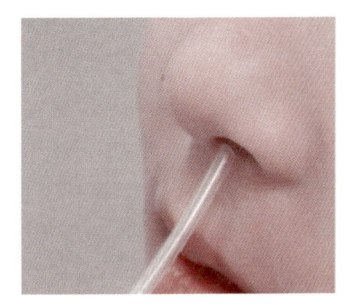

図4-26 チューブの鼻腔への当て方

*17：破裂音および舌尖摩擦音，舌尖破擦音の産生の前提となる動作で，鼻咽腔閉鎖した状態で口腔へ呼気を送り，口腔内の圧を高める．評価は，口唇閉鎖し頬をふくらませる．鼻咽腔閉鎖と呼吸器の呼気操作をみるので，顎と口唇の運動不全は介助するが，鼻つまみや呼吸介助は行わない．

*18：これは，瞬間的な開放ができず開放がゆっくりになり，破裂音を実現させるだけの空気圧が得られない場合や，破裂の直前に圧をさげてしまう場合などがある．

【口唇破裂】課題は，［pa］または［pi］，あるいは［ba］ないし［bi］の復唱で行う．介助はしない．

*19：子音産生時の顎の開きは，舌尖音では，ほとんど閉鎖の状態である．

*20：このとき口唇を他動的に引き気味に開いて舌縁が接触しているかどうかを確認する．

*21：【舌尖破裂】舌縁との接触は，硬口蓋でも歯列でもよい．［ta］または［te］，あるいは［da］ないし［de］を復唱させる．なお，鼻咽腔閉鎖不全に対しては，介助する．

*22：舌縁硬口蓋閉鎖の構えで，舌尖部分だけを少し離し，呼気を強く出してもらい，聴覚的に判断する．狭めが適切であれば，［s:］に近い摩擦成分が聞きとれる．

*23：呼吸・発声，軟口蓋，顎，口唇，舌の協調運動を要求する．舌縁を歯茎または歯列に接触させ，［sa］を産生させる．

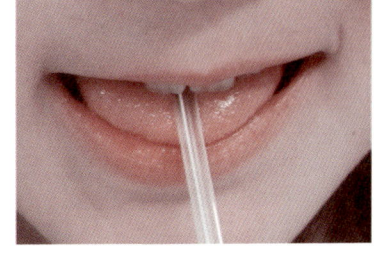

図4-27 舌縁全体を上歯に接触させ，舌中央部にストローをはさむ

*24：舌尖硬口蓋接触［t］，［d］，［n］の舌全体の接触より簡単な運動である．課題は，舌尖を歯茎あるいは硬口蓋の前方に接触させ，視覚的に評価する．顎が挙上しない場合は，介助する．

*25：奥舌音［k］，［g］では，舌尖がさがる分，顎はやや開き気味であるが，母音［a］より広いことはない．

*26：開口して，舌尖を下の前歯の歯茎に付け，［ŋa:］を産生する．奥舌方向への動きを評価する．［ŋa:］以外の母音では，開口が狭く，舌の動きの観察は困難である．

*27：【奥舌破裂】開口して，舌尖を下の前歯の歯茎に付け，［ga:］または［ka:］，ないしは［gi:］または，［ki:］を産生する．

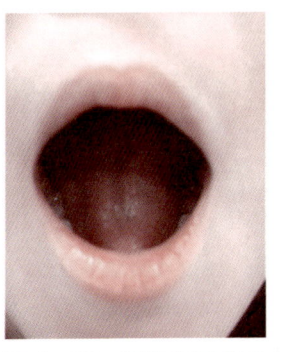

図4-28 舌尖を下歯の歯茎に付ける

2 検査の実際 111

4 プロソディの評価

(1) 機能性構音障害とプロソディの障害

　　機能性構音障害は，原則としてプロソディの障害を伴わない．このことは鑑別上も重要である．さらに臨床的には，機能性構音障害との境界的な障害や他の言語障害を合併するときにはプロソディ障害を伴う可能性があり，評価法を把握することは大切である．

(2) プロソディの評価

　　機能性構音障害ではプロソディの障害は伴わないので，問題の有無を判断するための基本的な検査法を述べるにとどめる．ここでの検査の内容は，発声発語器官の発声機能の検査と重複する部分がある．プロソディ障害を認めた場合は訓練プログラム作成のための詳細な評価を行うが，それについては成書を参照してほしい．

1. 総合的な判断

　　最も重要なのは会話の全体的な観察である．その年齢にふさわしい声質・声の高さであるか，全体に小さすぎる，あるいは大きすぎる声でないかを確認する．また，アクセント，イントネーションに異常な感じがないかにも注意する．もし異常な印象があったら，それが全体に変化のない平板な感じなのか，逆に不自然に変化するのかなどを観察する．

　　ここで気になる部分があれば，以下の方法でもう少し丁寧に評価する．

2. 物理的レベル

　　音響学的なレベルに着目しての検査である．声の高さ，声の大きさ，声質，そしてこれらの時間軸上のコントロール（スピード・リズム）を評価する．以下の課題は，検査課題然としてやると緊張しやすいので，できるだけ「真似っこ遊び」として行うなど，自然なやりとりのなかで行うよう心がける．

　① 声の高さ：アクセント，イントネーションを構成するために重要な要素である．歌を歌ってもらうのが，簡単な検査方法である．音程，リズムに問題がなければ声の高さに問題なしと判断して差し支えない．歌は何でもよい．家族から対象児が歌える歌を聞き出し，歌ってもらう．一緒に歌えれば歌うし，家族に一緒に歌ってもらってもいい．また，検査者の真似をして低い声，高い声を出してもらうことでも声の高さに問題があるかのチェックは可能である．

　② 声の大きさ：声の大きさも，まずは日常会話の自然な発話を観察する．不自然に感じた場合は検査者が，ささやき声，相当小さな声，普通の声，やや大きな声，相当大きな声を見本に提示し，真似をしてもらう．

　　ここでも，Visi-Pitchのような音響表示装置に設定されている，声の大きさをパラメータにしたゲームなどを用いることができれば，それにこしたことはない．

　③ 声質の評価：声の質の異常は，機能性構音障害では現れない．

　　声の質も，発話や泣き声などで評価する．声の高さや声の大きさの課題が実施できた場合は，同時に声の質も評価しておく．

　　まず，子どもの生育年齢にふさわしい声の質かどうかを判断する．機能性構音障害の対象年齢よりは高くなるが，特に変声期から変声期を過ぎる年齢にかけて，問題があれば耳鼻咽喉科受診の必要性を検討する．

　④ スピードとリズム：スピードやリズムの評価は，自然な発話や歌を歌ってもらっての観察などが簡単である．メトロノームを準備できれば，メトロノームに合わせて，/pa pa pa…/ と発話する．1分間60回くらいから始めてメトロノームの最大（200回以上）まで行う．

3. 言語的レベルの評価

アクセント，イントネーション，発話の状態を会話などの中で，検査者が聴覚的に評価するのが一般的である．

4. その他

対象者の発話から，性別や年齢，話し手の体調，感情，気分，性格，発話内容の真偽などの情報を示す要素について，検査者が何らかの異常を感じないかで評価する．

4 その他の検査

1 言語発達検査

言語に遅れがあるかどうかは，問診でほとんど把握できる（→「①初診―問診と情報収集を中心に―」70頁参照）．しかし軽度の遅れの場合は，言語発達検査などを実施して確認する必要がある．それでもごく軽度の遅れや，正常とのいわゆるボーダーライン上については，明確にはならない場合もある．

言語発達の検査は，発達遅滞の有無の判断はもちろん言語発達遅滞を認める場合に，言語訓練の適応判定や言語訓練プログラム策定を目的にしている．詳細については「言語聴覚士のための言語発達障害学」などの成書を参照してほしい．ここでは，言語発達遅滞の検査・評価に使用される検査の一覧を示す（**表4-10**）．

2 音韻処理能力の検査

音韻処理能力としては，音の弁別，音の同定，音韻の分解，音韻数の把握，音の位置の把握などがある．おおむね，それぞれについて理解と表出の2つの側面があり，言語力と同じで理解面の獲得が表出面の獲得に先行する．これらの能力を獲得していることは，機能性構音障害の訓練の必須条件である．「卵」を表す記号が／かまご／だと思っている子どもに［t］の構音を教えても，実際に使うことができない．しかし／たまご／だとわかっていて［t］を出そうとしているのに［k］になってしまう子どもは，構音運動の訓練の適応になる．すなわち音韻処理能力が正常であることが訓練の前提であるから，それを確認することが目的である．もし音韻処理能力に問題があることがわかったら，それに対する訓練プログラムを立案するための情報を得るのがこの検査のもう1つの目的である（→「第5章2節 ④音韻処理能力の訓練」212頁参照）．

なお，音韻処理過程は正常では5歳までに完成している．音韻処理過程の獲得が遅れている場合，言語力に遅れがみられることが多く，その場合は機能性構音障害というよりも言語力の遅れによる構音発達の遅れと考えるべきである．しかし言語力全般に遅れはないが，特異に音韻処理過程の獲得が遅れる場合もある．

機能性構音障害の子どもの大多数は，音韻処理能力に問題がない．ということは，すべての子どもに対してこの検査を実施する必要はない．構音訓練をしている過程で疑問を感じた時点で検査をしても遅くはない．

文字処理能力とも関係が深く，読字，書字獲得の前提でもある．機能性構音障害で文字

表4-10 言語発達遅滞の主な検査・評価

種類	検査名	適用※
発達検査	遠城寺式乳幼児分析的発達検査法	○
	KIDS 乳幼児発達スケール	○
	新版K式発達検査	○
	津守・稲毛式乳幼児精神発達質問紙	△
	DENVER Ⅱ　デンバー発達判定法	△
	日本版ミラー幼児発達スクリーニング検査	△
知能検査	WISC －Ⅲ	◎
	田中・ビネー知能検査Ⅴ	○
	WPPSI	○
	K-ABC 心理教育アセスメントバッテリー	○
	グッドイナフ人物画知能検査	△
	コース立方体組み合わせテスト	△
言語発達検査	日本版 ITPA	◎
	PVT-R 絵画語い発達検査法	◎
	国リハ式言語発達遅滞検査	◎
	LC スケール	△
	新訂版ことばのテストえほん	△
認知発達検査	フロスティック視知覚発達検査	○
	日本版 DN-CAS 認知評価システム	△
	ベンダー・ゲシュタルト・テスト	△
	ベントン視覚記名検査	△
対人関係・コミュニケーション行動の評価	質問－応答関係検査	◎
	乳幼児のコミュニケーション発達アセスメント	△

※構音障害が主訴であるが，発達障害も疑われるような軽度障害を想定した場合の適用を示す．
◎：よく使用される
○：あれば便利
△：必要な場合もある

未獲得の場合，文字学習の訓練を並行して行うことが多いが，文字学習が渋滞する場合もこの音韻処理能力の検査を実施する必要がある．

　この検査の成績が悪い子どもの中に，まれに聴覚障害を原因とする場合がある．構音障害の主訴で受診した子どもへの聴覚検査は必須としたいが，オージオメータがないとか，防音室がないとかの設備上の理由で困難な場合もある．しかしこの検査を実施する必要のある子どもの場合は，聴覚検査は必須であり，実施が困難な場合は他の医療機関などを斡旋してでも実施すべきである．

（1）音の弁別

1. 目的

　音の弁別とは，提示された2つの音を聞いてその2つが同じ音か別の音かがわかることで，この能力があるかどうかを判定するのが検査の目的である．ここでいう「提示された2つの音」には，臨床的には少なくとも2つの意味がある．

①正常な音同士の弁別：1つは，日本語で異なる音素として扱われる2つの音素（実際には，2つの音素を区別する音響的な特徴を弁別している場合も含む）を弁別する能力を評価する．これらの弁別能力は，次項で述べる音の同定の前提となる．ここでいう2つの音素は，いずれも正常な音であることに注意する．/sakana/ が /takana/ になるような置換の誤りにおいて，tの音は，目的の語を構成する音としては「誤り」であっても，音自体は正常なtの音であって，歪みなどの異常な音ではない．このような誤り方の原因としては，音韻処理能力の問題と音声の聴覚的フィードバックの問題のいずれもが考えられる．

②正常な音と異常な音の弁別：もう1つは訓練過程で生じる問題であるが，正しい音と異常な音の2つの弁別能力の評価である．ここでは，/sakana/ のsが歪む場合や，異常構音の場合がある．正常と異常の弁別であるという点で厳密には音韻処理能力とはいえないが，訓練過程における聴覚的フィードバックという点では非常に重要な能力である．自分の出している音が異常であるか，正常であるか聞き分けられていれば，子どもは正常な音を目指すことができるが，そうでなければ，何を目的にして練習しているのかわからないことになる．

いずれの場合も正常な場合では，正答率は100％である．100％に満たない場合は，弁別訓練の対象になる．

この検査は，次項の「音の同定」検査で問題が認められた場合は必須である．

2. 提示音

①正常な音同士の弁別：正しく産生された音の弁別については，評価したい音とその対照する音の2つを提示することになる．置換の誤りの場合は，基本的には目的の音と置換して（誤って）産生されている音とのペアで検査する．/sakana/ が /takana/ になる場合は，/s/ と /t/ のペアについて評価することになる．もしもこのペアで弁別ができていないことがわかったら，/s/ に対して /k/ など全く別の誤っていない音とも比較する．誤り音との間では弁別不能でも，他の音との弁別が可能であるかを念のために確認するのが目的である．

例えば，2つの音素 /s/ : /t/ の弁別能力を評価する場合，以下の3つのレベルのいずれかで提示する．

　　a. 音素レベル；/s/ : /t/
　　b. 音節レベル；/sa/ : /ta/
　　c. 語レベル；/saru/ : /taru/

検査を行う場合，音節や語のレベルでは，目的の音素以外の部分（ここでは音節レベルの /a/ あるいは語レベルの /aru/ の部分）が全く同じ対（ミニマルペア）でなくてはならない．発話者が違えば声の違いに反応する可能性があるので，同じ人が発話しなければならない．語のレベルでは，アクセントも同じでなければならない．どうしてもミニマルペアがみつからず，音は同じでアクセントの違う組み合わせを用いる場合が起こるが，その場合音ではなくアクセントパターンで弁別している可能性があるので注意が必要である．

これに加えて，弁別特徴に注意がいっているかどうかを判断するために，

　　d. 弁別特徴レベル；/s：/（sを意図的に持続させた音）と
　　　　　　　　　　　/ʃ：/（ʃを意図的に持続させた音）

の評価を行うことがある．この弁別特徴レベルというのは，正確な意味では音素ではないが音素の弁別特徴を強調したものを検査対象とする場合で，訓練の過程において，その

特徴の弁別の可否が訓練の成否に影響する可能性がある場合，まれに実施することがある（→「第5章 機能訓練」参照）．

②正常な音と異常な音の弁別：誤り音の弁別では，問題になっている音素を正しく産生した音と誤って産生した音（正しい /s/：口蓋化した /⚠/）を提示する．検査者が2つを産生する場合もあるが，対象児が浮動的に正しい /s/ と口蓋化した /⚠/ を産生している場合は，それらを録音したものを再生して提示することもある．当然，2つの音の発話者は同じでなくてはいけない．声の違いで弁別してしまう可能性が大いにある．

正常な音と異常な音の弁別でも，必要に応じて以下の4つのレベルで実施するのは同じである．

- a. 音素レベル：/s/ : /⚠/
- b. 音節レベル：/sa/ : /⚠a/
- c. 語レベル：/saru/ : /⚠aru/
- d. 弁別特徴レベル：/s:/（sを意図的に持続させた音）と
  /⚠:/（⚠を意図的に持続させた音）

3. 手続き

①手続きの理解：まず，提示された2つの音が同じか違うかを答える課題であることを対象児に理解してもらう．ここでは検査の目的音ではなく，対象児が確実に正確に産生できてしかも聴覚的弁別の簡単な2音を用いて，下記の②③の手順で実施し，課題の理解を成立させる．例えば，/t/ が /k/ に置換するが，他の音には問題がない子どもであれば，健常者でも弁別困難な音である /d/ と /r/ の組み合わせなどは避け，比較的違いがはっきりしていて聞きとりやすい /ba/ と /sa/ などの組み合わせで行う．こうした課題で正確に答えられるようになったこと，課題の理解が成立したことを確認して，本課題に進む．実際の臨床では，この課題が困難な子どもは極めて少ないので，この手順を省略しいきなり目的の2音で実施することもあるが，もしそこで成立しない場合は，必ずこの段階に戻って課題の理解の確認をしなければならない．

②音の提示：前ページの「2. 提示音」で述べた要領で2つの音を選択しランダム提示する．

③反応：提示された2音が同じであることを示す記号と違うことを示す記号を対象児と言語聴覚士の間でとり決める．同じ場合を○，違う場合を×にするなど簡単な記号にする．どちらかわからない場合は，回答しない，あるいは口頭でわからないといってもらえばいいが，必要によっては「わからない」の記号（「？」など）も決める．

記号の提示方法としては，決められた記号（○と×など）とそれぞれのカードを準備して，2つの音を聞いた後，自分が手にした絵カードのうち該当のカードを示すか，置かれたカードから該当のカードを指差す，あるいは10個程度の空欄のある記録用紙を準備して，そこに2つの音を聞く度に決められた記号（○×など）を記入する方法などがある．その他，○と×を身振りで示す方法などを用いる．こうした方法を選択するさい，ゲームあるいは遊び感覚でできるという視点も必要である．

いずれも対象児に使い分けやすく，また反応が検査者に判断しやすい方法が望ましい．同じ場合は「右手をあげる」，違う場合は「左手をあげる」などでは，対象児が混乱しやすいし，同じ場合を「うなずき」，違う場合を「首を横に振る」などにすると，検査者が判断しにくい．

4．判定

20試行以上行って100％正解した場合に，2音の弁別は可能であると判断する．100％未満では，訓練の適応である．必要なら聴覚検査，知的発達検査などの精査を行い，そうした問題が認められれば必要な対応を実施する．

（2）音の同定（どの音かわかる）

1．目的

音の同定とは，1つの音素を聞いて日本語のどの音素かわかることである．検査は，この能力があるかどうか判定することを目的としている．臨床場面では音韻処理能力に問題があると思われたら，まずこの検査から実施することが多い．前項の「音の弁別」検査は，この検査で音の同定が困難とされた場合に，その前の段階である弁別はできているかどうかをみるために行う．

この検査を実施する必要があるかどうかの判断基準はおおむね以下の通りである．

機能性構音障害の臨床において，以下①〜③などの場合で，ある音が全く同定できないというよりも，特定の音との間（多くは目的音と置換されて産生される音との間）で混乱している場合が多い．

①文字を読んだり，書いたりが基本的にはできているのにもかかわらず，特定の音の間で混乱がある．

②機能訓練の過程で，構音動作を運動レベル，意識レベルでは獲得したのにもかかわらず，定着や般化が遅れている．

③音韻処理能力の問題が疑われ，前項の「音の弁別」検査から実施したところ弁別は可能であった．

この場合どの音の同定が困難かということと同時に，どの音との間にどのような混乱を生じているかを確かめることも目的である．実際 /t/ を聞いたとき，/t/ か /k/ のどちらなのかを同定することは困難だが，他の音でないことは同定できるといった状態が少なくない．こうした場合，音韻処理能力の問題だけでなく音声の聴覚的フィードバックの問題も疑われる．

もちろん提示された音が，どの音か全く同定できないという状態もあり得るが，そのほとんどは機能性構音障害ではなく言語力の遅れに対する臨床で遭遇する．この場合は，ほとんどが知的発達遅滞に伴う音韻処理能力全体の発達の遅れと考えて差し支えない．

弁別課題と同様，正しく産生された音あるいは誤って産生された音を提示して，その音が誤った音か正しい音かを同定する能力があるかを判定するためにこの検査を実施することもある．弁別は可能だが同定は困難という場合，すなわち誤った音と正しい音を提示したとき，この2つの音が違うということはわかるが，どちらが正しくてどちらが誤っているかはわからないという場合があるからである．

いずれの場合でも，正常であれば正答率は100％で，そうでない場合は訓練適応である．

2．検査音と対照音の設定と提示

評価の目的や対象児の誤りの状態によって，評価する音が決まる．評価したい音を提示（言語聴覚士が発言）し，複数の文字カードなどから提示された音が何であったかを指すなどの方法で検査する．ただし同じ音を繰り返し提示しても検査にならないので，対照音として1つないし複数の評価したい音とは別の音をランダムに選択し，提示もランダムに行う．

特定の音（例 t）との間で混乱が起こっている場合，提示する音は対照音として混乱を生じている音（t）を含めて提示する．必要に応じそれ以外の音との混乱がないかを確かめる等のために，他のいくつかの音（例 s, p など）も対照音として提示し評価することがある．

検査音と対照音が明確でない場合や検査音が複数ある場合もあるが，検査者は検査音と対照音を意識しておくことが必要である．

実際の臨床では，対象児の誤り方によって対照音を決めるので，誤り方ごとに説明する．ここに分類できない誤り方や浮動的な誤りの場合，あるいは対象児の誤り方と関係なく音の同定能力を評価したい場合も生じてくるが，基本的には，以下の方法のいずれかの応用で評価可能である．

①省略：目的音 /t/ が省略される場合は，/t/ の同定能力を評価することになる．ただし音素レベルでは，提示は可能であるが反応をとるのが困難なために使用しない．

音節レベル /ta/ あるいは他の母音を後続させて提示する．対照音としては，/d/ /k/ /p/ など弁別要素が1つ異なる子音を中心に選択し，ペアあるいはグループで提示する．ただし選択肢の条件によって制限を受ける．

語のレベル /tai（鯛）/ などで提示する場合も，/kai（貝）/ などミニマルペアで提示しなくてはならないのでやはり制限を受ける．/sai（犀）/ /wai（Y）/ などを加えてグループで提示することもできるが，可能な組み合わせはそれほど多くはないし，選択肢が絵であれば制限も受ける．語のレベルではアクセントに注意しなければならないのは，弁別検査の場合と同じである．

②置換：目的音 /t/ が /k/ に置換する場合の評価では，/t/ /k/ いずれかを評価するということも考えられるが，ほとんどは双方の同定能力を評価していると考える方がいい．この場合でも必要に応じて，/t/ /k/ 以外の音との同定についても評価する．/t/ /k/ で同定不能であるが，他の音との間では可能であることを確認するためである．

省略の場合と同様，音節レベル，語のレベルのミニマルペアで提示する．

③歪み：歪み音の同定では，正しく産生された音と歪んで産生された音（正しい /ʃ/ と促音化した /ʃ/）をペアで提示する．検査者が正しい音と歪んだ音をランダムに産生し提示する．この場合検査者は，歪んだ音を安定して再生できるようにしておかなければならない．そうでなければ，検査者があらかじめ正しい音と誤った音を産生し録音しておくか，対象児の誤りが浮動的であれば正しく産生された /ʃ/ と促音化した /ʃ/ をあらかじめ録音し，再生して提示する．録音の場合厳密に評価するためには，録音された音をランダム提示するように編集しておく．デジタル録音では，それほど大変ではない．

④弁別特徴：訓練過程で，音素の弁別特徴の同定を評価することがある．弁別の検査と同様に，弁別特徴を強調したもの（/s:/ と /ʃ:/ など）を検査対象とする場合などである．

3. 反応と選択肢

反応は，提示した（言語聴覚士が発言した）音声に対応した文字（仮名）カードか絵カードを指差す方法によることが多い．ただこの検査が必要な子どもは，文字が未習得であることが多いので，絵を用いる場合が多くなる．ところが絵で反応をとる場合は，検査語は絵で表現できる具体語で，しかも幼少児に理解できる語に限られる．音節レベルも，同じ条件の1音節の有意味語に限られる．すでに提示音においてミニマルペアという制約を受けていて，さらにこうした制約を受けることで，検査課題はかなり制限されることになる．

表4-11に，検査課題の例を示した．

文字を用いる場合はそれほど制約がない．音節レベルではすべての音節が選択肢となり得る．文字を用いることができるレベルの子どもなら語彙もかなり多く，語レベルである程度の抽象語も使用できるし，無意味語を用いることも可能である．

4. 手続き

①手続きの理解：提示された音に該当する文字カードか絵カードを，複数のカードの中から選択するという課題自体を対象児に理解してもらう．最初は，対象児が理解可能で検査音や対象を含まない語を音声提示し，選択肢も音構成の全く異なる語をいくつか選ぶ．ここでは，聞き取った音や単語に対応するカードを指すということが成立するだけでよい．

理解の手続きを丁寧に実施する場合は，検査の条件設定にもう少し近付け，小さな音の差に気を付けるよう注意を促しておく場合がある．選択肢として対象児にとっては弁別の簡単なミニマルペア，たとえば /t/ /k/ 間の同定が課題の子どもに /sara/ /bara/ などを使用し，似たような音の中から選ぶことを理解させる．

②音の提示：「2. 検査音と対照音の設定と提示」で述べた要領で検査音，対照音のペアあるいはグループを選定し，それらから1つをランダムに選択して順次提示する．

③反応：「3. 反応と選択肢」で述べた条件で選択肢を選び，文字あるいは絵カードを準備する．状況によって50音表あるいはそれに類するものを準備する（**図4-29**）．

絵カードでは，同じく「3. 反応と選択肢」の条件で検討した選択肢をテーブル上に並べ，提示した音に該当する絵を選択させる．選択肢の数は2つ以上だが，絵カードでははじめから制限があることはすでに述べた．選択肢が少ない場合は，試行回数を多くして検査の精度を上げる．

文字カードでも方法は同じだが，選択肢の数はかなりの程度まで検査者の意図により決定できる．文字カードでなく，提示された音に該当する文字を50音表から順次（音節レベルなら1文字）指してもよいし，書字が可能なら聞きとった通りに書いてもらうことで

表4-11 ミニマルペア検査課題の例と設定の考え方

誤り	検査音	レベル	誤り音（対照音）	その他の対照音	備考
省略（tを省略する）	t	音節（ta）	なし	da, ka, pa など	ペアまたはグループ
		単語（tai 鯛）	なし	(kai 貝)，(sai 犀)，(wai Y) など	ペアまたはグループ
置換（tがkに置き換わる）	t	音節（ta）	(ka)	誤り音以外は問題ないことを確かめるために da, pa など	原則として検査音と誤りのペア
		単語（tai）	(kai 貝)	誤り音以外は問題ないことを確かめるために (sai 犀)，(wai Y) など	原則として検査音と誤りのペア
歪み（ʃが歪む）	ʃ	音節（ʃi）	(歪んだʃi)	誤り音は，言語聴覚士が産生するか，子どもの発話を録音したものを使用する	原則として検査音と誤りのペア
		単語（ʃika）	(歪んだʃを含むʃika)	誤り音は，言語聴覚士が産生するか，子どもの発話を録音したものを使用する	原則として検査音と誤りのペア

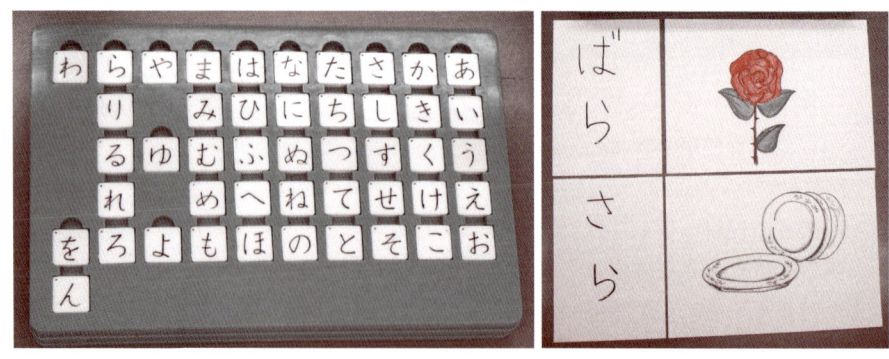

図4-29　50音表（文字チップ），絵カード，文字カードの例

評価する．

すでに述べたとおり，100％の正答率が得られなければ問題があり，音認知の訓練適応となる．

(3) 音韻の分解（単位に分解できる，あるいは単位を取り出すことができる）

1. 目的

すでに述べたように，音韻の分解，音韻数の把握，位置の把握のいずれも，健常児では4, 5歳で完成する能力で，それほどむずかしいことではなく，また，それぞれの能力がはっきりと区別できるわけではない．特に音韻の分解と音韻数の把握は区別しにくい．というより健常児では，ほとんど同時に成立しているとも考えられる．ただし音韻の分解や音韻数の把握ができても，位置や順序の把握が困難というような対象児を経験することがある．こうした問題が認められるのは言語力に何らかの問題があることを示しており，通常の機能性構音障害でこれらの能力が問題になることは少ない．したがって音の弁別や同定の検査よりは実施する機会は少ない．

音韻の分解は，日本語の語からそれを構成する単位をとり出すことである．音韻処理に問題があるかどうか評価するのはもちろんだが，問題がある場合に訓練ステップを決定するための情報を得ることがより大きな目的である．

2. 手続き

まず，次項の音韻数の把握を評価する．音韻数が数えられれば分解はできている．音韻数が数えられない場合や確認できない場合にのみ，以下の手続きで評価を行う．

①検査者が発話し，音韻単位（拍）に合わせて手拍子をとることを，手本としてみせて理解させる．その後対象児に，復唱あるいは絵の呼称によって拍ごとに手拍子を打たせる．

②はっきりしない場合はしりとりをやってみる．しりとりができれば音韻の単位への分解ができている．

③しりとりがむずかしければ，いくつかの音節（拍）を提示してその音で始まる語をみつけさせる．

いずれの場合も，当然ながら構音障害の誤りについては誤りとしない．/kame/ のつもりで /tame/ と言った場合，分解自体は成立していると判断する．

通常5歳では完全に成立している．できていなければ，構音運動の訓練の前に音の分解の訓練適応である．また言語力の精査も必要である．

(4) 音韻数の把握（単位数を数えられる）

1. 目的
音韻の分解から，音の位置の把握へ至る訓練過程での評価としての意味が大きい．文字学習においてつまる音などの習得に遅滞がある場合，表記法の習得だけでなく，音韻の分解と音韻数の把握に問題がある場合がある．

2. 手続き
以下の方法の1つないし複数を実施する．

①検査者がゆっくり発話し，音韻単位（拍）を数えてみせる．その後，課題語を普通に発話するか絵カードで提示し，対象児に拍数を数え答えさせる．

②検査者が発話し，音韻単位（拍）に合わせて手拍子をとってみせる．はじめ手拍子を数えさせ，語の拍数を数えていることを理解させる．その後，音声あるいは絵によって課題語を提示する．対象児は自分で拍ごとに手拍子を打って拍数を数えて答える．手拍子の他，机を叩いたり打楽器を用いたりしてもよい．

③同様に，手拍子のかわりに，1拍ごとにチップやボタンを置きながら拍数を数えてもよい．検査者が見本をみせてから，音声あるいは絵で提示して行う．

④あるいは検査者が語を発話し，音韻単位（拍）に合わせて手拍子をとってみせる．その後例えば「他に手拍子3つのことばを探してみる」という説明で3拍の他の語を提示する．そして「同じように3つのことばを探して」という指示で，対象児に3拍の語を探して答えさせる．

①②③については，絵の提示に対して正確に回答できれば確実に成立していることがわかる．音声提示の場合は，検査者の提示した音を手がかりにしている可能性がわずかだがある．

音の分解同様，5歳では完全に成立している．できていなければ訓練の適応で，言語力の精査も必要である．

(5) 音の位置（順序）の把握（語のどの位置にどの音があるかわかる）

1. 目的
音韻の数の把握が可能でも，位置あるいは順序が把握できていない場合がある．全く把握できていないことはまれで，おおよそできているが不確実という場合が，機能性構音障害の臨床ではほとんどである．不確実の程度を判断し，訓練適応および訓練方法の検討を行うための評価が中心である．もし混乱が著しければ，言語発達の精査を行うのはいうまでもない．

2. 手続き

①絵で単語（/sakana/）を提示しながら音声も示す．そして，「/ka/ は，何番目の音かな？2番目だね」というように，課題の説明をする．次に，検査語を同様に絵で提示し，その中の1拍の音を示し，何番目かをあてさせる．

②絵カードで語を提示し，その語を文字チップを並べて表現させる．文字チップは50音から選択させてもよいが，その語の構成文字にいくつかのダミーを加えた中から選んでもよい．もちろんその場合は課題が容易になっていることに注意しておく．

③提示した絵カード（単語で表現される事物の絵，あるいは文レベルで表現される動作絵や状況絵）を，対象児に文字を書いて表現させる．文レベルで表記できる子どもでは，めったに誤る子どもはいないが，ごくまれに特異な誤りを呈する子どもがいる．

音韻数の把握と同様，絵カードによる提示に対して成立している方が確実である．逆にいえば，不確かなときは，音声を提示して被刺激性をみることも重要である．

3 聴覚検査

ここで説明する聴覚検査は，聴力レベルを確定するためではなく，聴力が正常であるかを判断するためのもので，かつ聴覚検査装置（オージオメータ）を用いない方法である．

聴力レベルを確定する検査は，聴覚障害があり補聴器の装用や聴能訓練を行う場合に必要で，それについては「言語聴覚士のための聴覚障害学」などの成書を参照してほしい．検査の結果，聴覚障害の疑いがあれば，聴覚障害としての精査をするか専門機関を受診させる．

初診時あるいは，初診からあまり時間をおかずに実施する．

(1) ささやき声の検査

基本は，ささやき声で音声提示して，反応をみることである．すでに信頼関係が成立して，また課題ができる状況であれば，絵カードを数枚並べて，その中の1枚の名称をささやき声でいって，その絵をとってもらう方法が確実である．このとき口形がみえないように口元を隠す．絵カードは6枚以上の提示で10試行以上行うことが望ましい．選択肢が少なく試行回数が少なければチャンスレベルが高くなる．また，検査語および選択肢の語が，理解語彙でなければ意味がない．実施時には，並行して（交互でもランダムでもよい）普通の声で10試行の音声提示をする．ささやき声の方が明らかに普通の声より反応が悪かったとき，難聴を疑う．どちらの場合も反応が悪ければ言語力の低下，もしくはまれにあるが発見が遅れた中等度以上の難聴を疑う．どちらの場合も正常な反応が得られたときは，難聴が否定される．

(2) BOA（聴性行動反応聴力検査）

BOA は本来，条件付けが困難な乳幼児などに対し実施する検査法で，提示した音刺激に対する行動的反応（主に音源探索反応）から難聴の有無を知ろうとするものである．

通常の BOA は1歳未満で実施するが，ここでは対人関係などの問題が疑われたり，人見知りなどで課題状況が作れなかったりするが，生育年齢としては3歳以上の幼少児を想定している．したがって，本来とは若干異なる手続きを用いることもある．

手続きの最初は，音源をみせずに対象児に音を提示することである．3歳以上の子どもであれば，音を認知するとその音の出所（音源）を探ろうとする．探索行動が観察されたら，その音は聞こえていたと判断する．

音源を隠すためには，検査者は対象児の背後に回ることになる．対象児に，不安や恐怖，不信感を与えないために，家族におもちゃなどで子どもと遊んでもらい，適当な理由を示し対象児の後方へ移動する．音源となるものは対象児の目に入らないようにもっていくか，あらかじめ対象児の後方の目につかない場所に移動しておく．

対象児の状況に配慮して，音刺激提示は数回にとどめたい．そのため音源としては，言語音の範囲をカバーしている周波数で音圧も 30dB 以下の難聴の可能性を検出するものをあらかじめ選定して用いる．具体的には，耳から 20cm 程度後方からのティッシュペーパーをもむ音，同じく 20〜30cm 後方からの小さめのささやき声での呼びかけ，あるいは小さめの舌打ち音などが適切である．

❹ その他

必要に応じてこれらの検査以外の検査，書字運動の評価のための上肢機能検査，視覚認知の検査などを行うことがある．

第4章 検査・評価

③ 特異な構音障害の評価

ここでいう特異な構音障害とは，発声発語器官に器質的な異常がなく，また聴覚障害や知的発達遅滞，自閉症などの対人関係の障害といった他の言語障害も合併していないが，単純な機能性構音障害とは異なり，構音訓練などに渋滞をきたす一群である（→「第1章 機能性構音障害の定義」参照）．

1 運動レベルの特異な障害

発声発語器官に運動障害があるとはいいがたいが，運動の拙劣さが認められるタイプである．

構音に影響する運動の拙劣さとしては，舌および口唇の問題がある．舌，口唇以外の発声発語器官では，構音運動においてそれほど微細な運動を要求されることはない．もし構音に影響するような問題を認めるとしたら，特異な（微細な）障害と考えるより，明らかな運動障害と考え，精査を行う必要がある．

舌と口唇にみられ得る神経学的に異常とはいえない範囲の運動の問題については，発声発語器官検査によって評価することができる．舌，口唇の以下のような特徴に注意すべきである（→「2節 ② 発声発語器官検査（発声発語器官の形態と機能の検査）3．基本的検査」82頁参照）．図4-30には健常者の，図4-31には，特異な構音障害でみられる舌の特徴を示す．

① 舌が平らに出せずに，舌尖方向に向けて細くなる（図4-31①）．
② 舌がU時型に突出して，平らにならない（図4-31②）．
③ 舌がさざなみ状の小さなすばやい不随意運動を伴っている（図4-31③）．
④ 舌が小さなうねり状に，波打っている（図4-31④）．
⑤ 舌が不規則に動いている．
⑥ 口唇や頬に緊張がみられる．
⑦ 歯を軽く噛みしめるとき，口唇が歯と歯の間に巻き込まれるようになる．
⑧ 舌を突出しながら，同時に口角を引くことができない（図4-23⑤）．
⑨ これらを指摘して，鏡をみながら平らにして動かさないよう指示しても，その場では修正できない．

2 音韻処理レベルの特異な障害

音韻処理能力としては，音の弁別，音の同定，音韻の分解，音韻数の把握，音の位置の把握などがあり，これらの能力の獲得は機能性構音障害の訓練の必須条件である（→「第5章 2節 ④ 音韻処理能力の訓練」213頁参照）．「2節 ④ その他の検査（113頁参照）」で記述した検査法により音韻処理能力を確認し，問題があれば検査結果に基づき訓練プログ

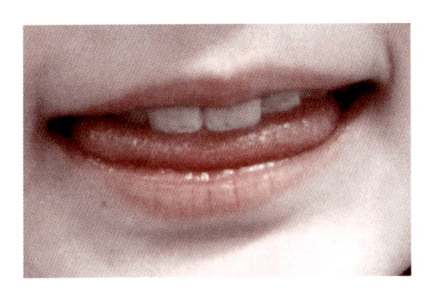

図4-30 健常な子どもの（求められる）舌の構え
歯列にそって，舌縁が平らに構えられ，犬歯の外側まで舌と歯が接触している．
指示をすれば，そのままで口角を引くことができる．

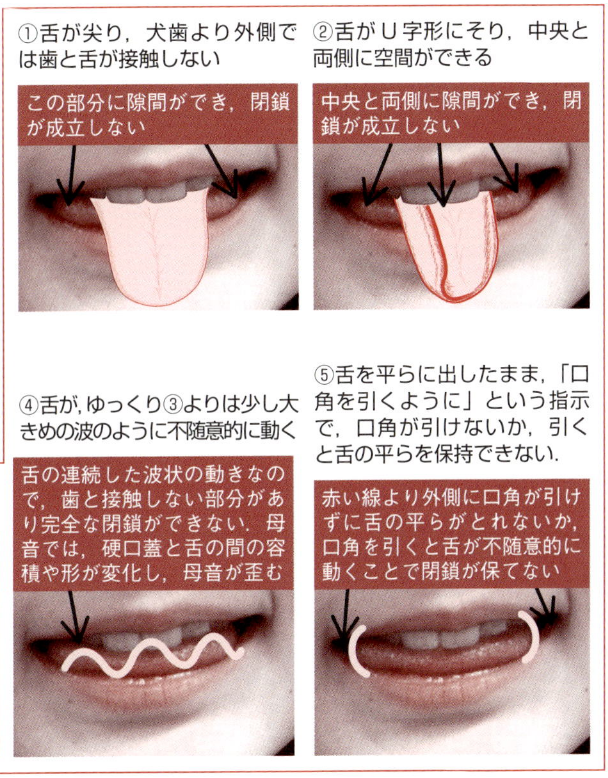

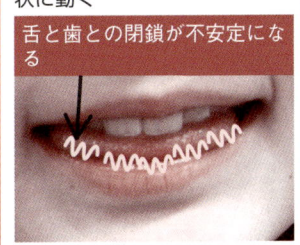

図4-31 特異な構音障害でみられる舌の特徴

①舌が尖り，犬歯より外側では歯と舌が接触しない
この部分に隙間ができ，閉鎖が成立しない

②舌がU字形にそり，中央と両側に空間ができる
中央と両側に隙間ができ，閉鎖が成立しない

③舌が，非常に細かくさざ波状に動く
舌と歯との閉鎖が不安定になる

④舌が，ゆっくり③よりは少し大きめの波のように不随意的に動く
舌の連続した波状の動きなので，歯と接触しない部分があり完全な閉鎖ができない．母音では，硬口蓋と舌の間の容積や形が変化し，母音が歪む

⑤舌を平らに出したまま，「口角を引くように」という指示で，口角が引けないか，引くと舌の平らを保持できない．
赤い線より外側に口角が引けずに舌の平らがとれないか，口角を引くと舌が不随意的に動くことで閉鎖が保てない

ラムを実施する．並行して平仮名の獲得訓練を行うと効果的である場合が多い．音韻処理能力の訓練は，構音動作の訓練に先行して行わないと意味がない．

③ 行動レベルの特異な障害

　言語発達遅滞とはいえない程度の言語力の低下か，学習障害や注意障害あるいはしいて分類すれば対人関係の障害に分類され得るが，しかしはっきりとそれらの判断をしかねる程度の，軽度の行動上の問題がある場合である．

　言語力検査，知能検査，学習能力検査など既存の検査を行う場合もあるが，多動性や，衝動性，注意集中困難など行動面の評価は定量的な検査法は特にない．行動の観察を通じて評価する．その意味では，訓練場面そのものが行動評価の場面であることを忘れてはならない．

　行動面の問題点が明らかになってきたら，リハビリテーション計画は構音運動の訓練プログラムだけではなく，行動面の改善を目指す働きかけや家族指導を含めて検討する必要がある．

●文献

1) 廣瀬 肇，柴田貞雄，白坂康俊：言語聴覚士のための運動障害性構音障害学，医歯薬出版，2001．
2) 小寺富子，倉井成子，佐竹恒夫・編：国リハ式〈S-S法〉言語発達遅滞検査マニュアル，改訂第4版，エスコアール，1998．
3) 遠城寺宗徳：遠城寺式・乳幼児分析的発達検査法─九州大学小児科改訂新装版，慶應義塾大学出版会，2009．
4) 津守・稲毛式乳幼児精神発達診断検査，大日本図書，1961．

5) 上田礼子, W. K. Frankenburg：日本版デンバー式発達スクリーニング検査 JDDST と JPDQ. 医歯薬出版, 1980.
6) 日本聴能言語士協会, 日本音声言語医学会：構音検査. 日本聴能言語士協会・日本音声言語医学会, 1981.
7) 斎藤純男：日本語音声学入門. 三省堂, 2006.
8) 城生佰太郎：一般音声学講義. 勉誠出版, 2008.
9) 今泉 敏：言語聴覚士のための基礎知識音声学・言語学. 医学書院, 2009.
10) Ingo R. Titze：音声生成の科学―発声とその障害（新美成二・監訳, 田山二郎・今泉 敏・山口宏・他訳）. 医歯薬出版, 2003.
11) 日本音声言語医学会・編：新編 声の検査法. 医歯薬出版, 2009.

第5章 機能訓練

Speech-
Language-
Hearing
Therapist

第5章 機能訓練

1 訓練の原理と原則

　単純な機能性構音障害の訓練は，原理・原則をふまえて行えばむずかしいものではない．正しい音を獲得できないことはあり得ないし，訓練期間が不適切に長引くこともない．ただし特異な機能性構音障害では，訓練期間が長期化したり，軽度の歪みが残ったりする場合がある．訓練レベルでも両者をきちんと区別し，適切な訓練方法を選択するのはもちろん，説明・指導や対応を誤らないことが重要である．

　言語発達遅滞や聴覚障害の構音訓練でも，原理・原則は共通している．それぞれの障害がもっている本来の特徴やアプローチの仕方を尊重しつつ，この原理・原則を適用していく．具体的には「2節 訓練の実際」にて述べる．

1 訓練の原則

　原理・原則は訓練を行っていくうえで最も重要な部分で，個々の音の誘導において共通のものである．それぞれの音に対する個別の方法は「(2) 訓練の実際」(2節 ③ 4. 176頁参照）で述べるが，この原理・原則をふまえて行わない訓練は，効果が得られにくいし不要に長引く．

(1) 運動そのものを通じて行う

　訓練は正しい構音（運動）動作の獲得を目的とし，構音動作を実際に行うこと自体を通じて行う．したがって，言語聴覚士が対象児と家族に訓練課題の目標や意図などを説明することは，重要である．特に対象児に対しては，わかりやすいことばで説明することが必要である．それでも幼少児であるため，今行っている訓練課題が正しい構音動作の習得を目的にしていることや，正しい動作とは何かが十分に理解してもらえるとは限らない．

　しかし例え対象児にその意識がなくても，正しい動作を行おうという努力はしてもらわなくてはならない．したがってなぜその訓練をするのか，なぜ正しいのかを知らないままであっても，今その場面では言語聴覚士がどういうことをやってほしいと思っているかは，対象児に伝わっていて，かつ言語聴覚士がやってほしいと思っていることを「しようと努力して」もらう必要がある．言い換えると，1つの方向に向かった努力をする気がなければ，もし違っている場合に誤りを指摘されても修正しようとはしないわけで，結果的に目的の動作の習得には決して至らない．

(2) 正しい運動を誘導し，誤動作を学習させない

　対象児が，正しい運動あるいは言語聴覚士に求められている動作を実現しようと意図して課題を行っても，自分の動作が正しかったかどうか自分で判断することがはじめはできない．

言語聴覚士は，対象児の1課題動作が終了するごとに，目的の（正しい）動作だったか誤った動作だったかを速やかにフィードバックする．そして正しい運動に誘導するためにあるいは誤った動作を修正するために，常に助言や介助などを行う．ただし対象が幼少児であるがゆえに，正誤とくに誤りを直接的表現で伝えるとモチベーションの低下などに結び付きやすい．正誤の伝え方には，後述のような工夫が必要である．

(3) 訓練の効果は，正しい運動をどれだけ行ったかに比例する

　原則として，正しい運動をたくさん行うほど習得は早い．しかし運動障害性構音障害の機能訓練と違って，物理的な訓練量を増やせば，そのまま効果に結び付くとは限らない．一番の理由は対象が幼少児であることである．単調な訓練であるのでモチベーションや集中力が低下しやすく，いったん低下すると学習効率が下がるだけでなく，誤動作を学習する可能性も生じ，何より長期的に訓練を拒否するような事態にも結び付きかねない．その意味で短時間集中型の訓練メニューが適切である．ホームワークも同じことがいえるが，ホームワークでは家族に実施をゆだねるので直接的に監視できない分，メニューや方法にはさらに対象児のモチベーションや集中力が低下しないような注意と工夫が必要である．（→「2節 ② 家族指導，環境調整とホームワーク 3．ホームワーク」156頁参照）．

2 訓練の原理

1 基本原理

　図5-1に訓練の原理を示した．通常，言語聴覚士が行う言語訓練の基本原理であり，機能性構音障害に対する訓練の原理も同じである．

(1) 刺激と反応

　言語聴覚士が対象児に対して構音運動をするよう指示したり，発話課題を提示したりする．対象児はそれに従って構音動作をしたり，実際に音声を発話したりする．このときの言語聴覚士の教示や課題の指示を刺激と呼び，対象児が行う構音動作や発話を反応と呼んでいる．

(2) 反応の評価

　次に言語聴覚士は，対象児の反応をみたり聞いたりして，その正誤を判断する．構音動作課題でも発話課題でも反応の本質は運動であり，その運動が目的の動きをしていることが正反応で，目的と異なっていれば誤反応になる．発話の場合は，基本的には聴覚的に判断する．正しい音に聞きとれれば正しい動作であったと判断できるが，誤った音の場合は誤っていることだけでなく，どのように誤っているかを判断しなければならない．その場合聴覚的に推測するだけでなく，視覚的に発声発語器官の動きをみることも必要かつ重要である．

(3) 評価のフィードバック

　対象児が目的の運動をしているときそれが正しいことを伝え，その運動を繰り返させて定着させる．一方誤った運動であれば誤っていることを伝え，どうすべきかをより具体的に指示する．誤った動作を続けると誤りを定着させることになるので，修正の方向を指示してもすぐに誤りが修正できない場合は，早めにその課題を中止しアプローチの方法を変えたり，課題のレベルを下げたりするなど課題を変更することが大切である．

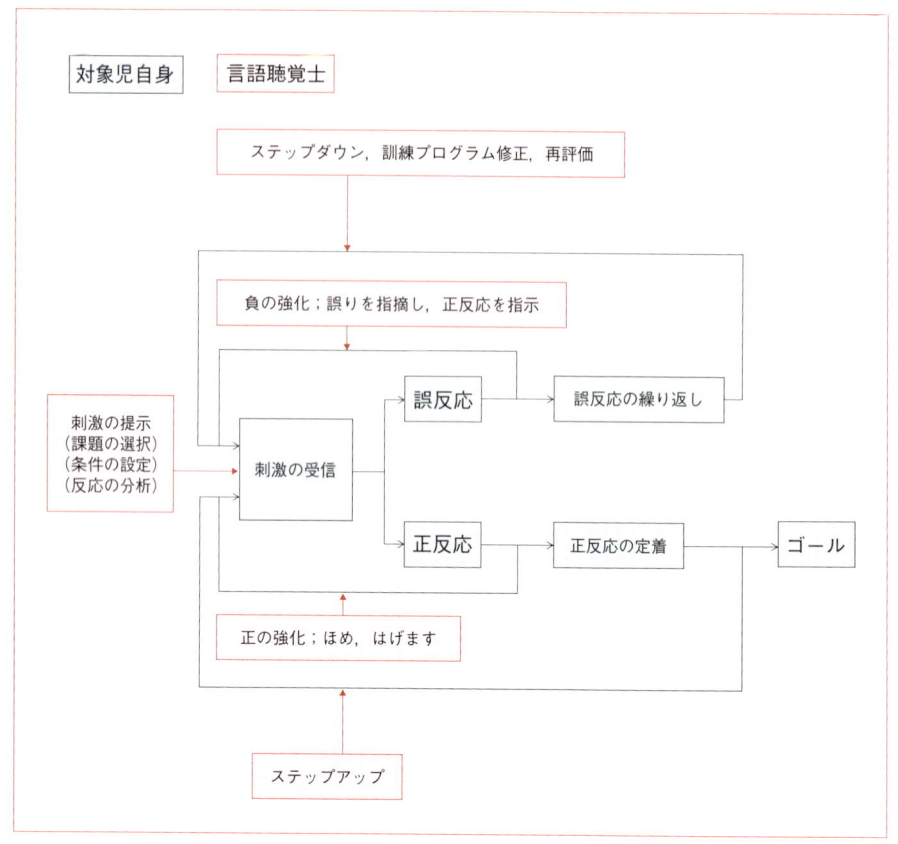

図5-1　訓練の原理

　反応の正誤を判断するのは，それほどむずかしくはない．しかし対象が幼少児であるので，もし誤りが続いて「間違っている」というフィードバックが続いたり，修正のための色々な指示が続けて出されたりすると，容易にモチベーションが下がる．対象児のモチベーションを下げない工夫ができるかは，幼少児の訓練で成否を決める極めて重要な要因になる．

(4) 課題レベルの変更

　対象児が正しい運動を繰り返すようになってくれば，習得が進んでいることになる．基本的に，意識すれば100％正しい運動ができるという段階になって，次のステップに進むのが安全である．単純な機能性構音障害では多くの対象児で，それが（しかも短期間で）可能である．

　一方誤反応が続けば，課題がむずかしすぎるか，何をすべきか理解していないなどの問題があるので中止し，課題を変更する．変更するさい可能性として2つあるので注意する．1つは課題自体の難易度を下げること，すなわちレベルダウンである．目的音を語頭に含む単語の発話が困難であれば，音節レベルの発話に戻るような場合である．もう1つは，同じレベルで異なるアプローチを試みる場合である．奥舌を挙上させる課題で，視覚的なフィードバックによる方法が困難な場合，うがいの模倣を試みるような場合である．アプローチの変更も，対象児にとっては事実上難易度の変更ではあるのだが，どの子どもにも共通する基準があるわけではない．一般には，やさしい方法から始めるのが普通であり，別の方法の成功率は低くなる．しかしある対象児には，その別の方法の方がうまくいくと

いう場合がある．このとき言語聴覚士ができるだけ多くのアプローチ方法をもっていること，あるいは状況を判断して，新しいアプローチ方法を考え出せるかが重要になる．

2 反応の評価（正誤の判断）

　機能性構音障害の課題内容としては，構音運動レベルのものと発話レベルのものがある．対象児の反応を判断するさい，正しい（目的の）動作という意味には発話レベルで，正しい音が実現できているかどうかという評価も含まれる．音が正しい場合は，動作は正しいと考えてよい．しかし音が誤っているのは，何らかの構音動作の誤りの結果である．その意味で，最終的には発話運動の評価である．運動の評価は，視覚と聴覚と両方を用いて評価するのが有効である．したがって訓練において，言語聴覚士は常に視覚と聴覚を両方働かせていなければならない．

　さて機能性構音障害は発声発語器官に問題がないのであるから，理論的にはその課題で目的としている動作が，正確に実現できないことはあり得ない．しかし実際の臨床場面では対象児が「上手くできない」ということが起こり，それを分析評価しなければならない．

　このとき上手くできない状態を，以下の視点（**図5-2**）で分析することが重要である．

　経験の浅い言語聴覚士が，反応に対して適切にフィードバックできていない状況をみてみると，上記の視点でみていないか，みようとしていても見切れていないことが多い．以下にその見方と対応を述べる．

（1）対象児に課題自体をしようとする意図がない

　構音の訓練は，それ自体は意味のない動作の繰り返しが多く，基本的には楽しいものではない．5歳後半くらいからは自分の発話の誤りを自覚し，できるようになりたいという気持ちも芽生えてきていることが多い．そうなると「今やっている課題が，自分の発話の改善に結び付いてきそうだ」という推測もたつので，訓練自体へのモチベーションも保たれやすい．

　しかしそれよりも年齢が低く，自分の発話に誤りがあることの自覚があまりない状態で，何らかの理由で通常よりも訓練を早く開始するような場合には，課題をやろうという気持ち自体が欠けている状態になりやすい．遊びや報酬を工夫して訓練を行うが，低年齢では

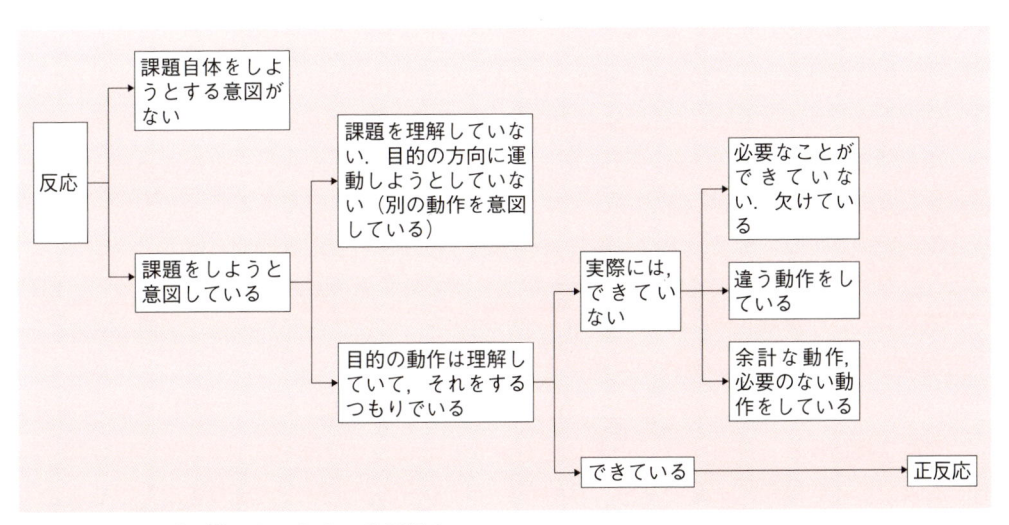

図5-2　課題が困難であるときの分析視点

持続しない場合も多く，こちらが指示したことを全くやろうとしていない状態が容易に生じる．

　なお年齢が高いにもかかわらず，訓練中に集中が低下したりすることもある．対象児の個性にも関係するが，多くの場合言語聴覚士の側に問題がある．いかに訓練の状況の理解や訓練の必要性が理解できる年齢であるといっても，幼少児であることに違いはない．同じことを単調にしかも長時間繰り返されれば，集中は低下する．モチベーション維持のための報酬やことばかけ，ラポート形成，訓練時間を短くするなど，必要な工夫を忘れば当然の結果として，対象児の集中力は持続しない．

　いずれにしても，この状態に対しての対応としてはステップダウンは有効ではない．課題から離れてしばらく遊ぶとか，報酬を変えるなどの対応が必要である．

　知的発達遅滞，自閉症など対人関係の障害，注意欠陥多動性障害を主症状とし構音発達の遅れを合併している場合の構音訓練では，このような「訓練課題をする意図」がないという状況は普通に起こる．ある意味でそれが，これらの障害の本体であるともいえる．まずは課題状況にのせることが大切である．こうした障害に対する訓練方法については，それぞれに関する成書を参照されたい．

（2）課題を理解していない，または目的の方向に運動しようとしていない

　（1）と同様に年齢が低い場合などで，言語聴覚士の要求に答えて何か一生懸命しようとしているが，目的の動作ではないことをしているような状態である．（1）と違うのは，課題自体をする気がないわけではないという点である．この場合すべきことは，（3）の「理解しているが目的の動作を実現できていない」場合のアプローチと同じであるが，対象児が理解していないことを前提にするので，単なるステップアップやステップダウンと異なることを理解しておく．できるだけ具体的に説明し，手本をみせ，鏡などを用いて視覚的にフィードバックさせるなどすることが大切である．

　結果的に誤反応が続くことになりやすいので，だんだん自信をなくしたり，反発したりする場合もある．やろうとする気があるだけに，前項のやる気がない場合よりむずかしい場合もある．一般的には，異なるアプローチを早めに試して，早く対象児に理解できる方法をみつけることが有効である．例え偶然であっても目的の動作が達成されたときは，特にはっきりと強くほめることによって，目的の動作がそれであることを理解させる．

　知的発達遅滞，自閉症など対人関係の障害，注意欠陥多動性障害などを合併している場合の構音訓練では，このような状況は頻発する．理解力の低いことを前提にし進行していく．こういう子どもたちには逆に，アプローチを変えずに少ないアプローチで，偶然であってもできたときに強化する方が上手くいく場合もある．あまり目先を変えられると混乱することが多く，一方指示されたことは，根気よく繰り返してできる子どもも多いからである．いずれにしてもその子どもの特徴に配慮して行うことが重要である．

　なお，課題を理解しているかどうかはあくまで対象児の意識の中のことなので，（3）で述べるような理解しているが実現できない状態と，厳密には区別困難な場面もある．

（3）理解しているが目的の動作が実現できていない

　低年齢でも年齢が上がっても，誤反応の多くはこれに該当する．このレベルでの正誤の判断は機能性構音障害では，それほどむずかしくはない．なぜならすでに述べたように，対象児の運動機能は正常であり，目的の動作は基本的に正常に実現できるものであり，制御困難が前提となる運動障害性構音障害とは本質的に異なるからである．結果的に，運動

の結果としての音の誤りも歪みがほとんどの運動障害性構音障害と違って，省略や置換が多くを占める．したがって，聴覚的な判断もそれほどむずかしいとはいえない．

といっても，評価の対象が運動や音である限り，正しいか正しくないかを2つにきれいに分けられない場面も経験する．

例えば，言語発達遅滞の理解語彙訓練で「パンダ」と音声を提示し，3枚の異なる動物の絵カードの中から「パンダ」のカードを指してもらう課題では，「パンダ」を指せば正答，違うカードを指せば誤答というように，はっきりと判断できる．もちろん誤反応の場合に，なぜそれが誤反応なのか，なぜ正反応を学習できないのか，課題をどう変えればいいかなどの判断が簡単なわけではない．あくまでその反応の正誤の判断のレベルだけでいえばむずかしくないということである．

しかし運動や音の場合，そもそもこうした正誤のレベルで判断がむずかしい場面を経験することがある．それでも常に判断を下していかなければ，対象児へフィードバックすることも課題を変更することもできない．

以下に，目的の動作ができていない場合のさらに詳しい誤り方のタイプを示す．こうした誤りの性質を判断しながら，対応について検討することが大切である．

①必要なことができていない，欠けている：例えば舌縁全体を歯茎にそって接触させることが求められているのに，舌尖部のみが接触して左右の縁が接触しないなどである．色々な方法で，目的の動作を誘導していく．課題を変更していくが，難易度による課題レベルの変更よりも，アプローチ方法の変更が基本である．重要なのは，誤反応を的確に評価して，それを修正できる方法であるかどうかである．

②違う動作をしている：最も典型的なものは音の置換である．/g/ が /d/ になるのは，完全に異なる構音動作をしていることになる．この場合，舌の /g/ の構えを誘導することから始めるが，舌尖が上がり気味で，奥舌挙上が上手くできない子どもがいる．誘導は奥舌挙上を指示するだけでなく，舌尖を下の歯茎に付けるよう指示する．こうすると必然的に舌尖の挙上は抑制される．このように，違う動作を抑制する指示と目的の動作を誘導する指示を同時に出すことで，対応することが有効である．また，アプローチの方法を変更する方が効果的な場合もある．

③余計な動作，必要ない動作をしている：典型は二重構音である．/t/ が /g/ になる子どもに，舌縁を歯間の位置で上の歯列全体に接触させ舌尖破裂を誘導しようとするとき，まれに奥舌も同時に上がって，/g/ の音を二重に産生してしまうことがある．このときは奥舌を下げるという，余計な動作の抑制と舌尖の破裂という正しい動作の誘導が必要になる．②と似ているが，②は必要な動作はできていないのに対し，③は必要な動作もできているところが異なる．

①②③いずれについても，知的発達遅滞，自閉症など対人関係の障害，注意欠陥多動性障害などを合併している場合の対応は，基本的に同じである．ただしすでに述べたように，訓練中，急に課題自体を続ける気がなくなってしまうとか，目的の動作を必ずしも理解できていないまま，偶然を期待して繰り返す場合などもある．改善のスピードも全体に遅く，かつ個人差も大きい．それぞれの障害の特徴に配慮してアプローチすることが何より大切である．

④習熟度の不足：構音訓練とは新しい動作を習得しつつある過程であるため，習熟度が不足しているときには誤反応が出現する．訓練回数が増えれば改善するがその過程では，

音脈，課題の長さなどが影響してくる．

❸ 評価結果の1試行毎のフィードバック

　機能性構音障害の訓練では，対象児が課題運動を1回試みるごとに必ずフィードバックを行う．成人の運動障害性構音障害の臨床などでは，患者が正しい運動や目的の運動を理解できた段階で，フィードバックの頻度を減らしたり，フィードバックの与え方を簡略化したりすることができる．しかし幼少児の訓練では，どんな形でも正誤のフィードバックを，常にし続けることが重要である．多くの子どもにとってフィードバックが消えることは，それ自体が自分が今やっていることが否定されていると感じたり，漠然とした不安を感じさせたりすることになるからである．

　フィードバックはことばでするのが原則だが，ときに試行回数を数える必要があることもあり，数を口頭で数えながら同時にフィードバックするのは困難な場合もある．そのとき1回1回はっきりとうなずくとか，指で丸を作って示すとか，可能なあらゆる方法を用いる．

❹ 課題の変更や選択

　対象児の1つの反応ごとに正誤の判断をする必要があるのは，対象児へのフィードバックだけでなく，課題の変更を決定するさいに重要であることはすでに述べた．

　このとき音や動作に関しては，即座に判断がむずかしい場合があることも指摘した．例えば特異な構音障害で舌が丸く平らに出せない場合，鏡をみながらこの構えを訓練する．短期間で習得できる場合は問題ないが，長期間かかる場合は不十分でも次のステップに上げ，次のステップで実施していく中で改善をはかることがある．そのときどこでステップアップするのか明確な基準はなく，ある程度経験による直感に頼ることになる．

　いずれにしても，反応の正誤は判断しなければならない．そうでないと1回ごとにフィードバックできないだけでなく，課題のステップアップ，ステップダウンができないからである．

　すでに述べたように，正反応が続けば課題をむずかしくし，それをクリアすることの最終的な結果が正常な音の獲得であり，訓練終了を意味する．

　誤反応が続けば課題をやさしくし，やはり正反応を獲得してもらわなければならない．そのうえで再度むずかしい課題にとり組むことになる．1回ごとの正誤の判断と同時に，課題のステップアップとステップダウンの時期や選択する課題，方法，程度などの判断が重要ということになる．

　前述の，
①必要なことができていない，欠けている
②違う動作をしている
③余計な動作，必要ない動作をしている
の場合のアプローチの変更は，同一レベル内での変更とも考えられるが，対象児にとってはアプローチによって難易度が違うから，できたりできなかったりするのであって，ステップの変更という概念は保持しても支障ないと思われる．
④習熟度の不足
　習熟度の不足からくる誤反応に対し，音脈，課題の長さなどを変更するのは，ステップ

の変更に該当するのはいうまでもない．

　この基準は，対象児に対して明確に伝えておかなければ意味がない．対象児へのフィードバックで，正反応は，上手くできていることを誉めるので簡単である．誤反応では，こうした条件のうちどれが問題なのかはっきりさせることが重要である．しかし相手が幼少児であるので，ことばでの説明が有効であるとは限らない．手本を示すなど，より具体的にする必要がある．なお，家族への説明は怠ってはいけない．

　ステップアップは課題自体をむずかしくするだけでなく，先ほどの①〜④の細かい段階を上げていく場合もある．試行回数を増やすとか，1回の試行の時間を長くするというような変更もある．こうした課題の難易度を決める要因を**表5-1**に示した．

　当然基準を変更したときは，対象児にその都度伝えるのが原則である．しかし幼少児の臨床では，かなり細かいステップを上下することもめずらしくない．細かいステップの変更の説明は省略した方がいい場合もある．

　言語聴覚士が自分の頭の中だけで基準を変えてしまうと，対象児は混乱する．

　基準を設定したにもかかわらず，言語聴覚士が基準にそって判断するのがむずかしいときもある．また判断を対象児へ伝えるのも速やかに行う．そうでないと対象児が混乱してしまう．何回か試行しても，判断に一貫性があることが大切である．そうでないとこれも

表5-1　課題の難易度を決める要因

要因の性質	難易度を決める要因	内容あるいは具体例	やさしい	むずかしい	臨床場面での実際
課題	課題自体の要素の数	音の産生課題であれば，音素あるいはモーラ数が要素となる．単語の産生では，モーラ数が多いとむずかしい	要素が少ない	要素が多い	課題は，要素の少ないものから多いものへ．1モーラから徐々にモーラ数を増やすなど
	課題実施の留意点	同じ課題，例えば舌を平らに出す課題で，①力を抜いて，②口角を引きながら，③すばやくなどの留意することがある．これらの留意点を，試行にあたっていくつ意識させるかで難易度が変わる．留意点が増えればむずかしくなる	留意点が少ない	留意点が多い	試行において，留意すべきことが複数あっても，いきなりすべてを要求しない．舌を平らにする課題では，まず，舌の力を抜く，それができたら，口角を引くように指示する．口角を引くと舌に力が入りやすいので，2つとも実現するよう指導する．それが実現できて，早さを要求する
	課題の経験度	その課題を，これまで訓練した回数が多いか少ないか．原則として回数が多い方が課題について理解しているのでやさしいが，課題自体がむずかしく，なかなか進展しないために長くかかっている場合もあるので，配慮が必要である	課題の経験が多い（何度もやっている課題）	経験が少ない（新しい課題）	訓練開始当初は皆経験度は同じだが，複数の課題を行う場合，改善度が異なるので，経験が多い課題と経験が少ない課題が生じる．これらをバランスよく組み込む．[t]の訓練を長くしてきて，[s]の訓練も開始したとき，[s]が多すぎると，疲労感や達成感が低くなりやすく，モチベーションに影響するので，[t]を多め，[s]を少なめにする
	課題の習熟度	その課題がどれくらい完成に近づいているか．経験の多さに比例するが，習熟のスピードは課題によって異なるので注意する	習熟度が高い	習熟度が低い	習熟度の高い課題と低い課題を行う場合，経験と同じようにバランスに配慮する．経験が長いが習熟度が低いものは，苦手意識を持っている可能性もある．逆に，経験が短くて習熟度が高いものには自信がある．苦手なものと，自信のあるもののバランスを適切にする

表5-1の続き

要因の性質	難易度を決める要因	内容あるいは具体例	やさしい	むずかしい	臨床場面での実際
手がかり	使用するか否か	舌を平らに突出する課題で言語聴覚士が手本を示すのは手がかりの1つ	使用する	使用しない	はじめ，手本をみせながら試行し，みせ続ける→時々みせる→語動作のときだけみせる→みせない　というふうに徐々に手本をなくす
	使用する手がかりの性質	動作の手本（視覚的），刺激音の提示（聴覚的），手のひらに息を吹きかける（触覚）など	原則として視覚的，聴覚的，触覚的の順でわかりやすい．ただし，音韻認識の苦手な子どもは聴覚的手がかりがあまり有効でない場合があるなど，子どもによって差があるので見極めが必要		子どもにとってわかりやすい手がかりを使用し，徐々に手がかりを外す．複数使う場合は，よりわかりやすい手がかりを残し，有効性の低いと思われる手がかりから外していく
	使用する手がかりの数	試行時，提示する手がかりの数．吹く動作をみせるだけでは視覚的手がかりのみだが，吹く音（聴覚）に注意をさせて，手のひらにも吹きかけ（触覚）れば，手がかりは3つになる	複数の手がかりを同時に使用する	手がかりが少ない，あるいはない	
介助	内容・回数・頻度	手がかりの1つと考えることもできるが，k，gで舌尖を舌圧子で押さえるなどの直接触を伴う介助．試験的に介助を行っていて，効果が不明の段階は含まない	介助の効果がある場合，すなわち，介助するとでき，介助しないとできないという状態を想定するので，介助がある方が容易	介助なしで実現することを目指すので，介助なしがむずかしい	介助を徐々に減らす．1試行内で10回繰り返す場合，その中で介助を減らす．あるいは，ある試行ではすべて行い，次の試行では全く行わないなど，試行単位で減らす．今日の訓練ではすべて介助するが，次回は減らすなど，言語聴覚士はどの単位で減らすか意識することが重要
試行	1試行内での繰り返し，試行の数，訓練の時間	1試行内で，例えば，音節復唱を繰り返す場合がある．1つの関連性のある課題の時間とその日の全体の訓練時間	試行数や訓練時間は直接難易度を決める要素ではない．訓練方法が適切なら，訓練時間が長いほど，習熟する．しかし，各試行が長い，全体の訓練時間が長いのは，モチベーションや集中の低下につながり，一定以上から効率が下がる		訓練効率を配慮して1試行と休憩時間，全体の訓練時間を決める．習熟度が上がれば，訓練時間は短くなり，訓練の間隔も開く．ターゲットのすべてが完全に習熟すれば，訓練時間が0になり，訓練は終了になる
指示	方法	課題や，特に留意点を意識させる指示をどのように出すかは，年齢が低いほど難易度に影響する	課題や子どもによって異なるので，訓練場面の中で，子どもにわかりやすく説明したあと，子どもにとってわかりやすい手がかりをみつけて決めて行く．例えば，口角を引いて，舌を平らに出す課題で，「イーという時の口の形にするんだよ」と最初に説明し，試行の時に「イーだよ」と声をかける		子どもが，舌を平らにして，口角を引く課題では，1回ごとに，「引いて」「引いて」あるいは「イーだよ」「イーだよ」・・・と繰り返す．上手になるに従い，徐々に指示を2回に1回，5回に1回，10回に1回，崩れたときだけと減らしていく
	回数・頻度	1試行中に，指示をどれくらいの回数，あるいはどれくらいの頻度で出すかは重要である	指示の頻度が多いほどやさしい	減らせばむずかしくなる	
報酬	内容・回数・頻度	試行して，うまくできたときに，それを伝えるのが報酬である．原則1試行ごとに正しくできたか，誤りかを伝えることが重要．一まとまりの訓練を行って，その頑張りに対して，シールやおやつなどをご褒美として与える報酬もある	シールやおやつなど，ものや食べものなどの物的報酬がわかりやすい	ことばで誉められたり，自分でできたことに喜びを感じる達成感など精神的な報酬は，理解しにくいが，一度理解できると効果が高い	最初は，ことばや身振りで誉めることと，シールなどの報酬を併用し，徐々に物的報酬を減らしていく．自分がある音が産生できていないことを自覚している子どもでは，訓練が進むにつれできるようになっているという自覚が生まれると，達成感だけで十分訓練が成立する

対象児が何をしていいか迷う要因になる．逆にフィードバックが速やかで一貫性があると，対象児は今のやり方で課題を続ければいいのだと安心し，自信をもって課題への努力がで

きる．

　判断できないとき，迷うとき，方法がすぐにみつからないときは，無理に進んだりせずに，絶対にできる安全なところに戻る．安全な場所を作っておくことが必要である．それは，対象児がここはできると思っている課題で，すなわち対象児自身が安全なところであると自覚していることが望ましい．

　スタート時のレベル設定は，まず100％できる段階をみつけ，そこからワンステップを上げたときほとんどできないが，訓練課題を数試行すると若干でもできるようになる段階とする．設定が適切であれば，訓練課題をさらに続けて行えば，短時間で正反応の率が上昇してくる．

　このときレベルを1つ下げれば100％正反応になるが，1つ上げると全くできない，あるいはほとんどできないという状況が持続してしまう状態に陥ることがある．

　機能性構音障害での言語聴覚士の力量を決めるのは，このときに，
　ア．阻害している要因を速やかにみつけられるか
　イ．それを解消するための的確な指示がすぐに出せるか
　ウ．そのレベルの問題に対する異なるアプローチ方法をどれだけ豊富にもっているか
　エ．それでもむずかしい場合は，その2つのレベルの間で予測しない停滞している要因が存在する．その要因を抽出し，かつ習得のためのしぼりこんだ課題を設定できるか
ということに依存してくる．これらについては，「(2) 訓練の実際」（2節 ③ 4. 176頁参照）の項で具体的に解説する．

　特異な機能性構音障害とした群では，それが困難な場合が多くなる．この場合100％の正反応を通過基準とすると，なかなか先に進めない．多くの課題は，課題のステップが上がっても，極端に難度が上がるわけではないので，10試行で8回程度の正反応があるのを，段階を上げる基準にすることもある．しかし課題によってはその基準が違うので，詳細は，「(2) 訓練の実際」（2節 ③ 4. 176頁参照）の項目で述べる．

❺ 指示の仕方

　機能性構音障害の臨床で対象となる子どもは評価対象も含めると3～9歳くらいまでの子どもが中心である．指示の仕方は大人とは大分違い，配慮が必要である．

　①具体的である．言い換えると抽象的でない：当然ながら，説明は具体的でなければならない．「舌（ベロ）の先を下げて」よりも「舌（ベロ）の先を，下の歯の内側に付けて」という方がわかりやすい．必要があれば，指でさわるべき舌の先と歯の内側をそれぞれ指し示してあげる．指し示すのは対象児の口でも言語聴覚士の口でもいいが，鏡などを使って対象児の口を視覚的にフィードバックさせながら行う．

　②色々な表現をする：舌を歯の間の位置で平らに構えるのは，t，d，s，zなど舌尖歯茎音の訓練でよく使われる．このとき口角をいっぱいに引くことが誘導のポイントであるが，「『イー』といってみて」という誘導でむずかしければ，犬歯のあたりを示して「この歯がみえるようにして」と誘導の仕方や説明の仕方を変えるのは有効である．

　③複数の阻害要因，失敗の要素，注意すべき点があるとき同時に指摘しない：これは，指示の仕方だけでなく，アプローチの設定の問題でもある．例えばsの誘導では，少なくとも3段階の操作がある．

a. 舌を平らに歯間で構える．
　　　b. 舌尖の位置で狭めをつくる．
　　　c. 舌尖から軟らかく呼気を出す．

　最初からこの3点を指示してしまうと，理解できなかったり実現できなかったりすることがある．最初に舌の構えだけ指示する．それができたら狭めを指示する．それができてはじめて，呼気操作を指示するという具合である．

　④特別な用語や専門用語でなく，幼少児に理解できることばを使う：当然であるが，舌尖ではなく「ベロのさき（っちょ）」を用いる．

　⑤必要があれば，その場面限りの用語を作る：無声音の呼気を「息（いき）」と呼び，有声音を「声」と呼ぶなどである．

　⑥必要があれば，ある内容を表す新しい語を作る：同様に呼び名は，言語聴覚士と対象児だけに通用する新造語を作成して用いてもよい．

6　モチベーションの維持

　幼少児の臨床で特に重要である．成人の臨床でも重要性は変わらないが，幼少児では，実施している課題の一場面ごとにその配慮がなされるかによって，訓練成果が左右されるという点でおろそかにできないのである．

　①できていることを常に伝える：子どもは上手くいっている場合に，誉められることで安心し，訓練を継続する意欲や自信をもつことができる．大げさなくらい誉めることが大切である．小学校高学年以上になると，大げさに誉められることに躊躇や抵抗を示すこともあるので，そういう様子がみてとれたら控えればよい．言語聴覚士自身が，子どもが上手くできたことを喜び，その気持ちを素直に伝えることで目的が達成されることが望ましい．そういう状態での誉め方は，大げさであっても不自然ではない．

　②できていないときは，はげましながら誤りを伝える．疑問の形で伝える：すでに述べたように，できていないときは何らかの形で誤りであることを伝えなければならない．そうでないと，誤りを正しい反応と思い，それを繰り返すことで定着させてしまう結果になる．しかし誤りであることを伝えると，モチベーションは下がりやすい．

　そこで，基本的に否定的な表現を避け，誤りではあるが対象児を肯定するような伝わり方になるよう工夫する．

　「失敗して，残念」という表現は，対象児の努力を肯定する姿勢を伝えている．あるいは別のできている要素について誉めながら，課題については「少し違った．残念」という姿勢で伝える．例えば，「舌の平らは上手くできていたよ．息がちょっと強すぎちゃった．おしい」といった表現となる．

　③誤りではあっても，正しい方向に進んでいることを伝える．ほとんどできていて，もう少しであると伝える：「おしい」「もう少し」「80点」などの表現を，使用することが多い．

　④本人が不安なときも誉める．自信がついてくるまで誉める：それでも「もうちょっと」という表現が続いてしまえば，誰でも今自分のやっていることに不安になる．そのときタイミングよく，「だんだん上手になっているとか」，「もう少しでできそうだ」とか，正しい方向に進んでいることを伝えてあげることが必要である．ただし実際に上手く進んでいない状態が続くときには，課題の変更が必要なのはいうまでもない．誤反応が連続しているのを，誉めるだけで解決しようとしてはいけない．

⑤プライドの強い子，自信のない子を誉める：プライドの強い子，逆に気が弱くて自信のない子は，ちょっと否定されただけで，極端に落ち込むことが多く，立ち直りにも時間がかかる．筆者は，/so/の訓練で，/so/を含む単語を復唱しているとき，課題語として/へたくそ/と提示した瞬間，否定されたと勘違いした対象児に泣き出された経験がある．

できるだけ否定的でない修正のことばを使い，常に誉め，はげますことが重要である．

第5章 機能訓練

2 訓練の実際

I 教材および報酬

訓練に用いる道具・材料としては機材や機器類の他に，具体的な課題を実施するための限定した目的をもって使用するものや対象児に合わせて作製するものがあり，こうした材料を教材という．また訓練で正しい反応をした場合に，それを誉め定着させるために使う材料を報酬と呼ぶ．仕事における対価を想像しやすいし，心理学的にも動物に対する条件付けではともかく，幼少児への言語聴覚療法でふさわしい表現とはいいがたい．少なくとも家族への指導で，そのまま使用するのは控える性質の表現である．学習心理学の用語として定着して用いられているのでここではそのまま使用するが，よりふさわしい名称を言語障害領域で検討してほしい．

さて，機能性構音障害に用いる教材や報酬は非常に重要である．というのは，構音訓練は幼少児を対象とした訓練であるから，機能性構音障害の「1節 ② 訓練の原理」（129頁参照）の項で述べたフィードバックやモチベーションの維持などの意味を考えると，教材や報酬の影響は極めて大きい．

1 報酬や教材の条件

子どもの臨床において，よい教材や報酬にはいくつかの条件が必要である．これらをふまえて，より効率のよい教材・報酬を作製する必要がある．ここでは教材・報酬の条件を検討したうえで，具体的に教材・報酬のいくつかについて解説する．

教材，報酬に求められる色々な条件を整理してみると，第1にモチベーションの確保と維持という役割が大きい．第2に結果が確認でき，反応の正誤をフィードバックできることが必要である．第3に進行状況が確認できることが訓練進行上，大変有効である．これら3つのうち，より多くの要因が1つの教材で実現されることが望まれているといえる．

(1) モチベーションの確保と維持

教材の条件としては，訓練へのモチベーションがわきそれが維持できるという点を，やはり最初にあげたい．幼少児の臨床ではとにかく対象児が，言語聴覚士の求める課題をやろうとしてくれなければ，決して訓練効果に結び付かない．

1. 興味を引く

教材自体が，面白そうだと思ってもらえる，興味をもってもらえることが大切である．みてすぐ，楽しそうだと思ってもらえなければ意味が薄れる．みた瞬間は面白さが見当つかないがやってみると面白いというのは，工夫によって使えないわけではないが，やってくれるまでに苦労したり説明に時間がかかったりするので，効率が悪いだけでなく成功率

も低いことになる．また，あまり単純すぎると，数回やって飽きてしまうということになりやすいので，これも効率が悪い．すぐに面白いことがわかり，その面白さが持続することが重要なのである．

興味を引くということの中には，物質的な報酬の部分もあり，それを手に入れたい，それが欲しいというものも含まれる．

2. 変化がつけられる

面白さが持続するためには，変化があることが必要である．飽きられるのは，たいがい単純というより単調だからである．単純でも変化があれば興味は持続する．一般的に考えれば，変化をつけるにはゲーム性をとり込むのが簡単である．ゲームが続けられるのは，「勝ち負け」の要素があることや偶然性があることが重要である．そういう要素があるものは単純だが，毎回やっても飽きない．一方あまり複雑なゲームは，幼少児に直感的に理解できにくいだけでなく，教えるのにも実施するのにも時間がかかったり，途中でやめにくかったりして，全体的にコントロールしにくいので薦められない．例えば課題が10回上手にできたら，人生ゲームのサイコロを1回振れるという報酬が臨床にそぐわないことは，容易に想像がつく．そこまで極端になると笑われるかもしれないが，言語聴覚士を目指す学生や新人言語聴覚士が，面白さを求めてゲーム性を追及するうち，いつのまにか非実用的な報酬を作り出していることは少なくない．

3. 運用が簡単でコントロールしやすい

単純であることにはすでに述べたように，面白さが説明などしないですぐにわかるという最大のメリットがある．しかしそれだけではなく，単純ということは，制約が少なく運用上コントロールしやすいという点も大きい．

機能性構音障害の訓練は構音運動の訓練であり，課題が上手くできかけたときは，集中的にその運動を繰り返したいという場合がよく起こる．例えば10回課題を行ったら1つコマを進めるルールで行うというような単純なルールにしておけば，続けたいときは30回課題を行って3コマをまとめて進める．ところが，10回で必ずやめなければいけないような厳密なルールにしてしまうと，まとめて連続して課題をやりたいときにも中断させられてしまうことになる．

4. 幅広い課題に応用できる

単純であることのメリットはコントロールしやすいことと密接に関連するが，訓練の色々な課題や段階で使えるということがある．「訓練の構成と訓練方針決定」（③機能訓練 1．160頁参照）で述べるように，機能訓練は，舌を平らに保つとか口唇を破裂させるとかの基礎的な運動の段階である音節レベルから，できるだけたくさんの単語を復唱していう段階，単語を自発的にいう段階，文章レベルでの音読課題まで幅が広い．段階が上に上がっていくと，報酬がいらなくなるということもあるが，1つの教材が，できるだけ幅広く異なる課題で使用できると大変便利である．

5. 安価で簡単に作製できる

もう1つは，単純な方が簡単に作れるという点も見逃せない．次項で述べるように，多くの場合，言語聴覚士自身が報酬，教材を作製する．このとき，複雑では作製に時間もかかり，言語聴覚士の負担が大きくなる．臨床現場では教材をゆっくり作製する時間的なゆとりはない．材料を購入して作製するにしても安価であるし，何らかの既製品を購入して応用するにしても，単純なものの方が安いので購入しやすい．臨床現場は経済的なゆとり

もないのが普通である．

6. スタンダード（普遍的）であるか最新（流行）であるか

スタンダード（普遍的）であるか最新（流行）であるかという要素は，興味のわきやすさに関わってくるので，あえて1つの要因としてとり上げておく．スタンダートのものとは，例えばディズニーキャラクターなどである．どの年代でも関心があり，人気がすたれない．いったん作製すると，長期間使用し続けることができる．

最新のものというのは，そのときの人気テレビ番組の人気キャラクターなどである．やはり，興味の示し方は非常に強く，モチベーションの点では最も優れている．しかし一定期間で人気が下降し，その後はあまり興味を示されなくなるという性質もある．言語聴覚士としては，常にその時代の最新のキャラクターを素材にした教材，報酬を作製し続けなければならない．

(2) 正誤のフィードバック

同時に教材や報酬は，反応が正しかったことを伝え，正しい反応をしたことを誉めるという役割をもっている．反応が正しかったら，先に進めるとかこれがもらえるということで，それによって正しかったことを伝えているのである．もし正しくないときは，先に進めない，手に入らないということになる．

前提としては子どもは，その教材や報酬をやってみたい，手に入れたいと思うことで，前項で述べたようにモチベーションの確保，維持するものである．そうしたモチベーションを，反応の正誤とは関係なく使用することもできるわけで，その場合は反応が誤っていても，課題を進めたり褒美をあげたりすることになる．正誤のフィードバックは，教材や報酬とは別に誉めることばだけにして課題を進行させることもできるが，正反応のときにだけ進んだり褒美をあげたりという使い方で，さらに学習効果が上がることが多い．ただし，使い方を誤ると逆効果なので注意する．その日の訓練計画では20枚のシールを貼って終了する予定でいたところ，正しい反応が少なく誤りの方が多くて時間内に正反応のシールが2枚しか貼れなかったら，訓練プログラムに問題があることになる．すなわちレベルの設定ミスか，課題の選択が不適切だったということになる．言語聴覚士の失敗である．詳細は「1節 訓練の原理と原則」(128頁)を参照してほしい．

なお課題の最初は，褒美がもらえていることやゲームがどんどん進んでいることが，報酬としての役割を果たしているが，言語聴覚士や家族のことばかけや態度，行動も大きく影響していることを忘れてはいけない．徐々に，物理的な報酬ではなく誉めることばに対して，より強く喜ぶように方向付ける意識が大切である．最終的には課題が進むにつれ，また精神的に成長するにつれ，自分が上手くできたという自覚すなわち達成感とか満足感などが報酬となっていく．実際訓練経過の初期から対象児の内面に，誉めることばや自身の達成感といった精神的な報酬に喜びを感じて，次の課題に進もうとする場面が少なからずみられる．物理的な報酬からできるだけ早く脱却し，精神的な報酬に移行する意識は，幼少児の臨床において言語聴覚士にとって最も大切なものの1つである．

(3) 進行状況の把握

進行状況を把握できることは，結果的にモチベーションの維持にもつながる．幼少児の集中力はそれほど長くは続かない．特に注意欠陥多動性障害や自閉的な子ども，知的発達遅滞に関していえるが，まず始めるときに，その日やる予定の全量を伝えること，そして進行するにつれてどこまで進んでいるかを理解することが，対象児が集中を続けられる要

素となる.

　簡単なことで，ほとんどの言語聴覚士が意識していないことだが，成人の臨床でも同じである．精神機能低下や高次脳機能障害の方では，言語聴覚士が進行状況を伝えて「残り何分くらいですから，頑張りましょう」と励ますことがあるが，そんなときには幼少児の臨床と同じ状況であることに気付かされる．しかし，普通の成人の訓練では，訓練時間が40分であるとかそのセッションが何時から何時までであるとか，あらかじめ知らされている．したがって患者は，その回の訓練の全体量を把握してスタートしており，進行状況も自身で時間をみながら判断できる．ご本人が，「半分終わった」とか「疲れてきたけど，残り10分だ」というように，自らモチベーションや集中を維持しているのである．注意深い言語聴覚士は，こうしたときにさりげなく進行状況に注意を促し，集中を保つ配慮をしているが，あまり意識していない言語聴覚士が多いのも事実である．

　幼少児の場合は，本人が訓練の全体量を理解してかつ進行状況を時間をみながら把握し，モチベーションを維持するなどということはほとんどあり得ない．したがって，進行状況に言語聴覚士が配慮することは臨床上，成人以上に大切である．

　全体量と進行状況の把握は，幼少児の場合，視覚的・感覚的にとらえられる工夫が必要である．数字や数の概念が成立していて時計がわかれば時計で知らせてもいいが，それくらいであるとある程度自分で把握できていることもある．時計がきちんと理解できていなくても，単純に「長い針がここまで（実際に文字盤で指し示しながら）きたら終わり」，「もう半分きたね」など文字盤上で示せば，視覚的で感覚的な提示になる．

　その日予定された課題を，すべて示すのも1つの方法ではある．例えば呼称課題で予定している絵カードをすべて示す．そしてカードの減り具合を示しながら，進行状況を知らせる方法である．

　しかし使用する教材が，そのまま進行状況を示してくれれば便利である．

2　教材と報酬の実際

　前項で教材および報酬の条件を述べたが，これらの条件を確認し教材の選択や作製の参考にしてもらうために，ここでは教材の実例を示し要点を説明する．

(1) シールとシール貼り台紙

　図5-3に，シールとシール貼り台紙（以下台紙）を示した．

1. モチベーションの確保と維持

　シールと台紙は，教材としての条件をよく満たしているので使用頻度が極めて高く，実際効果が著しい．他の教材で，これに匹敵するものを探すのは困難である．

　使い方は，その日準備した課題を一定の量上手に行ったら，台紙の上にシールを1枚貼る方法が基本である．貼る部分は，台紙1枚に20カ所程度ありそのすべてにシールが貼れた段階で終了とする．

　① 興味を引く：まず，シール自体に興味をもつ子どもが多い．「シールで遊ぼう」というだけでほとんどの子どもが興味を示す．続いて台紙を示した時点で，さらに興味を示すことが多い．シールと台紙は種類が多ければ多いほどよい．台紙は塗り絵にもなる．順番にシールを貼るだけなので，シールと台紙をみた瞬間に何をしようとしているのか，どんなものなのかすぐにわかる．

　シールは既製品を購入するのが普通であるが，手間と時間を惜しまなければ，パソコン

を使用して，オリジナルシールを作成することも可能である．しかし臨床の場面では，通常それだけの余裕はない．一方台紙は，既製品はないのでオリジナルを作成する．台紙にテレビのキャラクターなどを配置すると喜ばれるが，著作権に配慮が必要である．すごろく風に順番に貼るタイプ（図5-3），順番は特に問わないタイプ，目玉シールを目の位置に貼るタイプなど色々工夫できる．

　シールと台紙は，終了後褒美として渡すとよい．もって帰りたいという気持ちもモチベーションにつながっている．

　② 変化がつけられる：シールと台紙は，基本的なルールは順番にシールを貼るだけで単純である．しかし台紙の絵によっては，すごろく遊びのようにスタートからゴールに向かって進むように設定して，ゲーム性をもたせている．また単純にしてあるので，シールを貼るたびにシールや台紙の絵について話すことで，興味を持続させることができる．

　③ 運用が簡単でコントロールしやすい：単純なので運用上コントロールしやすいという条件も満たしている．

　基本的には台紙は子どもに選ばせる方がモチベーションを保ちやすい．子どもの選んだ台紙のシールを貼る場所の数が，予定している課題にとって少ないこともあるが，こうした台紙なら書き込み，書き足すことが簡単にできる．また10回課題を行ったら1枚貼るのではなく，20回あるいは30回貼ったら1枚貼るというルールに変えるのも簡単である．10回繰り返した段階で中断したくない場合，30回連続して行ってしまう．そして「30回やったね」とシールを3枚渡すこともできる．

　シールも台紙も複数種類準備し，臨床場面で時間的な余裕があるときは，子ども自身に選んでもらう．その方が当然モチベーションは高くなる．しかし多くの子どもは，シールや台紙が魅力的であればあるほど選ぶのに時間がかかるので，注意が必要である．

　④ 幅広い課題に応用できる：シールと台紙は，機能訓練のほとんどの段階で使用できる．訓練の段階のうち舌を平らに出す構音の構えのレベルから，音節の復唱，単語の産生，文の音読というように，ほとんどどの段階でも利用できる．

　それは，舌を20数える間平らに出したら1枚とか，1つの音節を10回いったら1枚，10個の単語をいったら1枚，あるいは文章をここからここまで読んだら1枚というように，色々な反応に対して，シールを使う基準を自由に決めることができるからである．

　ホームワークでもシールと台紙を使用することができるのは，この応用性によるところが大きい（「→ ②家族指導，環境調整とホームワーク3．ホームワーク」156頁参照）．

　⑤ 安価で簡単に作成できる：台紙を作成するのは極めて簡単であり，費用もかからない．インターネットなどから，無料の画像をダウンロードして作成することも簡単にできる．

　⑥ スタンダード（普遍的）であるか最新（流行）であるか：スタンダードなものや流行のものは，台紙のデザインとして比較的簡単にとり入れられる．スタンダードなものは低年齢の子どもの反応がよく，流行のものはやや上の年齢の子どもが反応してくれる．いずれにしても随時作成して，ストックしておく方が便利である．子どもが自分で描いてきたものをファイルに入れてほしいということがあるほど，子どもにとっては興味が強い．

2．正誤のフィードバック

　同時に，シールと台紙は当然，正反応を誉めるという役割をもたせることができる．10回正しくできたら，シールを1枚貼るという使い方ができるからである．ただし，失敗し

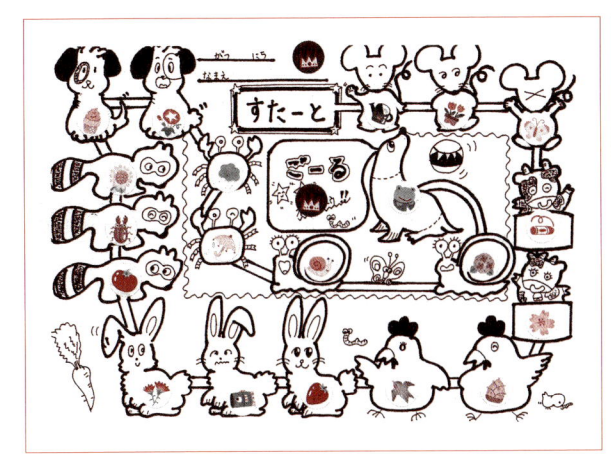

図5-3 シールとシール貼り台紙

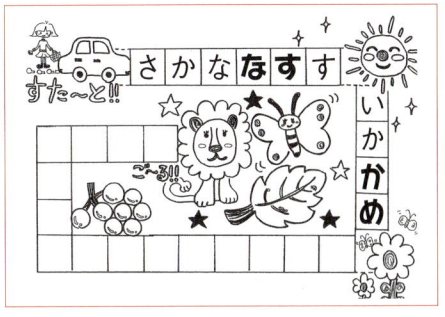

図5-4 文字数すごろく
しりとりや，条件を決めて交代での単語の想起，複数の絵カードを交互に引いてその名称を書くなどでマスを埋めゴールを目指す．用紙を2枚用意し，先にゴールをした方が勝ちなど様々なルールでゲームを楽しみながら，語想起や音韻，文字訓練などに用いる

たら貼れないという面を強調することは避ける．

3．進行状況の把握

シールと台紙には，進行状況を把握できるという要因も大きい．最初に台紙を提示した段階で，台紙にシールが全部貼れたら終了であることをしっかり伝える．

進行中も，貼られたシールの数を数えながら「20のうち，10までできたね，半分終わったね」などと，一緒に確認できる．時計などではむずかしい子どもでも，視覚的・感覚的に進行状況が把握できる．

（2）文字数すごろく

図5-4に文字数すごろくの用紙と道具を示した．方法は簡単である．対象児と言語聴覚士が1対1で対戦するゲーム形式とする．用紙をそれぞれ1枚ずつもつ．順番を決め，絵の中身がみえないようにした状態の多数の絵カードから1枚の絵を引く．まず，引いた絵の名称を発話する．それから，飛行機の絵を引いたら「ひこうき」という具合に，引いた絵の名称を平仮名で用紙に書き込んでいく．交互に行い，用紙のマスの最後まで先に書き込めた方を勝ちとする．すなわちできるだけ長い名称のカードを引いた方が勝ちとなる．家族や実習生などを含めて，3人以上での対抗戦でも実施できる．適用は，単語レベルでのキャリーオーバーを目指してのランダムな産生や，モーラ数の把握の訓練，文字訓練の書字のレベルなどである．対象児に発話させたり課題をさせるのが目的であるから，対象児以外の順番でも発話させたりして反応を求めるのが普通である．

1．モチベーションの確保と維持

① 興味を引く：文字数すごろくはゲーム形式なので説明しないと内容がわからず，瞬間的に興味がわくということは期待できない．しかし，文字が書ける子どもには理解がむずかしくなくいったん理解できたり1度やってみたりすると，興味をもたれやすい．

② 変化がつけられる：勝敗があることと，引いた絵の名称の長さによって勝敗が決まる偶然に依存するゲーム性をもたせている点で，興味が持続しやすい．毎回，同じ方法でやってもかなり長期間飽きずに続けることが可能である．

③ 運用が簡単でコントロールしやすい：単純ではあるがゲームのルールが決まっていて，また無作為に引いた絵カードを利用するので，運用上のコントロールはしにくい．

④ 幅広い課題に応用できる：同じ理由で，適用になる課題はあまり多くない．

⑤ 安価で簡単に作成できる：用紙を作成するのは極めて簡単であり，費用もかからない．バリエーションもシール台紙ほどは必要ない．

⑥ スタンダード（普遍的）であるか最新（流行）であるか：キャラクターなどを利用しないので，こうした要素は関与しない．

2. 正誤のフィードバック

課題提示の方法なので，報酬としての役割はない．

3. 進行状況の把握

全体量と進行状況は把握できる．かかる時間もおおむね計算できる．途中で終了にしにくい．

　　教材・報酬の条件を具体的に考えるために，2つの教材を例にとった．他にも多くの教材が用いられるし，教材は訓練目的に合わせて創意工夫し，作製していくものである．

　　しかし，臨床では，作製のためにかけられる時間や費用などに制限がある．時間や費用を考えずにやみくもに教材を作製することは，普通の臨床現場では，批判の対象にさえなることを理解すべきである．言語聴覚士は，臨床現場の制約も含めた条件を論理的に吟味し，総合的に最適な教材の作製を心がけなければならない．

2 家族指導，環境調整とホームワーク

　　機能性構音障害は，発声発語器官に異常がないので原則として完治する．しかし特異な構音障害では，軽度の歪みが残る場合がある（→「第3章1節 ②特異な構音障害の臨床の流れ」45頁参照）．また訓練経過において，家族や周囲が不適切な接し方をすると，改善が停滞することがあり，まれに悪化したり，吃音など別の問題を生じさせたりする恐れもある．したがって，訓練経過における家族への指導や，必要に応じた幼稚園や学校などでの環境調整が重要になる．

　　また，訓練施設において行う1対1の訓練だけでは，なかなか効果があがらない．そこでホームワークで補うことになるが，これも不適切に行うと効果があがらないだけでなく，誤動作を学習する恐れもある．

　　ここでは，家族指導，環境調整およびホームワークの留意点を中心に述べる．具体的なことは，訓練の各課題の項目で説明する．

1 家族指導

　　家族，特に母親の役割は大きい．母親の心理は，子どもの訓練時のモチベーションや集中，ホームワークの成果，日常生活でのキャリーオーバーまでのあらゆる場面で影響を与える．したがって訓練開始時から，丁寧なアドバイスが必要である．この項目は，便宜上家族指導としたが，その内容の多くの部分はインフォームドコンセントの要素を含んでいる．そうした内容に関しては，インフォームドコンセントの理念にのっとって実施されなければならないのは当然である．

（1）現状の説明

1. 機能性構音障害とは何か

　　まず，機能性構音障害とは，①発声発語器官に問題がないこと，②知的な問題や注意欠

陥多動性障害などの行動の問題がないこと，③聴覚の問題がないこと，しかし構音のみに問題がある状態であるということを説明する．次に，こうした問題がないのにもかかわらず，構音の問題が起こる原因は不明であるが，構音の獲得だけが遅れている状態か，間違った構音の癖をたまたま覚えてしまった状態かのいずれかであることを説明する．また，構音の正常な獲得についても説明する．説明の仕方が重要で，専門用語などを用いずこうした問題を納得してもらうのは，簡単ではない．普段から，わかりやすい表現を準備しておくべきである．

2. 現状（評価）を伝える

続いて評価の結果，対象児には①発声発語器官の問題，②知的な問題や行動の問題，③聴覚の問題がなかったこと，そうした問題がないとどうして判断できたかを説明する．多くの家族が，自分の接し方や育て方に問題があったのではないかという不安も抱えている．それが，一次的な原因にはなりえないことを説明することが必要である．ただし必要以上のプレッシャーをかけているなど，接し方が不適切な場合は確かにあるので，その場合は構音障害の原因ではないが，改善を妨げる要因になっている可能性があることは説明する．

続いて構音障害の具体的な症状について説明する．どの音がどのように誤っているかを丁寧に説明する．図で示したり，模型を用いたりすることが親切である．

いうまでもないが，特異な構音障害であったり，他の障害を合併したりしている場合は，別に後述のような説明が必要である．

（2）予後の説明と方針の決定

1. 予後

単純な構音障害は完治する．このことを伝えることは，家族の心理的な面をケアするうえで，非常に重要である．言語聴覚士にとっては，機能性構音障害は治癒するということは常識であるが，家族にとってはこのまま障害が残るのではないかという不安は極めて大きい．そういう不必要な不安を開始の時点で排除することは，家族本人にとっても大切なことだが，その後の訓練や家庭での接し方，ホームワークの実施にも影響してくる．不安やあせりがあると子どもに不適切な関わり方をしてしまい，改善が渋滞する原因になりかねない．

反対に，訓練初回から安心することができれば，その後の関わりにゆとりが生じる．すぐに訓練を開始せずに経過を観察するような場合は，特に心理的な余裕が必要である．

このとき言語聴覚士が確信をもって伝えることができるかどうかは，家族の安心の度合いや信頼の程度に関係する．言語聴覚士に自信がなければ，不安が伝わる．

2. 方針

受診の時期によって方針は異なる．大きな点では，経過観察か訓練開始かの判断が必要である．最終的な判断は家族がすべきであるが，言語聴覚士は家族が判断するための選択肢とその根拠を伝えなければならない．経過観察を選択した場合の観察期間，訓練開始の目安あるいは訓練を開始した場合，訓練終了までの予定期間，訓練頻度や1回の訓練時間なども説明しなければ，家族は総合的な判断ができない．最終的に家族の判断を確認して，訓練（経過観察を含む）を開始する．

常にわからないことは質問できること，方針等を変更できること，希望や不満をいつでもいえることなども説明しておく．

具体的なレベルの説明は訓練を実施しながらでよいが，訓練プログラムの概要については説明が必要である．複数の誤り音があれば，どの順に行うかまた訓練の基本的な原理はどんなものかも簡単に説明することで安心する．

（3）全般的な注意
1. 検査・訓練をみせる
　検査や訓練の様子は，同席して観察してもらうのが原則である．例外は子どもが家族の同席をいやがって同席すると訓練ができない場合か，通常あり得ないが家族が同席を拒否する場合だけである．

　子どもが拒否するというのも極めてまれであるが，万一そうした場合は家族と納得のうえで同席せずに行うが，子どもは構音が可能になってきたりすると拒否しなくなることが多いので，訓練のたびに確認しできるだけ早く同席を実現する．

　検査や訓練の様子をみるのは，基本的に家族の権利と考えてよい．言語聴覚士が同席，見学を拒否できる根拠はない．また同席を前提とするのは，家族の権利という観点だけでなく訓練等の効果からいっても，同席して観察してもらうのが望ましい．万一，家族が拒否する場合，このことを説明して同席を促す．

　訓練等の効果から同席が望ましいのは，子どもの状態を理解してもらうために見学が最も合理的だからである．「（4）具体的な指導」で述べるように，訓練内容と改善経過について説明するのも言語聴覚士の義務であるが，ことばだけで説明して理解してもらうのは困難なことが多い．また，訓練中の課題の一部をホームワークの課題とするので，その実施方法を理解してもらうためにも見学は必須である．見学することなしに，訓練終了後にホームワークのための説明をしても十分に伝わらないことが多い．特に誤動作を学習しやすいような微細なポイントほど，訓練の流れの中で説明しなければ理解しにくい．例えば舌を平らにする必要があるときに，舌が尖ってしまう場合を想定してみる．訓練中尖った状態が観察されたら，その場で家族に舌の状態を示しながら「このように，舌が尖るのはよくないので，ホームワーク中そうなったら，中止してください」と伝えれば，家族も正確に理解できる．しかし訓練中に舌の動作が改善して，終了時には舌が尖る状態がなくなっているような場合，家族は訓練を観察していないので，その状態を具体的にみていない．にもかかわらず，終了時にことばだけで「舌が尖ったら，中止してください」と説明されても，理解できていないことが少なくない．結果的に舌が尖ったまま家で訓練をすれば，誤動作の学習となる．

　実際，訓練中にホームワークを想定して，重要なポイントをその都度家族に説明することは非常に多い．

　もう1つ同席することの意味は，家族が改善を実感できることである．家族がみている前で短期間で改善することほど，家族を安心させるものはない．どんなにことばを尽くすよりも，効果的である．

2. 訓練および改善経過について説明する
　訓練の様子は，観察しているだけではわからないことが多い．経過がよい場合，すなわちそれまでできなかった/k/が正しく実現できたような場合は，すぐに理解できるのでそれほど説明はいらない．むしろ正しく産生できていないときこそ，丁寧な説明が必要なのである．訓練のステップはどのように想定していて，現在どこまでできてどこまでできていないかの説明をきちんとすることが，信頼関係を保つ秘訣である．訓練に同席させな

い，訓練の内容や結果，改善経過を説明しないのは論外である．

（4）具体的な指導

1．経過観察および訓練の全期間を通じて留意する点

① 子どもを肯定する：対象児の構音が同じ年齢の子どもと比べて遅くても，基本的に他の子どもと同じように扱うことが重要である．それは，対象児の現状を全面的に肯定することである．

すべての子どもは，基本的に構音を自力で習得する．対象児に今誤りが起こっているのは，自己習得の遅れか失敗である．このとき正しく習得させるには，自己習得の力を利用しての習得を待つか，正しい誘導をして習得させるしかなく，それ以外の働きかけはすべて無効である．

しかし家族の多くは，対象児の構音が未獲得であることに，不安やあせりを感じており，早くできるようになってほしいという一念で /t/ の音を口型模倣で誘導するような自己流の誤った方法で治そうとしたり，以下の③〜⑥に示すような不適切な働きかけをしていることが多い．こうした働きかけをするということは，家族の意図とは違って構音の獲得には結び付かないため，結果的には子どもにとって，誤っていることを指摘されただけの意味しかないことになる．これは子どもを否定しているだけで，結果的に子どもは萎縮し，緊張し，自己習得を阻害することにもなりかねない．

緊張が，吃音の誘発原因になることもあり得る．吃音については「家族が，自分のことばを否定的にとらえている」と，子どもが感じることがきっかけになっている場合があることも指摘されている．また親子の関係にも悪影響をもたらし，よりよいコミュニケーション態度の育成にも支障を起こしかねない．

基本的に子どもを肯定すること，構音ができないことを肯定することから始める．そのためにも言語聴覚士は，構音障害が完治することを，確信をもって家族に伝える必要がある．不安が消えなければ家族は，子どもの構音の未熟を決して肯定できない．

② できたときに誉める：自力での獲得の途中の子どもや，訓練で意識的に構音可能になってキャリーオーバーを目指す段階の子どもは，ある音ができたりできなかったりのいわゆる浮動的な獲得の状態にあることが多い．こうしたとき家族は不安があるので，できかかっている音ができなかったときについつい注意してしまいがちである．せっかくできかかっているのに，注意しないとできなくなってしまうという不安に後押しされてのことである．これが子どもを否定することになるのは明白なのだが，不安をもった家族には理解しにくい．

本当に子どもの構音を定着させるために必要なのは，目的の音ができたときに誉めることである．誉められた子どもは，自分がそして自分がしたことが肯定されたと感じて，次も上手にしたい，もう一度上手にしたいと考える．できかかっている構音を定着させる最善の方法である．このことを家族に十分理解してもらわなければならない．

③ 間違いを指摘していい直しをさせない：①②で述べた子どもを肯定する，誉めるの反対の働きかけで，対象児を否定することになる．浮動的な状態のときにおかしやすい誤りである．

④ 「ゆっくり話せ」といわない：同じように子どもが誤った構音をしているときに，ゆっくり話すように指示する家族がいる．ゆっくり話すだけで獲得できるなら，すでに自己習得できているはずである．ゆっくり話せという指示は，習得に何の効果もなく，ただ誤っ

ていることを指摘するだけである．

⑤ 試さない：浮動的な獲得段階でおかしやすい家族の失敗であるが，上手くできているか確かめたくて，獲得中の音をいわせようとすることがある．これも子どもにとっては，獲得途中の音に注意しろというプレッシャーになることはあっても，獲得を助けることにはならない．家族の自己満足になるだけである．言語聴覚士の行う検査は，子どもを試すことにならないのかという疑問をもつ家族があれば，言語聴覚士の検査は子どものプレッシャーにならないように，細心の注意を払って行っていることも説明する．

⑥ 子どもの発話がわからないときどうするか：誤りの音が多い場合，低年齢で言語力がまだ低くかつ構音不明瞭な場合，自閉症など他の障害を合併している場合などは，発話が不明瞭でコミュニケーションがなかなか成立しないことが多い．家族が子どものいいたいことを理解できないという焦燥感や不安が大きく，また子どもにとっても，自分の意思が伝わらないことによるストレスや不満が二次的な問題を導かないかという懸念もある．

無論発話不明瞭では，コミュニケーションに限界があるが，以下のような工夫でかなり補える．こうした工夫の可能性について，家族に説明することは重要である．

Ⅰ）構音の規則性を理解してもらう：例えば /t/ が /k/ に置換する場合，もし子どもの発話の意味がわからないとき，/k/ を /t/ に置き換えてみる．/kaiko/ と聞こえたら，そのなかの /k/ を /t/ に換えてみる．そうすると /taito/，/kaito/，/taiko/ といった可能性がある．これに加えて以下で述べるように，前後の文脈やプロソディも手がかりにすると，/taiko/（太鼓）といおうとしていることがわかる．

家族によっては自分でこうしたスキルを身に付けている場合も少なくないが，そういう場合にはコミュニケーションはとれていて心配は少ない．しかしなかなか，こうした規則性に気付いていない場合も多い．その場合は対象児の症状を説明するときなどに，どの音のときにどのように置き換えてみればいいかを具体的に説明する．すぐに理解できなくても，そのつもりで聞きとるように努力しているうちに，短時間で聞きとりのスキルは上達する．

当然ながら言語聴覚士自身が，最初の評価でこうした規則性を見極めることができ，かつみつけた規則性にそって，置き換えて聞きとるスキルを身に付けていなければならない．経験的にスキルを身に付けていて家族より上手に聞きとれるだけでは不十分で，家族に説明できなければ意味がない．

Ⅱ）前後のわかる単語から推測を働かせる：あたりまえのことであるが，文レベルの発話の中で，構音の誤りがないか少ないため正しく聞きとれる単語もある．そうした聞きとれる単語に着目し，そこから聞きとれなかった語が何であったか推測を働かせることもできる．これも普段から意識して行うよう家族にアドバイスする．

Ⅲ）プロソディを手がかりにする：機能性構音障害では，プロソディに異常はきたさない．アクセントは保たれているので，注意すれば手がかりとして非常に役に立つ．上の例では /kaiko/ と聞こえた発話から，まず /taito/，/kaito/，/taiko/ の可能性を抽出するが /taito/（タイト），/kaito/（カイト）などは，文脈や子どもの語彙でないという点からも否定されるが，実はアクセントパターンが太鼓のパターンと異なるので，アクセントを手がかりにできる人が聞くとその時点で否定されるのである．

Ⅳ）情報をもつ：少ない情報からより正確に推測を働かせるために，子どもに関してできるだけたくさんの情報をもつことが重要である．一般に家族が他人よりも構音障害の子どもの発話をよく理解するのは，これまでに述べたような手がかりをうまく利用できているという理由の他に，子どもに関する情報をたくさんもっていることによるのである．

例えば他人は，対象児が姉の名前を不明瞭にいったとしたら全くわからないだろうが，家族は母音だけでも姉の名前だとわかる．同じように先週行った遊園地の話をしているとき，どんな乗り物に乗って遊んだか知っている家族は，子どもの話を場面を思い出しながら聞くので乗り物の名前をいっていることが理解できる．しかし，他人は遊園地の場面ということだけを共有しているので乗り物の名前として聞きとれないということが起こるのである．

したがって，子どもについての情報をたくさんもつことは重要である．家庭内のことはあらためて情報収集の対象としないとしても，保育所や幼稚園に通っている場合，そこでの生活や出来事，友達関係などについての情報は多いほどよい．教師等と日常的に話す機会をもち，できるだけ情報収集に努めるよう家族に説明することが望ましい．

Ⅴ）質問を工夫する：わからないときには，質問の仕方を工夫する．ただ「何？」「何ていったの？」とか「もう１回いって」という聞き方をするのではなく，発話のうちわからなかった部分に的をしぼって聞くことも１つの工夫である．「？がね，幼稚園で転んで怪我したの！」という発話に対して，「何？」とか「もう１回言って」ではなく，「誰が転んだの？」と聞くことが大切なのである．このときわかっていることを確認すること，つまり「誰かが，幼稚園で転んで怪我したのね？誰が怪我したの？」という具合に聞くことが重要な意味をもつこともある．「何？」と聞き返されると，子どもは相手に全くわかってもらえなかったと思ってしまう可能性があるが，わからないところだけ聞くやり方や，わかったことを確認する方法なら，子どもが理解してもらえないためにがっかりする程度は最小限になる．

ある程度話の内容が推測できている場合は，「誰が転んだの？ちほちゃん？それとも，みほちゃん？」という具合に，いくつかの考えられる答えを出して聞いてみるのも有効である．「はい―いいえ」で答えられるような「転んだのは，やっちゃんなの？」という質問にしてもよい．

このように，質問を工夫する方法についても，しっかりアドバイスするのが言語聴覚士の重要な役割である．

Ⅵ）どうしてもわからないとき：色々工夫しても，どうしてもわからないことがある．その場合は変にごまかそうとせず，すっきりと子どもに謝った方がいい．そのときにそれまで子どもの発話を理解するために，上述のような努力をしたかどうかが重要になる．しっかり努力していれば，子どもにその誠意は通じているので子どもはそれほど傷つかない．そのことも含めて，言語聴覚士は家族に説明すべきである．

ここまでの留意事項をみてくると，家族に同席してもらうことの意味が，実はもう１つあることに気づくだろう．言語聴覚士の訓練中の働きかけを，上に示した注意事項の手本として家族にみてもらうことである．そのためには言語聴覚士が，手本となり得るような適切な働きかけを訓練で実践していることが前提なのはいうまでもない．

2. 時期により変化する留意点

以上が働きかけの原則であるが，最終的な段階では間違いに注意を向けさせることがある．それは誤りがほとんど浮動的な段階ではなく，構音がほぼ定着してその音を出すことに，子どもが全く不安をもっていない状態になったときである．ここで起こる誤りは，単なるうっかりミスであったり，以前の習慣が残っていたりする場合である．この段階では，注意をしても否定されたと受けとることがなくなっている．言語聴覚士はそれを見極めて，適切な時期に家族にアドバイスをする．

具体的には子どもに対して，構音が改善して上手になっているので，これからは誤ったときに家族が注意することを伝えて，子どもからそのことへの了解をとる．家族に，誤りを指摘するさいに否定的な口調を避けるよう注意する．誤りはめったに起きないし，また徐々に減少する．この先は通常，短期間でキャリーオーバーし，終了することができる．

(5) 特異な構音障害の場合

特異な構音障害の可能性があれば，説明が必要である（→「第3章1節 ② 特異な構音障害の臨床の流れ」45頁参照）．

1. 運動レベルの特異な障害

運動障害とはいいがたいが運動の拙劣さが認められるタイプであり，具体的にどの器官がどのようにどの程度に拙劣であるかを説明する．麻痺などのような運動障害ではないが，正常範囲内で運動が稚拙であることを説明し，それが構音運動にとっては不利を生じていることを説明する．したがって予後については，改善に時間がかかることと，ごく軽度の側音化と呼ばれるような歪みなどが残る場合があることを説明しなければならない．

しかし，必要以上の不安をもたせないようにする配慮も大切である．実際，歪みが残るといっても日常生活に支障のない範囲であり，その程度の歪みをもって生活している人は少なくないこと，一般の人は気にしないかやや舌足らずといわれる範囲内であることを丁寧に説明する．

訓練終了の判断については，家族の意思を尊重することが重要である．家族が気にしない範囲の歪みをとり上げて，訓練の適応を言語聴覚士が主張するのは適切ではない．

2. 音韻処理レベルの特異な障害

音の弁別，音の同定，音韻の分解，音韻数の把握，音の位置の把握などの問題を伴っている場合は，やはり改善に時間がかかること，平仮名を導入するなど多面的な訓練が必要になる場合があることを説明する．ただし時間がかかるとしても，音韻の問題による構音障害が残ることはほとんどないことも伝えて，安心させることが重要である．

この問題は，訓練を開始して，経過が悪いために検査を行って明らかになる場合もある．その場合は，経過を要したことについてきちんと説明する．

3. 行動レベルの特異な障害

知的発達遅滞，学習障害，注意欠陥多動性障害あるいは行動上の問題を明らかに認める場合は，そうした障害と機能性構音障害の合併と考えアプローチする．しかしそうした兆候を認めつつも，正常範囲との境界域にあって明確にこれらの診断がつかない場合がある．行動の観察を通して継続的に評価するが，そうした兆候があることを説明する．訓練経過において，こうした問題の兆候が少しずつ消えていく場合もあるし，問題点が明らかになってくる場合もある．

こうした傾向を認める場合，改善に時間がかかる．治癒しないことはないが，数年を要

する場合もある（その場合，境界域とはいえないかもしれないが）ことを説明する．また構音運動の訓練プログラムだけではなく，そうした障害へのアプローチを参考に，家族への生活全体に対する対応の仕方を説明指導する．境界域ではなく明らかに障害があると判断されたら，速やかに必要なアプローチを行う．

（6）他の障害を合併する場合

明らかに言語発達遅滞や聴覚障害などが合併していて構音の問題がある場合，それぞれの障害の特徴に配慮しながら，機能性構音障害のアプローチを応用していく．しかし，特異な構音障害と，他の軽度の障害が重複している場合との区別がつきにくい場合もある．また訓練を継続していく中で，特異ではなく重複障害であると判断できるようになる場合もある．

いずれにしても重複障害であれば，構音障害ではなく合併する障害への対応の方が中心になる．訓練はもちろん，家族への指導やアドバイスも，まず合併する障害に対して行われなければならない．機能性構音障害は表出の問題であり，優先的にアプローチされる問題ではない．重要でないという意味ではなく，コミュニケーション能力としては，その習得の順序として，聞いて理解すること，そしてことばを想起することが前提であり，それらが成立してはじめて構音の問題へととり組むことができるのである．

したがって家族への指導についても，まず合併する障害それぞれについて説明し，そのとり組みについてアドバイスなどをすることになる．そのうえで構音の問題についても言及し，適切な時期に必要なアドバイスなどを行う．

重複する障害に対するアプローチの詳細についてはそれぞれの成書を参照していただきたい．

（7）ホームワーク

「3. ホームワーク」（156頁）において，家族指導も含めて詳述する．

2 環境調整

保育所，幼稚園，学校に通っている幼少児，児童では，そうした場所でのコミュニケーション場面における注意を，関係する方々に依頼する場合もある．これらを環境調整と位置付け，その方法や注意事項について説明する．

これらの依頼やアドバイスは，家族を通じて行ってもよいが，保育士，幼稚園教諭，学校教師（以下教師等）に直接説明できればその方が正確に伝わる．そのさい言語聴覚士側から，家族を通じて教師等に対して依頼，調整あるいはアドバイスが可能であること，場合によってはそうした調整が必要であることを伝えてもらうことが大事である．文書や電話等でやりとりすることもある．

（1）必要性

こうしたアドバイスが積極的に必要な場合と，それほどでもない場合がある．積極的に必要な場合とは，訓練を実施していくにあたり正しい動作の学習を阻害する要因がある（今後あり得る）場合，また構音の問題に関連した二次的な問題が起こっている（今後起こり得る）場合である．

そうでなければ，機能性構音障害について基礎的な理解をもとめる程度で十分であり，単純な構音障害ではそれさえも必要ない場合が多い．改善が早くその段階で望ましい対応が家族を通じて教師等へ伝わる頃には，もう次の段階に進んでいることが多いからである．

（2）内容
1. 教師等への依頼とアドバイス

　積極的に教師等との連携が必要な場合も，それほどでもない場合でも，内容自体が大きく変わるわけではない．内容的に違いがあるとすると，前者では対象児の周囲の子どもに対する働きかけやそのときの注意が含まれる点であろう．ただし働きかけ方としては多少の違いがある．対象児の反応によって変化が必要であったり，対象児の改善の段階によって対応を変えていったりする場合がある．したがって，できれば継続的に情報交換をしながら，その都度必要な依頼やアドバイスを行うことになる．

　ごくまれには，学校等で訓練的なアプローチをしてもらえる場合がある．その場合は，ホームワークの延長として考える．ホームワークの内容を，家族ではなく教師等に依頼するという状況になる．したがってこれについては，「3. ホームワーク」（156頁）を参照されたい．ただし家族の場合と違って言語聴覚士の訓練を見学していないので，説明を丁寧にする必要が生じる．

　教師等に依頼（報告を含む）する内容は，教師等が対象児に接するためのものとしては，家族へのアドバイスと基本的には変わらない．

- Ⅰ）機能性構音障害についての基本的な理解
- Ⅱ）子どもの状況（診断）
- Ⅲ）予後予測
- Ⅳ）方針
- Ⅴ）具体的な接し方の留意点

などである．詳細は，「1. 家族指導」を参照されたい．

2. 周囲の子どもたちへの働きかけ

　教師等に対しては，彼ら自身の対象児への働きかけの他に，対象児の周囲にいる子どもたちに対する働きかけについての依頼がある．これについては，以下のような注意が必要である．

- Ⅰ）正しい動作の学習を阻害する要因がある（今後あり得る）か，構音の問題に関連した二次的な問題が起こっている（起こり得る可能性がある）場合は，そのことを明確に伝える．特に後者に関しては，家族や教師等の大人の関わりとは別の形で影響を与えていることがあるので，丁寧な指導が必要である点を理解してもらう．
- Ⅱ）特異な構音障害や他の障害との重複障害などの場合が多く，結果的に必要な対応が長期的になることと，言語聴覚士との継続的な連携が望ましいことを理解してもらう．長期化しなければ，何か問題が起こる前に習得が完了してしまうのである．
- Ⅲ）対象児に対する周囲の子どもたちの役割は，大人とは同じではないという点を理解してもらう．対象児にとって同じ内容のことであっても，子どもからいわれたときの心理的なダメージは，大人からいわれるよりははるかに少ない．この点に配慮して，指導を行ってほしいことを伝える．
- Ⅳ）大人に対しての説明や協力依頼ではない分，子どもへのわかりやすさという点に配慮が必要である．ことば以外の例えを用いるなどして，説明する工夫が必要である．なお基本的には，6歳児クラス以上くらいが指導の対象である．それ以下では，周囲の子ど

もへの働きかけはほとんど必要ない．5歳児以下では，対象児自身が周囲の子どもからの働きかけにそれほど影響を受けない．

ⅴ）1対1の関係というより，クラス全体の問題である．したがって教師等にとっては，個人指導というよりクラス運営の側面をもっている．

こうした点に配慮しながら，以下のような具体的な依頼やアドバイスを行う．

① 対象児の状況を周囲の子どもに理解してもらう：機能性構音障害はどんな子どもにも起こり得ることで，子どもの何らかの能力の低さを示すものではないことを，周囲の子どもたちにわかりやすく伝えてもらうことが前提である．機能性構音障害という用語を用いる必要はない．要するに，人により箸の使い方や鉄棒，自転車，水泳などで得意不得意があるわけだが，対象児はたまたま，ことばに不得手なところがあるだけだと理解してもらうことが必要である．

「1．家族指導」(146頁)でも述べたが，吃音など二次的な問題が生じるのは，対象児が自分のことばの状態を否定的に感じることが大きな要因である．したがって周囲の子どもへの指導の最も重要な点は，対象児の人格を否定するような言動をしないようにすることである．

以下は，子どもへの具体的な注意事項である．ただし子どものことであるから，厳密に運用しようとするとかえって失敗をまねく．あまり緊迫した雰囲気になると，それ自体がまた対象児にとってプレッシャーになる．対象児を人格的に否定しないという点さえ実現できれば，子どもたちの個々の行動はおのずと一定の範囲におさまることを信じて差し支えない．

② 間違いを指摘しない，馬鹿にしない，直そうとしない：鉄棒や自転車ができずに一生懸命練習している友達を，励ますことはあっても馬鹿にすることはしないだろうといった例を用いて，構音についても同じであることを指導する．その方がよいと判断したら，言語訓練をしていることを知らせ，構音を直そうとするような働きかけが不適切であることを説明してもよい．

③ 発話意図を推測する：発話が不明瞭で実際にコミュニケーションが困難な場合でも，一部の子どもたちの方がかえって大人以上に自然に発話を理解するスキルを身に付けていて，大人が学ぶことも少なくない．そうした子どもを，いい意味で上手く利用することも有効であることを伝える．こういう状況でコミュニケーションスキルの高い子どもは，当然ながら対象児の問題を直感的に理解し適切な接し方をしており，人格を否定するようなことはしていないのが普通である．

3. 学級運営的側面とメリット

前項に示したような周囲の子どもへの働きかけについてみていると，具体的なきっかけが構音障害児のための環境調整であるというだけで，本質的には学級運営の問題であることがわかる．したがって教師等が機能性構音障害についてしっかり理解していれば，それに基づいていかに子どもたちを適切に指導していくかは，彼らの学級運営能力に依存しているのである．

言語聴覚士は学級運営という点では専門外であるが，実際多くの子どもを教師等に依頼した経験からすると，環境調整が上手く機能した場合，当事者である対象児にとってのメリットはもちろんであるが，周囲の子どもたちにとっても，様々なメリットがあったという報告を受けることが少なくない．ハンディキャップのある子どもと意識して接する間に，周囲の子どもたちが，思いやりやいたわりの気持ちを学んでいるといったことがたくさん

報告されているのである．そういう点からも，ハンディキャップのある子どもを健常児の集団へ受け入れる意味が，もう少し評価されてもいいように思われる．

4. 教師等との連携

こうした経過の中で，教師等と言語聴覚士との連携については，以下の点を確認しておくことが望ましい．

第1に，当初の意図に反して予定通りに進展しない場合は，互いに早めに連絡し状況を報告し合いながら，対応を検討する必要がある．

同様に想定外のこと，例えば吃音が出現したなどの場合，同じく早めに連絡して対応策を検討する必要がある．

想定内の変化については，家族を通じての連絡で十分である．

3 ホームワーク

訓練が一定の段階になったら，ホームワークの形で家庭でも訓練を行ってもらう．このとき，その実施する時期や課題内容，実施方法を誤ると，せっかく学習した内容が崩れてしまうことがある．具体的な課題内容と方法は，訓練手技の各項目内で具体的に示すが，ここではホームワークの目的，時期，課題の選択，実施手順，注意事項を総論として示す．

(1) 目的

1. 訓練量の確保

基本的に，訓練量が多いほど構音訓練の効果は上がる（→「1節 ① 訓練の原則」128頁参照）．構音訓練は原則として訓練室において言語聴覚士と1対1で進行するが，訓練室での週1回程度の訓練では訓練量が足りず，学習した内容も定着しにくい．そこで訓練中の課題の定着を促すために，ホームワークを設定する．

2. 課題参加態度の形成

単純な構音障害では訓練量の確保がホームワークの目的だが，特異な構音障害や他の障害を合併していて行動的な問題がある場合には，訓練室でも課題への集中が持続しない．それは，家庭や保育所，幼稚園，学校などの日常生活や，課題場面でも当然問題になる．ホームワークで課題を習慣的に行うことで，少しずつでも課題を実施する態度を形成するという意図を含んでいる場合がある．この場合は，家族に説明をしておく必要がある．

(2) 時期

機能性構音障害の訓練の組み立ては細かい段階に設定されるが，ホームワークについて検討するにあたっては，以下の3段階で考えるのが便利である．

1. 構音の構えと操作の訓練

構音動作をいくつかの基本的な部分に分解し，それを順序立てて組み合わせることで，単音節レベルで音を産生できるようにするまでの段階である．この段階は単純な機能性構音障害では，比較的簡単にかつ短期間に通過してしまうので，ホームワークに設定することが少ない．

一方特異な構音障害では，この段階から比較的長引く場合も多く，また不安定な場合も多い．したがって言語聴覚士との訓練の時間内で，安定して動作ができるようになるのがむずかしい場合，ホームワークで訓練量を補うことになる．

2. 音の定着と産生

獲得した音を繰り返し産生させて定着させる段階で単音節でしっかり定着し，単語，文，

文章レベルとより複雑な音環境で産生できるようにする．ある程度，意識的に産生する段階である．この段階が最もホームワークの適用が多く，その効果も大きい．家族が多忙などの理由で十分にホームワークが実施できない場合に，訓練期間が長くなる経験は少なくない．

3．キャリーオーバー

獲得した音について日常場面での無意識的使用を促し，定着させる段階である．家族指導が中心だが，いくつかの自発場面の課題を設定することがある．

（3）課題の選択と基準の設定

1．課題の内容の選択

基本的には，その時点で訓練中の課題をホームワークとして提示する．やったことのない課題をホームワークに設定することはない．そのときやっている課題というのは，当然まだ完全には獲得していない段階で，それが確実になれば次の段階に入れるという状況にある．ホームワークで確実さを増していくことで，早く次の段階に上げるというのが目的であるから，確実にできる段階の課題もまだできていない段階の課題もホームワークの課題にはなり得ない．

2．ホームワークに設定する条件

ホームワークに提示するには，現在やっている課題というだけでなく，訓練場面でのその課題の正反応率（正反応回数／試行回数）が一定以上の段階になっている必要がある．目安は正反応70～80％である．それ以下だと誤動作を学習するリスクがある．実は正反応率に意味があるのではなく，対象児がその課題で何をすべきかを理解しているかどうかが判断基準である．経験を積んだ言語聴覚士なら対象児の反応などから，正反応率とは関係なく対象児の理解度を判断することができる．要は，ホームワークにして家庭でやってきたら，せっかくできかかっていた正しい構音（構音動作）ができなくなってしまったということがなければよいのである．

例えば崩れたときに，1段階下のステップの動作をしてからまたその段階に戻れば確実にできるという場合，そのことを家族にきちんと説明したうえでホームワークにすれば問題はない．

3．反応の正誤の判断基準

正反応率がおおよそでもわかるのであれば，反応の正誤の基準が存在するはずである．訓練場面での正誤の判断基準が単純で明確なものであれば，そのままホームワークでもその基準で行ってもらうように家族に説明する．このとき家族への説明は，できるだけ具体的でなければならない．

「1節 ①訓練の原則」（128頁参照）で述べたように，正誤の基準設定がむずかしい場合がある．ホームワークに設定する場合，判断するのは家族であり言語聴覚士ではないので，正誤の判断基準があまり複雑な状況にある課題をホームワークに設定するのは賢明ではない．正誤の判断基準があまり多くなくかつ一つひとつの基準が明確であることが，誤動作の学習のリスクを回避するコツである．

訓練場面においてどうしても複雑あるいは微妙な判断をしている場合では，ホームワークにはそのうちの明解な基準だけを採用して，訓練場面よりはやや低いステップにホームワークを設定して，そのやや低い段階までをまず確実にすることを目標にすることが大切である．

（4）実施方法
1. 導入時は習慣化を最優先
　はじめてホームワークを提示するときには，1日の訓練量と毎日実施することが望ましいことを家族に説明するが，同時に子どもに無理強いをしないことも付け加える．なぜなら最初は，ホームワーク自体を習慣化させることを優先するからである．ホームワークが負担になってその後やらなくなってしまえば，訓練効果に影響する．やらなくなるよりは，徐々にホームワークの習慣が定着していく方がよい．

　このときすでに説明したように，ホームワークに用いる教材と報酬が子どもの興味を引くものかどうかが重要な要因になる．よい教材であれば，子どもは1週間楽しんでホームワークを実施してくる．

2. 本格的な実施
　習慣化が最優先であることを前提に，家族には以下のことをしっかりと伝え，あるいは指示する．

①基本的に，訓練場面でほぼできかかっている課題をホームワークにしており，その定着が目的であることを伝える．

②課題内容を具体的に伝える．それまで訓練を見学していれば，説明は簡単である．ただし，これまで述べたように，ホームワークは訓練場面での課題の一部であったり，やり方を若干変えたりしていることがあるので，その点は丁寧に説明する．

③前項で述べた反応の正誤の判断基準を，より具体的に伝える．正しい反応は褒めるが，誤った反応には，違ったことを伝えるだけで否定的な表現をしないように伝える．また誤りの指摘は1回にとどめ，2回目は誤っていても次の試行に進む．否定的な経験をホームワークでは増やしたくないからである．誤りが続くようならば，ホームワーク自体を中止すべきである．なお訓練場面より基準を簡単にしたような場合は，そのことを説明するのは当然である．

④何らかの理由で上手くいかない場合もあるので，どういう状況で中止するかを明確にしておく．全体の正反応率がおおよそ50％を割ったと思われるときとか，誤り反応が5回続いたらその単語は中止するとか，具体的に示す．この詳細は，各訓練課題のホームワークの項で説明する．

⑤次に，ここまで述べた課題の内容，実施手順，正誤の判断基準，中止基準などの理解ができたか確認する．少しでも言語聴覚士からみて不安であったり，あるいは家族から不安の訴えがあったりするときは，実際に家族に課題をやってもらい，上手くできていないようであれば，再度わかるまで説明するか，少なくともその回はホームワークとして採用しない．

⑥1日の量と，毎日やることが望ましいことを説明する．1日の量は，シールと台紙の教材などを使えば明確に設定できる（→「1 教材および報酬」140頁参照）．

　そこまでが，ホームワークを提示するさいの手順である．

　次の訓練時にホームワークの実施を確認する．まず毎日できたかどうか，また1日分の量ができたかどうかを家族から確認する．できなかった場合，その理由を確認する．家族の都合でできなかった場合は状況を聞いてホームワークの量を調整するか，やり方についてアドバイスする．子ども側の理由であっても子どもの病気であれば対策はないが，子どもの意欲が低かったら分量の調整（初めは少なくし，徐々に増やすなど）や教材の工夫な

どで対応する.

　続いて訓練のセッションに入り，ホームワーク課題を実施して，ホームワーク課題とした構音（構音動作）が改善しているかどうかチェックする．改善していれば，ホームワークの目的は達成されていると判断する．万一，誤動作の学習や何らかの後退が認められたり変化がない場合は，家族にホームワークでの実施状況，特に反応の正誤の判断がどうだったかを尋ねる．もし方法に問題があれば，セッションの最後にホームワークを提示するさい，再度丁寧に方法を説明する．方法に問題がなければ，訓練課題のステップの設定の問題である可能性があるので，訓練セッション中に評価をしながら，ステップダウンを検討する．

　ホームワークで，誤学習や後退，停滞が続くようであれば，理由がわかるまでホームワークは停止する．

　また課題が変わったときは，毎回上記の実施手順を踏むのは当然である．

（5）注意事項

　上記の実施手順は，家庭でホームワークがなされる場合を想定しているので家族が対象であるが，教師等がホームワークを実施してくれる場合は，同様に教師等に説明を行い実施を依頼する．ただし家族のように毎回訓練に付き添うわけではないのが普通であるので，連携の方法に工夫が必要であり，状況によって課題の設定や正誤の判断基準，その他の調整が必要な場合もある．

　最後に，ホームワークに関する全般的注意事項を追加しておく．

①最初の段階では，日常生活での間違いは指摘したり修正したりしないことと，してもよい時機になれば説明することを明言する．

②上手くできないときには，誤りを1回のみ指摘（残念，惜しいというニュアンスで）することにし，それ以外の否定的な表現やプレッシャーをかけるようなことをしないよう依頼する（→「1節 ① 訓練の原則」128頁参照）．

③また，上手くできない状態が続いたら中止して，次の回に言語聴覚士とよく相談する．自己流の判断で，課題ややり方を変更しない．

④吃音などの二次的な問題の兆候が現れたら，すぐに言語聴覚士に相談する．

⑤どんなことでも，想定していないことで不安に思うことがあれば言語聴覚士に知らせ，相談する．

　ホームワークの実施を含め，家族や教師等への指導は，原則を守ればむずかしくはない．原則とは，対象児と家族が構音障害という小さなハンディキャップを抱えたことによって生じたあるいは生じ得る心理的な様々な問題に最大の配慮をしながら，効率的に構音獲得をはかることである．

③ 機能訓練

　すべての子どもは，基本的に構音を自力で習得している．構音障害の子どもに，そのとき誤りが起こっているのは，自己習得の遅れか，習得の失敗である．このとき正しく習得させるには，自己習得の力を利用しての習得を待つか，音の正しい出し方を誘導して習得させるしかない．後者の正しい音の出し方の誘導が，すなわち機能性構音障害における機

能訓練である．

1　訓練の構成と訓練方針決定

(1) 訓練の構成

図5-5①～⑨に機能性構音障害の訓練の構成を示した．

機能性構音障害は，発声発語器官の形態的異常や，運動障害を伴わない．したがって，構音動作ができないのは，何らかの理由で誤った動作を学習してしまっただけで，正しい動作が不可能なのではない．その時点でできていない特定の構音動作だけを，適切に指導すれば容易に実現可能である．発声発語器官自体の動きそのものは正常であるから，発声発語器官の巧緻動作をよくするという名目で，構音動作と直接関係のない発声発語器官の運動課題を行う必要はない．それが必要なのは，運動障害や形態異常による動きの問題がある場合であり，「3．基礎的動作」（164頁参照）で述べる基礎的動作の訓練で行うのは，あくまでできていない構音動作を導くための，目的の構音動作に直結する運動課題である．

例外的に，特異な構音障害で述べたような，運動系に稚拙さが認められる場合では，運動障害へのアプローチの方法を意識したり，応用したりすることがあるが，かといって，目的の構音動作に直接関係ない動作にまで，いたずらに課題の範囲を広げることはしない．全くの無駄であるだけでなく，訓練期間を引き延ばしたり，子どものモチベーションを下げたりといった，訓練へのマイナス要因に結び付く．

なお，口蓋裂で鼻咽腔閉鎖不全の状態が長期間にわたり，発声発語器官を構音動作として使用した経験の少ない場合などでは，巧緻動作の訓練が必要な場合もある．こうした場合，原則的には鼻咽腔閉鎖不全を有する状態で構音訓練が困難であっても，可能な範囲で巧緻動作の訓練を実施しておくことは必要である．

(2) 訓練方針の決定

具体的な音の産生の訓練における方針（主に，音の産生訓練の順序）の決定について述べる．ここで音というのは，訓練の対象となる音であるが，構音動作が基本的に同じで有声と無声（まれに鼻音を含む）で対立する一対「p：b」（一組「p：b：m」）のものは1つの音と考える．あえて音と表現するのは，音素レベルから，モーラ・音節レベル，単語レベル，文レベルまで幅広く含んでいるからである．

訓練対象の音が1つであれば迷うことはない．問題は，複数の音がターゲットである場合にどんな順序で訓練にとり組むかである．原則として「簡単な」音から始める．ただ，臨床の場面では，何をもって「簡単な」とするかが問題になる．産生の仕方そのものが理論的に簡単と思われる，あるいは健常児の獲得順を簡単にするという視点もあるが，臨床的には訓練時に誘導しやすいか，コントロールしやすいかどうかが決め手になる．通常は両者の間に極端な差はないが，誘導のしやすさという点で以下の視点が重要である．

　①そのままで構音動作が直接観察できる．「p，b，m」が代表である．「k，g」も観察しやすい部類に入る．
　②直接観察できる位置に構音点を移動して，ほぼ同じ構音動作を行える．機能性構音障害の代表的な訓練方法である構音点移動の方法の適応となる舌尖歯茎およびその周辺の音を示す．
　③構音動作をことばで説明して，イメージしやすい．
　④構音動作の手本（言語聴覚士による）をみて模倣しやすい．

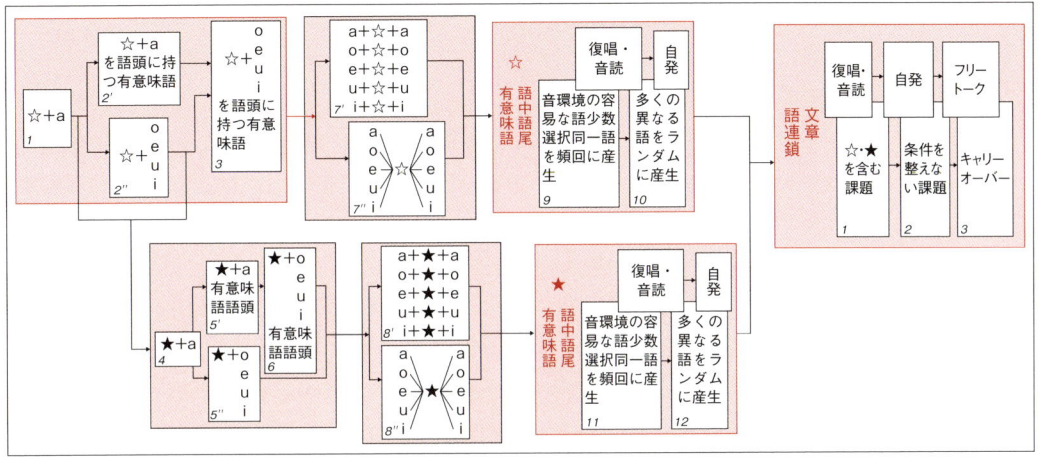

図5-5 ①訓練全体の構成 2枚一組 ☆★は有声：無声のみで対立するp：bのようなペアを示す．いずれか一方（例：☆）から開始し，可能となった時点でもう一方（例：★）を導入する．無声，有声のどちらから開始するかは音によって異なる．

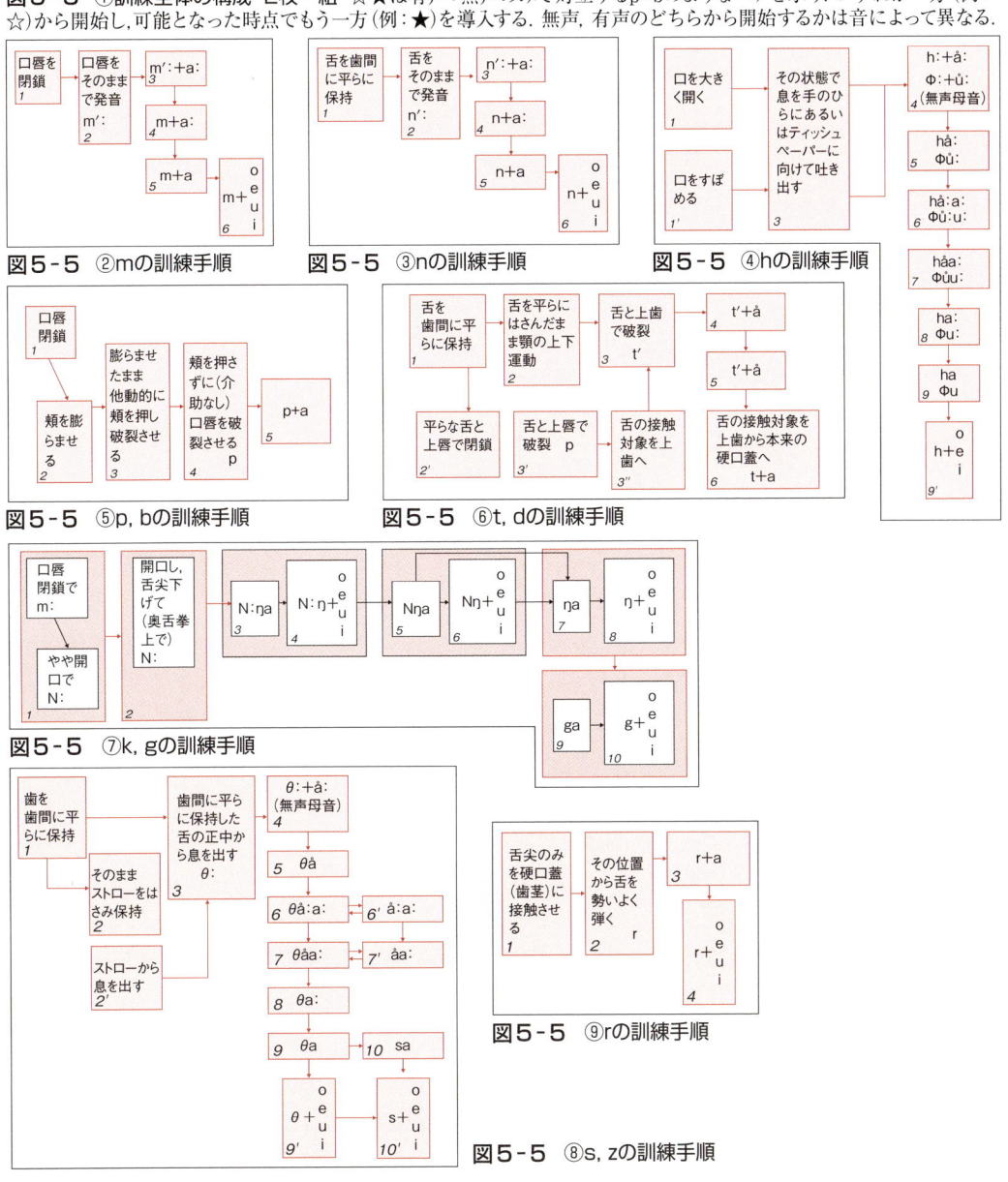

図5-5 ②mの訓練手順

図5-5 ③nの訓練手順

図5-5 ④hの訓練手順

図5-5 ⑤p, bの訓練手順

図5-5 ⑥t, dの訓練手順

図5-5 ⑦k, gの訓練手順

図5-5 ⑨rの訓練手順

図5-5 ⑧s, zの訓練手順

2 訓練の実際　161

⑤構音動作の動作を道具などを用いて実現しやすい．
③④⑤は，「3．基礎的動作」(164 頁) および「4．音・音節レベルの訓練」(171 頁) を参照して判断してほしい．
⑥対象となる音が多い場合は，それらの音の誤りの傾向にも配慮する．一見訓練対象が多いようにみえても，そのすべて，あるいはほとんどが摩擦音だとすると，1 つの摩擦音を習得すると，残りの音は比較的簡単に習得できる場合が多い．

以上の視点に加えて，対象児の個人的な状況も配慮する．すなわち

⑦獲得途中のものが習得しやすい場合が多い．被刺激性がある，浮動的にできたりできなかったりの状況であるなどは，習得しやすい．
⑧未獲得ではなく誤った動作をしている場合は，その誤りの定着度が弱いほど誘導しやすい，あるいは修正しやすい．誤った動作を獲得してから期間が長いほど定着度が強い場合が多い．また，試験的に訓練アプローチをしてみた感触で定着度がわかる場合も多い．
⑨最後に，対象児のモチベーションや家族の安心感への配慮として，何とか短期間で音の実現にこぎつけられそうなものを最初に選ぶことが多い．例えば，訓練初回でこれまでできなかった音が浮動的に，数回でも実現できた場合に，対象児の次回以降の訓練に対するモチベーションがどれだけ高くなるか，家族がこの施設で訓練を受けることへの不安がどれだけ解消されるかを想像してほしい．そのために，理論的な訓練の難易度よりも言語聴覚士自身にとって訓練方法に自信のある音を，最初の訓練対象の音として選択することもあり得る．

以上を配慮して訓練の順序を決める．これらの要素は，訓練方法の選択や，訓練期間の予測などにも関与する要因でもある．

2　課題参加態度の形成

課題参加態度の形成は，臨床においては最も重視すべき問題である．訓練が上手くいくかどうか，特に最短の期間で終了できるかを決める最大の要因ともいえるものである．そのわりに，言語聴覚士が十分配慮していない点でもある．

訓練は正しい運動の獲得であるから，対象児が正しい運動をしようとすることが前提である．とはいえ，対象児は，正しい運動ができない状態であるから訓練を受けている．正しい運動をしてもらう前提は，正しくても誤っていても何らかの運動・動作をしようとしてくれることである．何らかの運動をしようとしてくれさえすれば，それを正しい運動に誘導することができる．逆にいえば，何であれ運動をしようとしてくれない限り，正しい動作の習得はあり得ない（→「1 節　① 訓練の原則」128 頁参照）．

したがって，ここで課題参加態度といっているのは，対象児が何らかの運動をやってくれようとする態度のことである．そのとき正しい運動を誘導するためには，やはりどんな運動でもいいわけではなく，言語聴覚士が正しい運動を誘導することを意図して設定した課題をやってもらわなければならない．そのために，ここでは課題参加態度と表現している．

繰り返しになるが，機能性構音障害の訓練の目的は，正しい構音動作の習得である．対象児が，最初のうちは正しいかどうかわからないまま様々に試みる運動を，最終的には正しい構音運動に導いていかなければならない．当然，対象児自身は，最初は自分がしようとしていることが「正しい」運動かどうかということを意識していない．それでもとにか

く，言語聴覚士がやってほしい動作をやろうとしてくれることが大切である．その動作を正しい構音動作に導けるかどうかは言語聴覚士の責任であって，対象児の責任ではない．

したがって，対象児は必ずしも正しい動作をしようという意識がなければならないわけではない．対象児がある運動，ある動作をやってくれる理由は，楽しいから，上手くいくと誉めてもらえるからなど，どんな理由でもよい．もちろん，正しい動作を意識していれば，習得が早いことはいうまでもない．いずれにしても，動作をしようとしている状態が少なくとも訓練時間中持続することが必要である．

課題参加態度の形成は，普通は目的の構音動作課題をやりながら形成していく．音の訓練に先だって，課題参加態度の形成訓練を実施した方がいい場合と，そのさいの注意点について述べる．

①構音障害があるということは，上手くいっていない動作があることで，訓練とは上手くいっていない動作を上手くいくようにすることである．したがって，対象児は少なからず，その動作が苦手であるという意識をもっている．そのため，いきなり真っ向から上手くできていない音にとり組むと，苦手な音の訓練だと気付いて，上手くいかないことがある．何をしているのかわからないうちに，目的の動作に近い動作を実現させて，上手くできたという意識，つまり「成功した感覚」や「達成した感覚」，「簡単だという感覚」をもたせる工夫が有効である．苦手意識が特に強い場合，音の課題に先だって課題参加態度形成の訓練を行うことがある．

②年齢が低い場合などで，とにかく一定の時間何かに集中することができない対象児もいる．その場合も，目的の構音動作課題にとり組む前に，課題に持続的に参加するという姿勢そのものの形成が必要となる．すなわち，言語聴覚士がある指示をしたときに，それに従って行動をしてくれるという姿勢の形成である．いきなり長時間の課題参加を目標にする必要はない．まずは短時間でも課題に集中できることを目指す．これまでそういう習慣がない場合が多いので，その対象児が興味をもちそうなものから始める．大切なのは，最終的に言語聴覚士が意図する形で課題ができることなので，ただそれに夢中になってくれればいいわけではない．

③年齢的には，十分構音動作訓練の適応であっても，特異な構音障害の傾向がある場合，集中力が低いなどの問題を伴うので，同様の配慮と対応が必要である．

課題参加態度形成を意図する場合は，当然，構音動作の課題からは離れた課題で開始する．はじめは全くの遊びでスタートする．徐々に言語聴覚士と対象児の間に何かルールを作り，ルールにそって遊ぶようにする．ここでルール作りに失敗すると，その後，本来目的とする音の訓練課題に入ったとき，対象児に遊ばれてしまうことになる．対象児の側に意識させずに，言語聴覚士が統制している状況を作ることがこの課題の目標ということもできる．

ルールはまず簡単なものから入るが，今後の課題でのフィードバックや報酬として用いる道具や方法を導入する．おおよそ，音の訓練に入ってからの手順が想定されていなければならないことになる．この段階では，「ことばの訓練は楽しい」という認識をもってもらうことが大事だが，簡単で楽しすぎる課題をやりすぎて，実際の構音訓練で課題が提示されたとき，難易度のギャップが大きいためにモチベーションを下げるようなことのないように注意する．訓練参加態度の形成から音の訓練課題に移るときに，それを対象児に全く意識させないような組み立てと誘導が望ましい．

なお，訓練参加態度の形成は大切だが，この過程に多くの時間を割かないことが同様に大切であることを理解してほしい．言語聴覚士の技量として，どれだけ短い時間で対象児との適切な訓練態勢に入れるかが問われている．

3 基礎的動作

基礎的動作とは，構音の構えや，操作の基本になる動作で，ほとんどは構えの準備である．

音の訓練は，「4．音・音節レベルの訓練」（171頁）で述べる音節レベル（まれに音素単位の訓練も含むがここでは音節レベルとする）からスタートするのが基本だが，発声発語器官の基本的な動きが稚拙な場合，特にこの基礎的動作の訓練が必要となる場合がある．

この訓練が必要な場合というのは，ほぼすべて特異な構音障害で，特に運動の稚拙なタイプである．少なくともその疑いがあることになる．まれに，音節レベルでスタートしたところ上手くいかずに，訓練レベルをこの段階に下げる場合がある（→「6 特異な構音障害への対応」224頁参照）．

理論的には，すべての日本語の音に対して基礎的動作が考えられるが，ほとんどが音節レベルの訓練での音の構えあるいは音の操作の訓練として実施される．臨床で基礎的動作として訓練の対象となるのは，舌の前方系の一連の音につながる舌の構えのみである．

（1）対象となる音

1．舌尖歯茎音

t, d, n, s, z, ts, dz などのいわゆる舌尖歯茎音が代表である．「1．正常な構音」（第4章2節 3，90頁参照）でこれらの音の産生について詳述している．これらの舌尖歯茎音の訓練で，インターデンタルといわれる方法を多用するが，それは，機能性構音障害における典型的な訓練方法で，構音点を一時的に移動して，構音の構えや操作を本人が認識しやすくし，言語聴覚士も誘導しやすくする手法である．正しい構音を獲得した後，正規の位置に戻す．構音点を移動するだけなので，移動した先でも構音の構えと構音方法は正しいものでなければならない．当然，第4章の正常な構音の理解が，機能性構音障害の訓練の前提であることの認識が必要である．

2．舌硬口蓋音

ʃ, ʒ, tʃ, dʒ などの基礎的動作としても，このインターデンタルを用いる．ただし，基本的には，①の舌尖歯茎音の動作の確立が前提となる．舌尖歯茎の構えが安定しない限り，硬口蓋音の構えはむずかしい場合が多い．

3．奥舌軟口蓋音

k, gについても，基礎的な動作訓練を行う場合がある．ただし，正常範囲の運動動作可能であればそれほど困難な動作ではなく，この訓練が必要な場合は，ほとんどが運動に稚拙さが認められる特異な構音障害である．

（2）構えの共通性

t, d, n（以上閉鎖），s, z（以上摩擦），ts, dz（以上破擦）などのいわゆる舌尖歯茎音は，基本的な構えが全く同じであり，構音方法の違いによって舌尖の動きにほんの少しの差があるだけであることが認識されにくい．実際，言語聴覚士の学生や初心者に，構えを示す舌と口蓋の接触パターンを描いてもらうと，t, s, ts を全く異なるパターンで描くことも少なくない．中には，t, d, n を異なるパターンで描く場合さえある．

表5-2　t, d, nと声帯振動・鼻咽腔閉鎖の関係

		鼻咽腔	
		閉鎖	開放
声帯	振動あり	d	n
	振動なし	t	なし

　t, d, nについては，構えが全く同じで，有声：無声，鼻腔共鳴の有無の組み合わせで音の違いが実現されていることをしっかりと理解すべきである（**表5-2**）．

　閉鎖系，摩擦系の違いは，いったん完全に閉鎖した後に舌尖部分を解放するか，舌尖で狭めを作り，そこに呼気を通過させて摩擦成分を産生させるかの差だけである．構えは同じであるから，舌を平らにして舌縁と歯で完全な閉鎖を作るという基礎的動作の訓練は，t, d, n, s, z, ts, dzのすべてにつながる訓練として認識しなければならない．

(3) 構音方法の共通性

　日本語の構音方法としては，閉鎖音，摩擦音，破擦音，弾き音を考えればよい．有声，無声も構音動作といえないことはないが，k, g（奥舌軟口蓋＝構音点，破裂音＝構音方法）あるいは，s, z（舌尖歯茎＝構音点，摩擦音＝構音方法）という構音点と構音方法が同じペアにおいて，音の産生の瞬間に声帯振動を伴わせるか否かで音素を倍増させる働きをしており，それほどむずかしい動作とは言いがたい．また，p, b, m（口唇＝構音点，閉鎖音＝構音方法）やt, d, n（舌尖歯茎＝構音点，摩擦音＝構音方法）も，前述の通り有声：無声，と鼻腔共鳴の有無の2つの要素で，3倍の音素を確保している．かつ，機能性構音障害の臨床では，有声，無声の対立の誤り鼻音の誤りはほとんどみられず，誘導もむずかしくはない．したがって，少なくとも音の誘導という臨床レベルでは，閉鎖音，摩擦音，破擦音，弾き音を意識すればよいことになる．

　さて，同じ無声閉鎖（破裂）音でも，p, t, kでは，主に使う器官や器官の部位も異なるので，共通性を意識することは少ないかもしれない．しかしいくつかの場合で，この共通性の意識が臨床における具体的な手技の幅を広げることがあるので，注意するにこしたことはない．破裂の動作では閉鎖を前提とするが，ためた呼気の開放・破裂を行う場所（構音点）での圧上昇およびその開放の感覚を意識する．舌の破裂の運動感覚がどうしても習得できないが口唇破裂が可能な場合，舌尖と口唇を接触させて，口唇の助けを借りて破裂動作を学習させることがある．

　摩擦音でも同様に，可能な口唇摩擦から舌尖摩擦が誘導できる場合もある．使用する器官や構音点が違えば，構音方法の共通性を用いて音を誘導することは，必ずしも困難であるとは考えない方がよい．

(4) 基礎的動作誘導の手技の基本的理解

1. 舌尖歯茎音の基礎的動作

　舌尖歯茎音の基礎的動作として，歯の下面と舌縁を接触させるいわゆるインターデンタルの方法がよく用いられ，しかも非常に重要なポイントである．しかし，そのことは手技の1つとして知ってはいるが，なぜ用いるかを知らないために，正確に使えない場合が多い．インターデンタルは，舌尖での破裂や摩擦などの動作を誘導する目的もあるが，最も重要なのは，舌縁と歯茎での閉鎖の状態を一時的に舌縁と歯列で実現することである．

人の硬口蓋はドーム型をしており，ドームの下端部に歯茎が存在するが，それらは，1つの水平面上にある．また，舌はある程度のボリュームをもっているが，舌面はほぼ水平な面を実現できる．この水平な舌面の舌縁と歯茎を完全に接触させれば，舌面と硬口蓋の間にドーム状の空洞ができる．これが舌子音，特に舌尖歯茎音を産生するさいの空洞となる．

舌尖歯茎音の破裂音，摩擦音，歯擦音は，いずれもこの閉鎖が完全にできていることで，この空洞に呼気がたまったときに口腔内圧が上昇する．しかし，もし舌尖部分のみが接触し，舌縁後部が離れているという認識でいるとすると，それは舌縁の後部と歯茎の隙間から呼気が逃げ，口腔内圧は上昇しない状態を示している．これでは舌は平らではなく，尖端に向かって徐々に細くなる，いわば尖った形となっている．実は接触パターンをこのように舌尖歯茎音という名称に引きずられて誤って認識している可能性があるので，注意が必要である．

舌が尖った状態が舌尖歯茎音の構えだと理解していると，基礎動作のインターデンタルでも舌が尖った状態を誘導してしまうか，そこまででなくとも舌縁全体の接触に意識がいかないまま誘導してしまう．結果的に十分呼気圧が上がらなかったり，舌中央部分から呼気を誘導することが困難になる．

それでは適切なインターデンタルの誘導とは何かというと，舌縁全体がすべての歯列表面に接触していることである．少なくとも臼歯の後方部は，臼歯下面ではなく臼歯の内側の面，あるいは歯茎に接触していても，臼歯の前方途中から前歯にかけては，歯の下面に舌縁が接触していることである．この状態が実現できると，結果的に口唇の間から観察した舌の形状は舌縁がきれいな半円形を作ることになる（図5-6）．

ここで，1つ注意してほしいことがある．半円形が重要であることは，いくつかの成書にも書かれているし，指導もされていると思われる．しかし，口唇からみえる舌縁の半円形だけでは十分でないという点が見落とされがちである．基礎的動作の誘導，また，「4. 音・音節レベルの訓練」（171頁参照）で述べる音素・音節レベルの誘導でも同様だが，両唇から頬部の内側，すなわち口角の内側にあたる部分でも，しっかり舌縁と歯下面との閉鎖が作られ，舌縁が半円形を作っていることを確認しなければならない．確認の方法は，インターデンタルの構えのまま（図5-6），口角を一杯まで引いてもらうことである．どうしてもできない，あるいはみにくい場合は，口角を言語聴覚士が左右方向に指で開くように引く場合もある．

ここまで確認すると，ごく少数ではあるが，舌尖ではほぼ半円形が実現できているにもかかわらず，舌縁の後方で歯列との接触ができておらず，完全な舌の平らと，それに伴う舌縁と歯列による閉鎖ができていない例が観察される．

もしこのままの状態で，基礎的動作から音の誘導を行っても，呼気圧の不足と舌中央部，正中線上から呼気を出す動作が上手くできない．側音化構音がなかなか改善しない症例の多くが，この舌パターンを示していることを理解すべきである．

逆に，この構えと，この構えを保持しながらの舌尖での構音操作ができるようになれば，舌尖歯茎音はむずかしくない．

2. 舌硬口蓋音の基礎的動作

やはりインターデンタルを用いる．ここでは，さらに厳密な意味での舌面の平らが求められる．特異な構音障害のうち，特に舌の巧緻性の低いタイプで，この平らができず不随

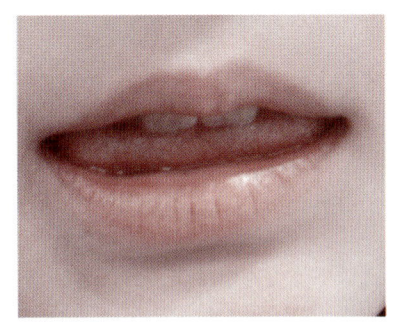

図5-6 歯列にそって舌の半円形を作る．口唇はそのままでのインターデンタルの構え

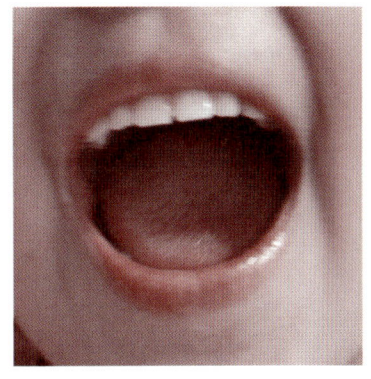

図5-7 奥舌の挙上
奥舌と軟口蓋の接触が確認できることが望ましい．
舌尖が下がり，下の前歯の歯茎に接触することが第二の条件である．これを見逃すことが多いので注意する．

意的な動きを伴う場合に，しっかりこの基礎的動作の訓練を行う．

3. 奥舌軟口蓋音の基礎的動作

　奥舌を挙上して，軟口蓋を接触させる構えの成立に向けての基礎的動作である．口頭指示だけで奥舌を上げるという動作は，大人でもむずかしい．一般的に，ŋaと発声してもらって誘導する．音素・音節レベルでも同様である．そのとき常に注意するのは，舌尖を下の前歯の歯茎の位置に接触させておくことである（図5-7）．舌尖を前歯上歯茎に付けたまま奥舌挙上を指示することはないとは思うが，舌尖の位置をきちんと指示していないために，舌尖が浮いたまま奥舌挙上課題を指示して失敗することが少なくない．

（5）実際の訓練内容

1. インターデンタル（舌尖歯茎音および舌硬口蓋音）

　インターデンタルの構えは，舌尖歯茎音および舌硬口蓋音に共通する課題であることはすでに述べた．当然，音・音節レベルの訓練でインターデンタルを使用するが，ここでは，そうした動作がむずかしい場合の基礎的動作の訓練として行うインターデンタルについて説明する．

　基礎的動作の適応は，構音運動の稚拙さ（巧緻性の低下）が認められる場合である．訓練はそのことを念頭において行う．今から説明する動作は，基本的に音・音節レベルの構えの訓練課題だが，運動の稚拙さが認められる対象児で，それが上手くいかない状態には，いくつかの特徴がある．

　ア 舌が尖って，平らにならない．
　イ 舌がU字型になって，平らにならない．
　ウ 舌が波状に不随意的に動く．
　エ 舌が細かく震える．
　オ その他，舌が平らにならない，何らかの不随意的な動きが認められる．

　こうした特徴が認められるままでは，舌平らは実現しない．

　これらの特徴が認められず，舌がきれいな半円形を描いて，かつ静止していれば目標は達成されている．もし，上記①～⑤の特徴が認められたら，これらを抑制するのが基礎的動作の到達目標である．

この状態が実現しないまま，次の音・音節のステップに進むと，そこから苦労することになる．側音化構音のほとんどでこうした特徴が認められるので，こうした状態が抑制できなければ，このままでいくら訓練をしても，結局口腔内で平らができていなかったり，不随意的に動いたりしているので，側音化構音は改善しない．基礎的動作の訓練の適応がある対象児に対しては，この段階の訓練を根気よく実施し，きちんと効果を認めてから次のステップに進む．

　こうした状態は，神経学的な意味で麻痺とはいえないが，実質的には非常に微細な運動制限と考えてアプローチする方が合理的である．

　経験的に，こうした特徴をもつ対象児は，この状態を抑制するために訓練も長期化するし，完全に抑制しきれない場合もある．このように状態が改善しない場合に，機能性構音障害という診断をたてにして，対象児や家族の努力の不足のせいにするようなことだけはあってはならない．

　実際に指導を始めるにあたり，家族に上記の目標と注意事項を説明し，さらに訓練中は随時，これから述べる具体的な訓練の方法や，運動の指標を丁寧に説明する．訓練は，原則として言語聴覚士との訓練だけでは不足なので，家庭での家族との訓練が重要である．そのためには，家族の適切な理解が欠かせない．

①構えを誘導する

　インターデンタル誘導の最初は，言語聴覚士が手本をみせる．続いて，対象児に鏡をみながら模倣してもらう．家族にも鏡をみて実施してもらい，どのような状態が適切なインターデンタルな状態か確認してもらう（図5-6）．まず，口唇はそのままの単純なインターデンタルの状態を実現し，さらにそこから，「"イー"といって」という指示を出し，同時に手本を示しながら口角を引いてもらい，犬歯より奥の臼歯がみえる状態で観察する．この状態で舌が全体に平らになっていることが重要であるが，その目安は，みえている部分の舌の厚みが均等であること，次に，歯列にそって外に出ている部分の幅がやはり均等に2～3ミリからせいぜい5ミリくらいであることである．また，臼歯のあたりから舌が歯列の内側に入り込んでいないことも確認する．結果的に歯列と舌縁は，ほぼ平行して半円形を描いている．舌の厚みや，出ている部分の幅が不均等であることは，舌が平らでないことを示しているが，多くの場合，舌が尖る傾向があるか，全体にあるいは部分的に緊張が高いかである．平らが実現できないと，側音化構音および口腔内圧の不足につながる．

②閉鎖と不随意運動を確認する

　この状態で，舌縁と上歯下面の完全な接触を確認する．①の舌平らが実現できれば，閉鎖はできていることになる．ここで確認するのは，舌の不随意運動による閉鎖不全である．

　ア 舌が波状（ゆっくり大きめにあるいはさざ波状に細かく速く）に不随意的に動く．
　イ 舌が（波状ではないが）細かく震える．

といった動きがあっても，歯列と舌縁がほぼ平行の半円形を描いていれば，閉鎖自体は実現している場合が多い．正確にいえば，インターデンタルの状態は，舌縁上面と上歯下面との接触なので，舌面が波状に動けば閉鎖不全が起こる．しかし，正常な構音の位置に戻れば，舌縁と歯茎での閉鎖なので，舌面の動きはそれほど影響せず，舌縁の半円形が保たれている限り閉鎖は実現する．

　しかし，舌面が不随意的に動いているということは，硬口蓋と舌面で作る空洞，特に，舌硬口蓋音の∫, ʒ, t∫, dʒ, での狭い空間では，舌面の小さな動きが影響して，呼気

の正中線上の流れが保てず，側音化構音となりやすい．こうした不随意的な動きをなくす，あるいは，構音に影響を与えない程度まで抑制することが目標である．

③平らの状態を持続・保持する

　訓練課題は，目標の舌平らで，不随意的な動きのない状態を持続・保持することである．鏡をみながら，約10秒間，持続してもらう．言語聴覚士が口頭で1〜10数える間，その状態でいるように指示する．スタート時は，これを10試行程度で1セットとし，休みながら数セットを実施する．1試行ごとのインターバルは長めにとる．この訓練は，あくまで動きの拙い対象児が行うので，むずかしい場合は，短い時間から始めて徐々に延ばしていく．比較的良好であれば，15秒程度まで延ばす．といって，30秒〜1分くらい延ばす意味があるかというと，そうではない．

　なかなか安定しない場合の訓練方法とも関係するが，運動の巧緻性の低下が顕著で，不随意運動的な動きが大きく，かつ激しい場合や，初期評価で30秒程度舌を出してもらったさいに途中から不随意的な動きが出てくるような場合にのみ，長い時間の保持の訓練を組み込む意味がある．

　その他，この段階でなかなか平らがとれない，あるいは不随意運動が抑制できない場合，以下のような方法を試みる．

ア 対象児が緊張しやすい場合が多く，心理的な緊張は，運動の緊張をもたらす．ことばかけや雰囲気，また，目標をあまり厳密にかかげないなど，心理的にリラックスできるよう心がける．ただし，直接的な表現，例えば，「リラックスして！」とか，「力を抜いて！」とか，「楽に！」という表現は，なかなか実際にイメージしにくい．「いいかげんに！」とか，「適当に！」とか「フニャフニャした感じで！」とかの方が，わかりやすい場合がある．声をかけるときの言語聴覚士の声自体が緊張していれば，対象児にすぐ影響する．

イ インターデンタルはやや大げさな動作でもあるので，まずは歯列内のできる位置から実現し，徐々に歯列に近付けるように段階的に拡大する．

ウ 「イー」というように口唇口角を引きながら，訓練を行う．評価のときだけでなく，訓練でも徹底して実施する．インターデンタルは，当然ニュートラルな位置より前方に舌を置くので，舌の運動は，当然前方への動きになる．安静時よりも前方への運動時に舌平らを阻害する要因が現れることが多いのだが，口角を後方へ引く動作により，舌の前方への運動に抑制がかかるため，尖るような動きを抑制したり，不随意的な動きを抑制すると考えられる．

エ 頬，口唇，顔面をリラックスさせる．こうした訓練課題を実施している間，特に運動時だが，頬，口唇，顔面が緊張し，引きつったり，ピクピク動いたりなど緊張が認められる場合がある．まずは，舌の構えを目的の位置より十分に楽な位置にして，顔面等を鏡でみてフィードバックしながら，緊張を抑制していく．

オ 舌が安静時でも不随意的に動く場合は，まず安静時のリラックスが必要である．

カ 運動課題で，鏡をみて対象児自身が自分の運動を確認できる限り，視覚的フィードバックを行う．どの状態がよくない状態で，どの状態が目標なのか説明しながら行うことが重要である．

　さて，舌平らの保持が15秒程度安定してきたら，速やかに繰り返す課題に入る．10〜15秒程度平らの構えを実施したら，いったん顎，口唇を閉じて何もしない状態（ニュー

トラルな状態）に戻し，また，すぐに平らの構えをとる．10 回繰り返すことを 1 セットとしてこれを 10 ～ 20 セット繰り返す．これは，ニュートラルな状態から，瞬時に平らで不随意的運動のない構えを作ることが目標である．

　前段階で，時間をかければ何とか構えが安定するという段階だったところを，ここでは，安定した構えを 5 秒，10 秒なり持続するだけでなく，構えを解除した後，速やかにその構えを再現できるようにする段階である．いったん解除した後，安定した構えの再現に何秒もかかっては，全く実用性がない．速やかな繰り返しが可能になるまで，焦らずに，きちんとやることが大切である．この段階は，当然できる課題も少ないので，1 回の訓練時間中，同じようなことをひたすら繰り返すことになる．そのうえ，なかなか習得できず，この段階の訓練期間が長引く場合，モチベーションの維持に特に工夫が必要である．

　繰り返しが安定してきたら，訓練のリズムを変則的にする．例えば，それまでは 10 回 1 セットで実施していたところ，3 回くらい試行したところで，日常的なことについての質問をしたり，じゃんけんをするなど何か，全く訓練と関係のないことをしたりして，舌への意識を完全にそらせるようなことをする．その後，突然訓練に戻るというようなことでよい．そこでも，瞬時に舌平ら，不随意的運動なしの状態になれば，音・音節の段階に進むことができる．

④ホームワークへの誘導と家族指導を適切に実施する

　基本的に，家族が課題を理解できたらホームワークを導入する．この課題が適応であるということは，特に訓練の回数を確保する必要があるので，ホームワークが上手くできるかどうかは，大切な要因となっている．

　条件としては，家族が課題の実施方法と，子どもが上手くできているかどうかの判断基準を理解できていることである．十分に説明するだけでなく，実際ホームワークを設定したら，その場あるいは次の訓練の場面で実際にやってもらったり，少なくとも対象児が改善しているかどうかはチェックする必要がある（「→ 2 家族指導，環境調整とホームワーク 3．ホームワーク」156 頁参照）．

　判断基準としては，第 1 に，口角を引きながら実施して舌が半円形を保っていることと，第 2 に，何らかの不随意運動をできるだけ抑制することの 2 つに絞っておく．具体的な基準と注意などは，一人ひとり違うので，それぞれに合わせて指導を行うことになる．

⑤段階を進むかどうかの見極め

　理論的には，運動の巧緻性の低い対象児にとってこの段階は極めて重要であり，完全にクリアして，次の段階に進みたい．

　しかし，実際の臨床では，次のような理由で，不完全でも次の段階に進むことになる．

　ア 完全にクリアできない場合がある．

　イ インターデンタルは，本来の構音動作に比べると，少しだが外側に出て構音しているため，運動範囲を大きく使っている．本来の位置での構音動作の方が，若干運動範囲が狭いので，その分だけ多少だがコントロールしやすい可能性がある．

　ウ 音・音節の段階の訓練でも，この段階の訓練の要素が含まれているので，一定の段階まで進んでいれば，結果的に音の習得に至る．

　エ この段階の訓練は，課題の種類も少なく，単調なため，モチベーションの維持がむずかしく，その後の段階の訓練にマイナスの要因となりやすい．

　といっても，この段階が不十分のまま次の段階に移れば，そこでの訓練期間を長期化さ

せるリスクもあるので，段階を上げる判断はむずかしいが，それだけ臨床的な意味は大きいので，以下の条件などを配慮して，臨機応変に対応する．

ア 前提としては，訓練により改善の傾向が認められることである．一定の訓練で改善が認められるが，しかし改善の度合いが緩い場合もある．できれば十分な時間をかけたいが，モチベーションなどの理由で延ばすことのデメリットもあるので，次の音・音節レベルの訓練の中でさらに改善することを期待して，ステップアップを決断する．なお，改善傾向が認められない場合は，ステップアップよりも，評価の結果，診断，訓練プログラム自体を検討すべきである．

イ 改善の中でも，浮動的だができる回数が増えている．あるいは，できる時間が長くなっている場合は，次のステップに進みやすい．言語聴覚士は，できる状態を対象児および課題を実施する家族に認識してもらうことが大切である．できる場面があれば，その再現性を上げることでさらに定着が進むからであるし，できたという意識はモチベーションの確保にもつながる．

ウ 課題の最初ではできるが，疲労しやすく後半で崩れる．この場合は，積極的なステップアップの適応である．今後の訓練で定着していく可能性がより高い．

エ 対象児のモチベーションの状態や，個性に配慮する．もし，動作のレベルがほぼ同じ状態の対象児がいたとしても，すぐにステップアップするか，もう少しこの段階をやってみるかの判断は同じではない．

　比較的単調な訓練の繰り返しでも，嫌がらずに集中してできる場合は，このステップをもう少し確実にしてから，ステップを上げるという判断をすることになる．また，仮に次の段階に進んだとしても，実際にやってみてステップダウンした方がよいと判断したら，ためらわずにこの段階に戻る．

2．舌軟口蓋音

　奥舌を挙上して，軟口蓋を接触させる．ŋと発声しながら，「んガー」と構音する．舌尖を下の前歯の歯茎の位置に接触させておくことが重要である．器質的な障害がなければむずかしくはないので，基礎的な動作訓練として長期間にわたって実施したり，改善しないために苦労したりすることはほとんどない．

　運動制限を認める場合に，うがいの動作を運動機能回復で利用することもないわけではないが，機能性の構音障害で，これをこの段階の訓練として実施した経験は筆者にはなく，効果があったという報告もあまりない．音・音節レベルの動作の誘導で，一時的に，あるいは複数のヒント，手がかりの1つとして利用する場合は，少ないがある．この段階の訓練が長期的になった場合に，訓練のバリエーションの1つにはなるかもしれない．

❹　音・音節レベルの訓練

　基礎的動作の次の段階である．基礎的動作自体が音を産生することにつながる動作であるが，基本的に音を産生することはない．ここでは，実際に音を産生する訓練を行う．ほとんどがターゲットの子音に母音を付けた形で訓練するので，音・音節レベルとした．前半で，訓練全般や各音に共通する注意点を解説し，後半で，母音および子音ごとに訓練手順を述べる．また，各音に特有な注意やコツ，工夫については後半のそれぞれの音の項目で述べる．

（1）全体的な注意

　　構音訓練の解説にあたり，本書で用いている語の確認と，音・音節レベルの訓練に共通の注意や臨床上のコツ，臨床の工夫について最初に述べる．この段階が事実上の訓練開始となることが多いため，音・音節レベルだけでなく，訓練全体を通しての開始時の留意点も含む．

1. 構音点と構音方法とは

　　子音は，声道の途中で呼気の通りを妨害して音を作るが，その妨害をして音を作る場所が構音点で，妨害の仕方が構音方法である．

2. 構えと操作とは

　　一方，構えは構音点と関係があるが，同じではない．子音を作るために呼気の流れを妨害するといったが，構えとは，発声発語器官のそれぞれが呼気の通路を妨害するための位置に付き，妨害の運動を開始する直前の状態となることを示している．操作は，構音方法と関係があるが構音方法そのものではなく，妨害を実際に行うさいに，各器官の構えの後に行われる一連の具体的な動きの一つひとつを指している．

3. 構音動作は無意識的動作

　　実際の訓練のさいに最初に気を付けてもらいたいことは，対象児たちは構音動作を意図的な動作として意識しているわけではなく，ことばの音と対になった無意識的な動作として習得している点である．正しく産生できる音も，誤って学習してしまっている音も，その点では同じである．対象児によって自分の産生している音が誤っていると意識している場合と意識していない場合がある．しかし，いずれにしても，コントロールできないために誤ったままでいるし，言語聴覚士の力を必要としている．訓練してもなかなかできないときに，絶対に対象児のせいにしてはならない．

4. 誤りの定着度

　　ことばの音と構音動作の無意識的な結び付きが強いということは，誤り音についても同様で，音と誤った動作の結び付きも強いことになる．誤りの定着度ともいうべきもので，それが強いほど新しい構音方法が習得しにくく，音が提示されると音に刺激されて誤った習慣がすぐに現れやすい．

　　ことばとしての音は，実は意味との結び付きともいえるもので，ことばの意味を意識すると，誤った構音の習慣が出てきやすいことになる．そのため，訓練中特に新しい音の開始の段階では，ことばの意味を意識させない工夫が必要となることがある．ただし目的は，意味を意識しても安定して正しい音を産生することであるため，動作が安定したらできるだけ早くことばの意味を意識させる工夫が有効である．

5. 運動はリズミカルに

　　訓練はできるだけリズミカルに行う．構音も運動であるためリズムが大切である．スポーツで基本動作を繰り返し練習するのと似ている．ラケットを用いるスポーツなどで行う素振りは，基本動作を無意識レベルまで体で覚えさせる効果がある．構音動作の訓練で10回を1セットとして同じ音や動作を繰り返す課題が多いのは，その効果をねらっている．また，言語聴覚士が課題提示をし，対象児が試行するという掛け合いで行う訓練もリズムが大切である．さらに，訓練でリズムを崩すのは，運動の習得のみならずモチベーションにおいてもマイナスになることを意識しておくべきである．

6. フィードバックを忘れずに

　訓練の原則で述べた対象児の各試行に対して正誤のフィードバックを行う．特に音・音節レベルの訓練では，このフィードバックの適不適が成果を大きく左右する．（→1節 ②訓練の原理 3．評価結果の1試行毎のフィードバック（134頁参照））

　フィードバックのタイミングが悪いと運動のリズムを崩しやすいことにも注意する．

7. 母音とのわたり

　日本語の各子音は後続する母音が決まっている．多くの子音は3〜5の母音が後続する．中には1つだけ後続母音をもつ子音もある．子音と母音がなめらかにつながることを「わたり」というが，これには複数の後続母音をもつ場合に，そのすべてとなめらかにつながるという意味も含まれている．例えば，aとはうまくつながるが，他の母音とはうまくつながらないということもあり，これは母音とのわたりが未習得といえる．

　本書では，ほとんどの子音の音・音節レベルでの訓練を子音単独すなわち音素レベルではなく，母音とつなげた状態つまり音節レベルから始めている．しかもその母音はほとんどがaである．その理由の1つは，基本的にaのときの舌の位置が口腔内で最も低く，顎自体の開口度も大きいので，視覚的に把握しやすいことである．また，aの舌の構えは舌縁が下歯の歯茎にほぼ接触する半円形のパターンなので，基礎的動作で述べた子音産生時の舌の基本的なパターンに一番近く，子音から母音へつながるとき，変化が少なくわたりがとりやすいからである．これは運動障害性構音障害の訓練とは異なる点である．例えば，舌・顎の運動制限が大きい場合，子音で上顎と舌の閉鎖を要求する場合などは，母音はより上顎に近い位置のiから始める方がいい場合もある．

　訓練方法として例えばsの訓練で /sɯ/ から入るという考え方もある．しかし，sの訓練では基本的に，インターデンタルで舌を半円形にして，平らにとるので舌は前方向への動きを求められているが，ɯは後ろ母音なので舌はやや後方に引いて，前半分は舌縁が歯茎から離れる傾向がある．そのため目的の構えを阻害することになる．また，舌の平らを強調，確認するために口唇を引く構えをとるのに対し，ɯは，口唇がやや丸めで前方に出るため，これも目的と反対方向の動きを要求するのでむずかしい．子音と後続母音のわたりを訓練する場合，導入の順序に配慮が必要である．

8. 課題音の意識的提示

　復唱で訓練を行うときの音の提示も，訓練の効果と密接に関連する．基本的に対象児は音の刺激を手がかりにしているので，習得に向けて手がかりを減らしていくことが原則である．具体的には，提示するときの声量を少しずつ低くしていく，あるいは毎回提示から3回に2回提示，2回に1回提示という具合に徐々に刺激を与える回数を減らしていくなどである．敏感な対象児だと言語聴覚士の刺激がなくなると反応をやめてしまうので，すぐに刺激を与えるが，全体として徐々に減らしていく．対象児の習得が安定するに従い，刺激が不要になるので，必ず刺激をなくすことができる．このように訓練中の課題提示は，声量，回数などを常に意識して行う．

9. 有声・無声の対の子音の導入

　p：b，t：d，k：gなど構音点，構音方法は同じで，有声，無声のみで対立する対の子音では，両方とも誤っているのが普通である．このとき，有声の子音から開始するか，無声の子音から開始するかは，子音によって違う．無声子音から導入することが多いのは，声帯振動の要素がない分だけやや操作が簡単だという理由からである．k，gなど鼻音か

ら導入する方がやりやすい場合は有声子音になる．なぜなら，鼻音が有声だからである．具体的には，それぞれの音の誘導の項目で解説する．

10. 聴覚的誘導と課題音の意識的提示

k, gの項で後述するが，ŋすなわち鼻音のgから導入し，鼻音要素を徐々に抜いていくときに有効なのは，聴覚刺激である．最初に，完全に鼻音のŋを提示し模倣してもらう．上手くできていれば少しずつ，例えば10試行を1セットとすると10～20セットくらいかけて，鼻音要素を抜いて音を提示していく．すなわち言語聴覚士が軟口蓋を完全に下げた状態から，何段階かで軟口蓋を挙上してゆき鼻腔共鳴の割合を減らしていく．その音を対象児が無意識にまねることで徐々に非鼻音化してゆき，最終的には，非鼻音のŋすなわちgに到達することになる．

対象児に最終目標としてのgの認識があると途中で突然gができることもあり，そのさいは提示も一気にgに変え正規の強化を与える．一方，なかなか非鼻音化が進まない場合は，小さなステップを根気よく繰り返す．

また，gからkを導入する場合も，同じように無声化したgから音刺激を開始し，段階的に有声化したgを提示して有声のgへ誘導する．このような音刺激を少しずつ変えながら誘導する方法は，ほとんどの子音の訓練で使用する．大切なことは，言語聴覚士がどの子音の訓練でも音刺激を段階的に提示すること，理想的には，階段状ではなくほぼ直線状に変化させながら提示することができるようにしておくことである．

11. 無声母音の有声化

ほとんどの子音が無声と有声の対立をもっているので，どちらから導入するのだが，無声子音から開始することが多い．その場合，母音も無声化させてつなげ，安定したところで母音だけ有声化させる．ここでも音刺激を用いる．すなわち，så（無声のa：）のå：を十分に（3秒程度）延ばし，音刺激でこのå：の後半1秒程度をså：a：というように有声化させる．続いて，この有声部分を徐々に長くして，前半の無声部分を相対的に短くしていく．最終的には，無声部分をなしにすることで有声化が完了する．この誘導も音刺激だけで行うので，自由に無声部分と有声部分の出し分けをコントロールできるようにしておく．

子音を付けるとむずかしい場合は，母音だけとりあげて訓練することもあるが，言語聴覚士が刺激を調整できなければならないのは同じである．

12. 特異な構音障害の判断

特異な構音障害に訓練開始から気付く場合は，あらかじめ家族に説明し，長期化する覚悟をしながらとり組む．しかし，「疑い」の状態で開始したり，まれに訓練開始してから気付いたりする場合もある．訓練で少しでも停滞する印象をもった場合は，特異な構音障害を見逃していないかという視点で再評価する．再評価の結果，特異な構音障害であると判断された場合は，速やかに所見の修正を伝え，状況を説明し，予後予測を話す必要がある．

13. 評価・訓練への同席

家族には検査や訓練の場面に同席してもらうことを原則とする．同席していないと，訓練の内容や改善の様子がわからず不安だし，ホームワークの説明も実際の場面をみたり，一部をやってみてもらうことなしに，ことばだけで説明するのは至難である．逆に早い時期に改善を示せると，信頼関係がすぐに築ける．訓練中の内容や方法については，みても

らうだけでなく意味や意図を説明し，改善の様子を「今日はここがよくなりましたよ」「ここができていませんが前回よりよくなっています」などと説明することも大切である．

14．家族への指導，アドバイス

家族への説明については内容等はすでに述べたので，ここでは臨床における指導の開始から訓練の展開においての留意事項について述べる．

家族に伝えるべき内容，方法を考えるときに大切なのは，家族の心理を最優先に配慮することである．

家族，特に母親の心理で配慮すべきなのは，子どもの構音障害が自分のせいではないかと思っている場合があることである．そうした焦りは，家族にとって不要であるばかりでなく，子どもへの接し方への悪影響もあり得る．家族が安心して子どもに対してもおおらかに接することができるよう，適切な情報を自信がもてるように説明する．

焦ってしまうと説明したにもかかわらず，ある音ができなかったときに，自分の判断で不適切に先の段階に進んでしまうような場合があることは，すでに述べた．

15．家族の子どもへの接し方

基本的には，家族が独自の判断で対象児の構音に働きかけないように伝える．うまくできたときに褒めることだけが，家族にできることだと伝える方がわかりやすい．言語聴覚士と一緒の訓練で，できるようになったことだけを家でしてもらう．

典型例では，受診前に家族が対象児にゆっくり話すように繰り返し要求している場合である．家族はゆっくり話せばうまく構音できるだろうと思ってのことだが，実際にそれでは，対象児は自己修正できない．これは対象児にとっては深刻な問題であり，家族のいう通りにしても上手くいかず，その上手くいくはずのない指示を繰り返されるので，自分が間違っている，自分が悪いという気持ちに陥りやすい．正しい構音へ誘導する指示以外は，対象児を否定し落ち込ませる効果しかないという認識を家族にもってもらうことが，訓練開始時期での大切なアドバイスである．この認識がきちんとできれば，その後の訓練を通じて，言語聴覚士のアドバイスを尊重してくれるようになる．そうでない場合には，家族が独断で不適切な訓練をしてしまうことになりやすい．

16．ホームワークで訓練量が確保できない

家族が物理的に時間を確保できない場合，家族のパーソナリティの問題でできない場合，言語聴覚士とならできるが家族とではやりたがらない場合など，ホームワークで訓練量が確保できない理由はさまざまである．

まずは確保できない理由を家族からよく聞いて解決方法を見出す．言語聴覚士との訓練でモチベーションを保ち，集中も持続するように方法や報酬を工夫し，その方法の一部あるいは，それをアレンジしたものをホームワークとすれば，対象児も家族と訓練を行うことを苦にしない．しかし訓練の一部，特に初期の基礎的動作の訓練などでは，そうした工夫にも限界があり，対象児が家族とは訓練をしたくないというのは，健全でもあるので，そういう場合は無理をしない．家族との関係が不適切になる方が長期的には問題である．少し長引くことさえ理解してもらえれば，訓練室の訓練でカバーできる．

あるいは家族のパーソナリティで，何となくできていないとか，ついつい忘れてしまうという場合もある．シール貼りの用紙を準備して，1日1枚，次回まで1週間なら7枚渡し，次回持参してもらうなど具体的な工夫をする．できてもできなくても持参してもらうことで，7枚のうち2枚できたのか，5枚できたのか，全くできなかったのかなど，家族の個

性も窺うことができる．さらに，実施できた回数と対象児の定着度とを比較して，1週間2回だけの訓練でここまで安定していれば順調だとか，7回できているのに定着していないのでレベルを再検討する，などの判断材料が得られる．

　いずれにしても家族に無理強いすることは，よい結果にはつながらない．訓練室でカバーする覚悟をする．

17．困難例に対する訓練方法のオプションについて

　次項では，原則として各音について，「1 誤り方と適応」「2 音の誘導」「3 困難例と対応」という項目設定をしており，3 では困難例への訓練方法のオプションを示している．

　「2 音の誘導」で述べる方法が，オーソドックスで最も誘導しやすく，効果的な方法である．その方法がむずかしい場合，異なるアプローチを実施することになる．そうしたオプションのアプローチを挙げてはいるが，一般的にオプションの方法は次善の策であり，誘導方法がむずかしい．さらに，それを使わなければならない対象児は，何かオーソドックスな方法が上手くいかない理由があるので，それをみつけるのだが，それがわかったとしても習得の難度が上がるのは間違いない．

　そのために，オプションの方法は多ければ多いほどよいが，それにも順序性があり，より習得しやすいはずの方法から順に試していくので，後に残る方法ほどむずかしくなることを理解しておく必要がある．

　基本的には，いろいろな方法を試しながら，習得を阻害している要因を早くみつけ出すことが大切である．機能性構音障害は，器質的な問題がないので必ず習得できるという確信をもちながら，適切な誘導方法を見出すことになる．

18．インターデンタルから本来の位置へ戻す

　音・音節レベルの段階では，インターデンタルを使用して音が獲得できたとしても，正しい位置に戻さない場合が多い．単語レベルで定着してから，文レベルあるいはキャリーオーバーの段階で，正しい位置に戻すことは，それほどむずかしいことではない．そもそも，単語から文レベルの訓練の段階で，自力で正しい位置に戻してしまう対象児も少なくない．どうしてもむずかしい場合は，歯列をかみ合わせたままで単語をいっていけば，舌は物理的に出ないので獲得できる．

（2）訓練の実際

1．母音

1．誤り方と適応

　純粋な機能性構音障害では，母音の誤りはほとんどみられない．狭い母音，特に i で側音化構音を認めることがあるが，その場合はたいがい，特異な構音障害であるか，それが疑われる．軽度側音化構音が残る場合が一定以上ある．

　音の誘導の手順の解説は，ほぼ特異な構音障害を想定している．比較参照のため，軽度運動障害などへの訓練手技についても言及する．特異な構音障害の兆候がない純粋な構音障害でも，手順そのものは同じである．ただ，それぞれのステップにそれほど手間どらず，手順を省略することも多い．

2．音の誘導

①舌平らとリラックス

　日本語の母音は，すべて非鼻音である．硬口蓋と舌面で作られる口腔の形態と容積の違いが音色を決める（→「第4章 2節 ③ 発話の検査 1．正常な構音」89 頁参照）．大切な

ことは，硬口蓋は動かず，舌が動いて，形態と容積を決定しているということである．舌面の状態が適切かどうかで，音が正しいかどうかが決まる．適切な状態というのは，舌がほぼ平らで動かないことである．平らであることにより呼気は偏りなく流れ，前方に向かって狭くなるので，正中線を中心にして口唇から外に出る．平らでないということは，中央が辺縁に比べて高くなって，呼気は両側の辺縁にそって流れることになるか，左右どちらかに偏っていて，呼気も正中ではなくどちらかの辺縁に偏って流れる．呼気が正中線をはずして流れる状態が側音化である．また，舌に不随意的な動きがあれば，結果的に呼気の流れは舌面の動きに合わせて左右にゆらぎ偏るので，これも安定して正中線状を流れることにならず，側音化となる．

　誘導としては，通常のaよりもやや広めに開口した状態で，舌の平らを鏡を使い視覚的に確認する．舌縁が下歯の歯茎に接触し，舌に明らかに凹凸がないことを確認すると同時に，不随意的な動きがないことも確認する．問題がなければ次のステップに進む．

　もし凹凸があったり，不随意的な動きがあったりすれば，ことばで指摘したり，言語聴覚士の口腔内をみせて，それを自覚してもらう．そして，凹凸や不随意的な動きをなくすことが目的であることをわかりやすいことばで伝え，なくすように意識して努力してもらう．舌縁に少しだけ力をいれ，歯茎に向けて押しつけるように指示すると，動きがおさまる場合がある．動きがおさまれば，その状態で10秒程度保持させる．このとき，はじめは言語聴覚士が声に出して1から数を数えて10で構えをとく．慣れてきたら，対象児自身に声を出さずに数を数えさせ，10で構えをとかせる．最初はむしろ力を入れて動きを抑制するようだが，平らがとれて動きが抑制できてきたら，徐々に力を抜くように指示する．比較的力が抜けて，平らがとれ，かつ不随意運動も抑制できたら，次のステップに進む．軽度の運動障害がある場合にも行う訓練法である．

②顎の開口度を安定させる

　母音の音色を決定するのは，硬口蓋と舌面で挟まれる空間の幅である．それが狭くなれば狭母音，広くなれば広母音となる．ただ，この空間の幅を変えるのに，舌はほとんど関与しておらず，主な役割を果たしているのは下顎である．舌のボリュームの変化だけでは，狭母音と広母音の音色の違いはほとんど付けられない．

　したがって，誘導は下顎を適正な位置に置くことである．最も狭いiでは，上前歯と下前歯がやや重なる程度に噛み合わせてよい．コントロールがむずかしければ，上下の臼歯が接触する位置まで，完全に噛み合わせてもよい．ここまでは鏡で視覚的に誘導する．①での舌平らがクリアされていれば，あとは音刺激の誘導でiは産生できる．

　中間の開口度のeは，上前歯と下前歯の間に舌圧子が挟める程度である．実際に舌圧子を挟んで誘導してもよいし，鏡だけでもよい．あとは音刺激で誘導する．

　広母音のaの開口度については，上前歯と下前歯の間が指1本入る程度から，開口可能の最大まで広げた範囲でaの音色が得られるほど許容範囲が広い．訓練の導入では大きめに開口する．

　以上の開口度の設定は，運動障害性構音障害の母音の誘導で用いる方法で，すでに述べたように，機能性構音障害ではこれが適応となる症例は少ない．特にaの誘導は，少なくとも筆者は臨床上経験がない．ただし，iやeの誘導時に対照するために実施することがある．

　なお，iの側音化は少ないとはいいがたいが，これは①の舌平らの保持が困難なことが

主な理由で，開口度そのものの調整困難が理由である場合は，やはり少ないと考えてよい．

③前の母音と後の母音

前項①と②で述べたようにi, e, aは，舌の安定した平らと顎の開口度の確保で実現する．ɯとoは，これに加えて，舌尖が後退して奥舌部分が盛り上がり，空間的に口腔の前方が後方に比べて広くなる．

ɯは，顎の位置はiと同じで，舌平らをそのままで，視覚的フィードバックを保ちながら舌を後方に引く．ただし動作の意識としては，後方に引くというよりも，半円形を作っている舌の前方の舌縁部を自然に歯茎から離すというイメージがよい．それができれば，必然的に舌の前側のボリュームが後ろに移動し，硬口蓋と舌面の間の空間としては，前半部分が広く，後半部分が狭くなる．

一方のoは，さらに開口して，ほぼaの開口度から，ɯと全く同様に誘導する．

④口唇の構え

後ろの母音oとɯは，若干の口唇の丸め（円唇）を伴う．欧米語の円唇母音ほど強くは要求しないし，そもそも円唇：非円唇で対立する弁別特徴でないので，厳密に実現できなくても支障はない．ただしこれを使うことで音色が安定することもあるので，③の訓練の段階で円唇を指示する．

3. 困難例と対応

困難例は，特異な構音障害と考えてよい．しかも，ほとんどがiの側音化である．原因は，舌の平らがとれないか,不随意的な動きによるもので,その状態はどの母音でも実は起こっているはずである．しかし，狭い母音では，その狭さ（すなわち極めて容積の少ない，細長い空洞）の中の呼気の流れと共鳴の結果の音色であるので，空洞の小さな変化（舌面の偏りや不随意的な動き）の影響を受けやすいためであることはすでに述べた．

したがって困難例での誘導は，なかなか平らがとれない場合と，不随意的な動きがなかなか抑制できない場合である．この場合は，1つステップを下げて，前項の「3. 基礎的動作」（164頁参照）の訓練を実施する．困難例となるのは，運動障害に近い状態と考えて，運動障害へのアプローチも参考にする．そのさい，以下の点を念頭において行う．

①狭い母音では，インターデンタルで舌の平らを誘導するのが有効である．

②口唇の引きで平らを誘導し，かつ視覚的にも平らを確認しながら行う．

2. m

1. 誤り方と音の誘導

mも誤ることは少なく，訓練適応の例は極めてまれである．世界中の言語で幼児が最初に獲得する音の1つであることからみても，最も簡単な音と考えられている．

臨床で筆者が経験したことのあるのは，mの省略またはbへの置換が数例であり，pへの置換の症例は経験がない．mに問題があると必ず他の複数の子音に問題があるといっても過言ではない．実際，mのみに問題があった症例は経験したことがない．たいがい，特異な構音障害であるか，それが疑われる．誤り方に関わりなく，音の誘導は基本的には1つである．

2. 音の誘導

①口唇の閉鎖

鏡をみせながら口唇を閉鎖する．鏡がなくてもできるが，普段から鏡をよくみる習慣を

付けるという意味でも，積極的に使用するとよい．これができないことはあり得ない．口唇を閉鎖する，また開くの繰り返しを，10回1セットとして数セット行っておくと次からの訓練手順の理解のために都合がよい．

②閉鎖のまま声帯振動

次に，口唇を閉鎖したままで声を出す．ことばの指示だけではわからないので，手本をみせる．この時の音を，［m：］で表すのを時にみかけるが，これは誤りである．［m］は，口唇の閉鎖を鼻腔共鳴を伴って開放する瞬間の音で持続音ではないので［m：］はあり得ない．ここで産生している音は，口唇を閉鎖したまま持続して発声し，その間鼻腔に共鳴し続ける音で，むしろ鼻母音に近い．本書では，仮に［m':］と表現する．ここで，次の段階に入る前に安定して産生できることが必要なので，［m':，m':，m':・・・・］と10回の試行を1セットとして，数セット行う．このとき，1試行の持続時間は1秒程度とする．言語聴覚士と対象児が交互にかけ合いで，1回ずつの試行を数回行い，上手くできているのを確認したら，「上手にできているから，今度は一人で10回続けてやってみよう！」という指示を出し，言語聴覚士と対象児交互ではなく，対象児一人で10回続けて実施する．言語聴覚士は，対象児の試行ごとに，指を折って10回確認する．ここで上手くいかない症例は経験がないが，万一そういう場合は，1回ずつ試行する段階に戻る．

③声帯振動を持続したまま口唇の開放（後続母音 a）

ア この段階で初めて，ターゲットの［m］を産生することになる．まず，②の［m':］では，1秒程度の持続だったものを，手本をみせて5秒程度持続して産生させる．

イ 数回試行してできるのを確認する．続いて，［m':］を2，3秒持続させたところで口唇を開き［a］の音を出す．このときの［a］は長母音のようには延ばさない．開いた瞬間の音が［m］であり，上手くいけば［m':ma］という音が実現できる．

ウ 次に，この前半の準備の［m':］の部分を2秒，1秒と短くし，最終的に準備の部分なしで産生すると，正しい［ma］となる．

④母音へのわたり

［ma］が安定すれば，［me］［mo］［mɯ］［mi］という順に，異なる母音をつなげて産生する．

3．困難例と対応

本来，簡単な構音なので習得もむずかしくはないはずだが，簡単なはずの音がその時点でできていないということは，何らかの阻害要因があるからだとも考えられ，習得に困難をきたす場合もあり得る．

困難な場合の対応の第1は，やはりそれぞれの段階を丁寧に時間をかけて実施することである．ただ，それでもむずかしい場合に，変化のないまま同じ訓練を繰り返すのは，モチベーションやその他の観点からも望ましくない．そのため，少し方法を変えたり，ステップをさらに細かく分けたりといった対応が必要になるので，実際に経験した症例や，理論的に可能な方法などを紹介する．

①音を意識したとき誤りが出現した例

筆者の経験した m が b に置換する症例では，前項③の イ の段階で，［m':ma］を1試行したところ実現できたのだが，2試行目ですぐに［m':ba］となってしまった．

何を訓練しているのかわからないうちに，試行したときはできたが，訓練している音が /m/ であると気付いたとたんに，それまでの誤りの習慣が出現した例である．こうした

ことは，音節から有意味語に入るときにも起こりやすいが，音節レベルでも起こるので注意が必要である．この症例での対応は，困難なステップをさらに細かいステップに分割する方法で，実際の手順は以下のとおりである．

ア このステップで重要なのは，[m':] で発声を持続し，かつ鼻腔共鳴も続いている状態で，そのまま口唇を離す（開口する）ことである．しかし，この症例では，口唇を離す（開口する）動作をしようとすると，その直前に口腔内圧を上げてしまい，開口すると破裂音になってしまう．

イ そこで，鼻腔共鳴や発声の動作とは別に，開口動作だけを行うことにした．開口動作そのものが困難なわけではなく，発声をしながら開始するというきっかけのとり方が，結果的に，鼻咽腔閉鎖と口腔内圧上昇の動作を誘発してしまうと考えられた．実際，この症例は m だけでなく，n も同様に d に置換しており，鼻腔に共鳴させながら開口するという経験がこれまでに全くないことになる．発声から開口という動作を，口腔内圧を上げずに，鼻腔に共鳴させて行った経験がないわけである．そこで，舌圧子を歯で噛んでもらい，声を出さずに，言語聴覚士が軽く舌圧子を下方向へ押すのを合図に開口するという訓練を行った．発声ということばに関わる動作から意識を離して，直接ことばに関係のない舌圧子の合図に意識を集中させ，発声の動作ではなく，舌圧子の合図をきっかけに両唇を離すことをまず成立させた．

ウ 次に，[m':] で発声を持続しながら，2，3秒のところで舌圧子を押す合図をし，それに合わせて唇を離すよう指示した．はじめは，やはり口腔内圧を上げて b となってしまったが，イ に戻って舌圧子を押す合図に合わせて口唇を離すことを数セット行い，ウ に戻ることを繰り返し，自分の声ではなく，ことばと意識が結び付きにくい舌圧子の合図の方に集中するように指示したところ，[m':ma] が実現した．

エ いったん，[ma] が可能となってからは，崩れることはなく，他の母音へのわたり，単語レベルへの展開もスムーズであった．

② m のみを行う

その他の方法としては，2.の③の ウ の段階で [m':ma] を誘導するさい，母音を入れずに [m':m] を誘導する方法である．母音の [a] を付けるのは，開口の動作がはっきりすることと，手本の音としても通常の日本語では単独では出現しない子音だけの [m] よりも [ma] の方がわかりやすいからである．この欠点は，ことばを意識したとたんに，それまでの誤りが出現しやすいことである．逆に，単独で出現しない [m] の方が，誤りを誘いにくい可能性がある．

3. p, b

1. 誤り方と適応

m と並んで p，b の誤りも，純粋な機能性構音障害では極めて少ない．p，b も幼児が最初に獲得する音の1つであり，その運動が直接観察できることから，最も習得の簡単な音である．

口蓋裂では，鼻咽腔閉鎖不全による口腔内圧の不足で，p，b が訓練対象になるが，器質的な問題のない対象児で，p，b の訓練をする症例を経験したことのある言語聴覚士は少ないはずである．適応の例があれば，特異な構音障害であるか，その疑いがある．純粋な構音障害でも訓練手順そのものは同じだが，改善が早い．

2. 音の誘導
①両唇閉鎖
　m の時の両唇閉鎖と全く同じで，鏡をみせながら口唇を閉鎖する．言語聴覚士が手本をみせるだけでも普通は十分であるが，今後鏡を使うことが多くなるので，鏡をみる習慣を付けるために初期から導入する．これができないことはあり得ない．口唇を閉鎖，開放の繰り返しを，10 回 1 セットとして数セット行って次のステップに進む．

②口腔内圧上昇
　続いて口唇閉鎖のまま口腔内圧を高める．具体的には，頬を膨らませる動作で言語聴覚士が手本をみせ，同時に鏡をみせて行う．そのさい，おおげさに大きく膨らませる．このまま③の動作を行う場合が多いが，丁寧にやる場合は，破裂させずに，鼻から息を抜いてほほの膨らみを戻す．鼻から抜くように指示する必要はなく，手本をみせればよい．

③後続母音無声の a で破裂させる
　口唇からの破裂は，手本をみせるだけでできるものだが，ティッシュペーパーを短冊に切ったものに，破裂した呼気（無声帯気音の p に近い）を吹きかけ，ティッシュペーパーが大きく揺れるくらいに破裂させるとよい．そうでなければ，まず対象児の手のひらに向けて言語聴覚士が破裂の呼気を吹きかけ，その後，自分の手のひらに向けて，今度は対象児に破裂させる．ティッシュペーパーや手のひらを使うのは省略できるが，こうしたやり方は，互いに手が触れたり，同じことを交互にやったりすることで，実は対象児との間に親近感を生じさせる効果があるので，意識的に使用する．無声の破裂から誘導するので，後続母音にも無声の a を付ける．無声の破裂にするのは，破裂の感覚が有声破裂よりも対象児にとって若干やりやすいからである．ほとんどの対象児にとって，大きな差はないのだが，この音がターゲットになっている対象児は，やや運動の稚拙さが伴うことが多いので，できるだけ簡単な音から入る．

　ティッシュペーパーや手のひらに息をかける場合，わかりやすくするため，強調して強い破裂から入る．この破裂は帯気性の音になり，口唇で強く破裂させる．口唇閉鎖の時間が相対的に長く，帯気性もやや低い有声破裂よりも，無声破裂の方が瞬間的に強い破裂が作りやすい．

④母音とのわたり
　続いて，他の母音とのわたりを導入する．順序は po, pe, pɯ, pi が合理的である．

⑤母音の有声化
　前項の無声母音の有声化で述べた方法で実施する．母音の på：の母音部分 å：を 3 秒程度延ばし，数セット行う．安定したら，この母音部分の後半 1 秒程度を på：a：というように有声化させる．音刺激の提示，模倣で行う．この有声部分を徐々に長くして，無声部分を相対的に短くし，最終的には有声化までもっていく．

⑥無声子音から有声子音へ
　無声子音である pa が安定したら，ba を誘導する．破裂動作が完成していれば，音刺激の提示，模倣で問題なく誘導できる．

3. 困難例と対応
　困難例はまれである．①での閉鎖困難や，②での口腔内圧上昇は，通常あり得ない．③の破裂でごくまれに，破裂動作がむずかしい場合がある．また，もともと鼻咽腔閉鎖不全があり，術後閉鎖機能が確保されたが，破裂の運動感覚を経験していないために，p がで

きない場合がある．この場合，たいがいは，すべての破裂音が未習得である．しかし，他動的に破裂を実現する場合がある．②で頬を膨らませた状態で，外から瞬間的に強めに頬を押して実現する．この動作を繰り返し，徐々に自発的に破裂動作に移行する．それ以降は上述の手順を実施する．

4. n

1．誤り方と適応

nの誤りも非常に少なく，訓練適応は少ない．経験事例としては下記の２つである．

ア nとmがともに未習得で，鼻腔共鳴を用いた構音が未習得の事例．

イ mは可能だが，nの誤りを認めた事例で，舌の平らができず，n，t，dで誤りを認めた事例．

nは，最も容易な子音に入るので，nのみに問題があることはほとんどない．上記のいずれも，その系列以外にも複数の子音に問題があった．基本的に，特異な構音障害であるか，それが疑われる．

2．音の誘導

①インターデンタルで閉鎖

鏡をみせながら，インターデンタルで閉鎖を作る．インターデンタルについては，基礎的動作で説明したので，それを参照してほしい．閉鎖を作り，また開くの繰り返しを，10回１セットとして数セット行う．開く動作は，舌を引っ込めずに舌を出したまま，顎を下げる．この時点で舌を口腔内へ引っ込める動作を用いない．なぜなら，ターゲットがnだけであればいいが，t，dの破裂が未習得であれば，同じ動きから誘導することになり，このとき，舌を引っ込める動作を行うと破擦化しやすくなるからである．

②閉鎖のまま声帯振動

次に，インターデンタルで閉鎖したまま声を出す．ことばの指示だけでなく，言語聴覚士が手本をみせる．mと同様に，［n］は口唇の閉鎖を鼻腔共鳴を伴って開放する瞬間の音であり，持続音ではないので，このときの音を，［n：］で表わすのは誤りである．本書では，仮に［n′：］と表現する．安定して産生できるまで，［n′：，n′：，n′：・・・・］と10回の試行（１試行は１秒程度）を１セットにして，数セット行う．言語聴覚士と対象児が交互にかけ合いで行う段階から，対象児一人で10回続けて実施する段階へと移っていくのは，mの2．の②と同じである．

③声帯振動を持続したまま舌の開放（後続母音 a）

ア この段階で，はじめてターゲットの［n］を産生することになる．まず，②の［n′：］の持続を手本をみせながら，5秒程度まで持続して産生させる．

イ 安定したら，［n′：］を2，3秒持続させたところで，舌を引っ込めずに顎を開いて［a］の音を出す．この［a］は短母音でよい．この開いた瞬間の音が［n］である．これで［n′：na］という音が実現する．

ウ 次に，この前半の［n′：］を徐々に短くし，最終的に準備の部分なしで産生すると正しい［na］となる．

④母音へのわたり

［na］が安定すれば，［ne］［no］［nɯ］［ɲi］という順に，異なる母音をつなげて産生する．

3．困難例に対する対応

①困難なステップを細かく分割する

「m」の項目で示したのと同様に，困難なステップをさらに細かいステップに分割する方法をとる．

ア [n'：] で発声と鼻腔共鳴が続いている状態で，舌の閉鎖を開放することがむずかしい場合，鼻腔共鳴や発声の動作と別に，まず開口動作だけを行う．

mの困難例と同様に，インターデンタルの状態のまま，舌圧子を下歯の犬歯のあたりに置き，声を出さずに，言語聴覚士が軽く舌圧子を下方向へ押すのを合図に，開口するという訓練を行う．舌圧子の合図に意識を集中させ，舌圧子の合図をきっかけに舌を離すことをまず成立させる．

イ 次に，[n'：] で発声を持続しながら，2，3秒のところで舌圧子を押す合図をし，それに合わせて舌を離すよう指示する．むずかしい場合はアとイを行きつ戻りつしながら，根気よく行えば必ず成立する．

ウ 「m」で述べた困難例は，nも同様にdに置換していたが，いったん［ma］が可能となった後にnを導入したので，鼻腔共鳴をさせながら舌を開放する動作自体はすでにmで習得しているため，構音点が口唇から舌に変わってもmのように手間どることはなく，基本の訓練方法で通常より短期間で習得した．

②nのみを行う

その他，2.の③のイの段階で［n'：na］を誘導する場面で，母音を入れずに［n'：n］を誘導する方法がある．これもmの場合の困難例と考え方は同じである．

5. t, d

1. 誤り方と適応

t，dの誤りは，純粋な機能性構音障害でもみられるが多いとはいえない．誤り方としては，k，gへの置換が最も多い．省略や，p，bへの置換もあるが非常に少ない．なお，口蓋裂術後のような鼻咽腔閉鎖不全の既往がある場合は，声門破裂音や鼻音化が問題となることがある．

訓練効果は上がりやすく，一般的に訓練期間は長引かない．

2. 音の誘導

①インターデンタルで閉鎖

nと同じように，鏡をみせてインターデンタルで閉鎖を作る（→「3 機能訓練 3．基礎的動作」164頁参照）．閉鎖：開放の繰り返しを，10回1セットとして数セット行う．舌の半円形，平ら，口角の引きの実現が目的であるため，口腔内圧を高めての破裂をさせない．開く動作も，最初は顎の開きで誘導するので，この時点では，舌を口腔内へ引っ込める動作を用いず，舌を出したまま顎を下げる．次の段階で，t，dの破裂を誘導するときに，舌を引っ込める動作を使うと破擦化しやすくなる．

②口腔内圧上昇から後続母音無声のåで破裂

次は，インターデンタルでの閉鎖のまま，口腔内圧を高め，後続母音åで破裂（無声帯気音のtに近い）させる．このとき，舌を引っ込めないようにすることが重要であることはすでに述べた．口唇音と違い，頬を膨らませる動作は使用できないので，圧の上昇だけのステップは設定できない．

言語聴覚士が手本をみせ，同時に鏡をみせて行う．ティッシュペーパーを短冊に切ったものに，破裂した呼気を吹きかけ，ティッシュペーパーが大きく揺れるくらいに破裂させるのは，mの訓練同様，有効である．また，対象児の手のひらに向けて，言語聴覚士が

破裂の呼気を吹きかけ，その後，自分の手のひらに向けて，今度は対象児に破裂させる方法も使用できる．p, bの時と同様に無声の破裂から誘導するので，後続母音も無声のaを付ける．

③母音のわたり

続いて，to, te の順にわたりを導入する．

④母音の有声化

pの場合と同様に，母音のtå:の母音部分å:を3秒程度延ばして発声し，これを数セット実施する．安定したら，母音部分の後半1秒程度をtå：a：というように有声化させる．音刺激の提示，模倣で行う．無声部分を徐々に短くし，完全に無声部分がなくなると有声母音となる．

⑤無声子音から有声子音へ

無声子音のtが安定したら，d（da, de, do）を誘導する．破裂動作が完成していれば簡単である．

3．困難例と対応

困難例は少ない．

ア ①での閉鎖困難．

インターデンタルでの閉鎖そのものが困難であれば，基礎的動作のステップに戻り，構えの訓練をすることになる．

イ ②での口腔内圧上昇困難あるいは鼻咽腔閉鎖不全既往．

インターデンタルの構え，および舌を歯列から離す動作はできても，そのときに口腔内圧が上がらずに，破裂ができない場合である．ただし，現に口蓋裂や軟口蓋麻痺などによる鼻咽腔閉鎖不全がある場合は，ここでは考えていない．

機能的には，鼻咽腔閉鎖に問題がないにもかかわらず，口腔内圧の上昇から破裂が難しい場合の1つは，口蓋裂の術後などで鼻咽腔閉鎖不全の既往があり，閉鎖機能確保されたばかりだが，これまで閉鎖の経験がないために圧の上昇と破裂の運動感覚が理解できない場合である．

さらに，器質的な問題がないにもかかわらず，破裂音がたまたま未習得で，閉鎖の経験がないために，圧の上昇と破裂の運動感覚が理解できない場合がある．

臨床経験からいえば，この段階の課題は，破裂動作の運動感覚の習得である．破裂動作とは，口唇破裂音では口唇，舌尖破裂音では舌尖，といった破裂する部位が閉鎖を作り，そこに呼気を貯め，破裂に十分な圧となったことを感じとり，その部位で圧を外側に開放（破裂）することである．ことばにすると長くなるこの動作の実際の所要時間は，0.1秒にも満たない．この瞬時の運動感覚は，未習得で一定の年齢までいってしまうと，意識的に習得するのがむずかしくなるようで，一時的に失行のような状態を呈する．

この状況下では，とにかくその微細な破裂動作の運動感覚を習得してもらうのにわかりやすい手がかりを探し，できるようになるまで提供し続けることである．

A）鼻咽腔閉鎖不全がない場合は，通常用いないが，鼻をつまむことで呼気圧を鼻に逃がさないようにしながら，破裂を試みる．しかし，あまり効果は期待できない．

B）できている破裂音から誘導する．pができていれば，paとtaを交互に繰り返す．このとき，できている方のpの破裂を強調しながら行う．

C）母音を付けず，tだけの破裂から誘導する．

D）有声子音のdあるいは，daから誘導する．
E）破裂が習得できている他の器官での構音動作から誘導する．この方法を実際に用いた症例は，舌尖の部分で呼気を止め，圧を上げたところで破裂するという運動の経験が，これまで全くなかった．舌尖に破裂の経験がなければ，舌尖が閉鎖を作る相手が歯列という動かないものなので，そのままではむずかしいと推測された．しかし，p，bの破裂が可能だったので，pの破裂の運動感覚を習得している口唇を用いて，tの破裂の運動感覚を習得させようとしたのである．舌尖と上口唇で閉鎖を作り，そこで呼気圧を高め，pを産生させた．両唇音のpができているので，上唇は破裂の運動感覚を知っており，閉鎖の相手が舌であっても破裂は崩れず，pの音が出る．そこで，この舌尖と上口唇のpを繰り返し産生させる．これが安定すると，舌はこれまで経験のなかった破裂音の運動感覚を経験し，習得したことになる．今度は，先ほどの舌尖と上歯の閉鎖によるtに戻る．このとき舌尖は，すでに破裂の運動感覚を習得しているので，tの産生に至る．
F）一般的にはこれでよいが，症例によっては，舌尖と上歯の閉鎖によるtに戻ったとたんに，すぐに崩れる場合もある．これは，おそらく上歯との破裂のさい，音がtに変わったことで，以前の誤習慣に戻ったと考えられる．実際こうした症例を経験したことがあるが，そのときは，まず舌と上口唇でpを産生させながら，上歯に接触させるように綿棒を挟んだ．そのまま，pの産生を続けさせながら，上口唇をめくり上げる要領で，綿棒で上方へもち上げた．舌は，上口唇を追いかけるように前上方に出るが，さらに上口唇をもち上げると，上歯と接触し，上歯との間で破裂tを産生するにいたった．当然，音はtに変化するので，やはり崩れかけるが，「pだよ．pでいいんだよ．今，pをやっているんだよ」という具合に，tの音として認識しにくいようなことばかけをしながら，続けることで安定した．安定を確認して，はじめてtの音であることを認識させても，崩れることはなかった．いったん安定してからは，単語への移行等もスムーズであった．

6. r

1. 誤り方と適応

rの音は，この音として認識してもらえる許容範囲がかなり広い．欧米語では区別されるlとrも日本人にとっては別の音素ではない．また，東京方言の巻き舌もrと認識される．すなわち，舌尖のみを上前歯歯茎に接触させ，両側の舌縁を付けずに構音する側音lから，舌尖を硬口蓋に付け，震わせるように構音するrまでが，許容されることになる．これは，構音障害の子どもにとっても，誘導する側にとっても有利といえる．

そもそも，rの訓練適応は少ない．dへの置換をまれに認める．

2. 音の誘導

実際の誘導は，lの構えに近いところから始める．

①構えをとる

鏡をみながら，上歯と下歯の間に指1本分くらいの隙間ができるように構えさせ，歯間からみえるように，舌尖を上前歯歯茎に接触させる．この構えはlの構えである．原則として，舌縁は離れていても，接触していても構わない．なぜなら構音動作としては，lを要求しないからである．

②舌尖で弾く

この状態から手本をみせながら，また音もはっきり提示しながら，顎を開きながら舌尖を離す．このとき，舌尖を歯茎のあたりを叩くように下降させられればなおよい．限りなく l に近い音であるが，これで十分である．

③硬口蓋の位置で弾く

さらに，この動作のまま，開始の位置を上前歯歯茎から硬口蓋の奥方向へ 5mm 程度ずらせば，日本人の最も平均的な r となる．

3. 困難例

困難例もほとんど経験していない．r が d に誤る場合で，①が上手くいかない場合は，上歯と下歯の間の隙間を少し広めにとり，舌尖が接触しても両側の舌縁が接触しないようにする．これで閉鎖がなくなり，口腔内圧が高まらないので，d にはならない．

また①および③で，上前歯歯茎や硬口蓋に舌尖を接触させるとき，舌尖と目的の位置に綿棒で触れて，触れたところ同士を触れるように，触覚で誘導すると上手くいく場合が多い．

7. s, z (dz)

舌尖歯茎摩擦音である．舌の構えは t, d とほぼ同じであるという認識をもつことが大切である．違うのは t, d では，舌縁すべてが，歯茎に接触するのに対して，s, z では，舌尖部分に摩擦を作るための狭めがあることである．この狭めは，歯茎と舌尖の間が上下に 1mm もあれば十分である．前後も 1mm，左右の隙間はせいぜい 2cm である．接触していても，呼気が通ろうとするさい，すぐに隙間ができる程度にその部分がリラックスしていれば，摩擦は産生できる．どちらかといえば，物理的な隙間より，舌尖のリラックスの方が大切といえる．誘導は，本来の位置で行ってもよいが，コントロールのしやすさ，対象児自身のフィードバックのしやすさなどから，インターデンタルを使用することが多い．ここでも，最初からインターデンタルでの誘導を説明する．本来の位置で始めたい場合は，インターデンタルを本来の位置と読み替えればよい．

1. 誤り方と適応

s の誤りは，単純な機能性構音障害で最もよくみられ，特異な構音障害でも当然多い．

同じ構音点での s→t の破裂化，s→ts の破擦化が多く，異なる構音点への誤り，すなわち s→k などは少ない．

2. 音の誘導

①インターデンタルで閉鎖する

n, t, d と同じように鏡をみせて，インターデンタルで閉鎖を作る（→「③ 機能訓練 3. 基礎的動作」164 頁参照）．すでに n, t, d の訓練を実施してインターデンタルを習得している場合は，確認をして次の段階に進む．不安定な場合は，閉鎖：開放を繰り返し，安定してから次に進む．これについては，n, t, d の項目，および基礎的動作を参照してほしい．

②口角を引き，舌前方半円形，舌平らをとる

口角を引いてもらい，舌縁が歯列に平行に半円形の形になっていることを確認する．口角引きは，同時に舌の平らを作ることに関係している（→「③ 機能訓練 3. 基礎的動作」164 頁参照）．

③舌尖から呼気を出す

上の状態のままで呼気を正中から出す．意識的に狭めを作ることはしない．

言語聴覚士が手本をみせ，本人には自分の動作を鏡でみてもらい，視覚的にフィードバックさせながら行う．この状態で，呼気操作ができれば，側音化構音を回避できる可能性が高い．このとき，呼気が中央から出ていることを手のひらに呼気をあてて確認する．言語聴覚士が自分の呼気を対象児の手のひらにあて，次に，対象児の呼気を対象児自身の手のひらにあてさせて確認すればよい．

　ティッシュペーパーを細長く切ったものに呼気をあてさせてもよい．手のひらにしても，ティッシュペーパーにしても，この段階でうまくいかないパターンは，口唇を尖らせてしまうことである．呼気を出す動作は，日常的にはいわゆる吹く動作なので，口唇をすぼめるのはやむを得ない．口角を引いたままでやるのは，それを回避する意味もある．口唇をすぼめ気味にして呼気を出すパターンでは，口唇部分で摩擦を作るような呼気操作，すなわちΦになりやすいので注意を要する．そうでなくても，舌が前方向に尖る傾向になり，舌尖で好ましい狭めが作りにくく，側音化が起こりやすい．

　口角を引き気味にして呼気を出す．これはやりにくい動作だが，sの訓練の成否に関わる最も重要なポイントである．口角が引ききれずに前に行きがちでも，呼気が出ていれば許容範囲内だが，口唇をすぼめることは絶対に許容しない．ここで舌尖の狭めから，正中線上に呼気が出れば，θが産生できたことになる．

　10試行を1セットとして，数セット実施する．必要な条件を満たした安定したθが産生できていたら，念のために呼気が正中線上に出ているか確認する．呼気の流れを知るためには鼻息鏡が簡単であり，前歯の下に鼻息鏡を置きθを出してもらう（図5-8）．中央から長く出ていれば問題ない．幅広く短く出ていたり，左右いずれかに偏っていてはいけない．この確認方法は，θだけでなく，どんな場面でも呼気の流れを確認するのに使用できる．なお，聴覚的判断がつきにくいときに言語聴覚士側が確認のために使うのはよいが，子どもへの視覚的フィードバックとして使うのはむずかしい．

　この段階は，焦って不十分なまま先に進むのは避けた方がよい．

④**無声母音åを後続させる**

　θが安定したらåを後続させる．このとき，θの部分も無声母音部分も十分長くとり，θ：å：にする．θ：からå：に移るところは，当然開口することになるが，広めに開口するように強調して行う方がやりやすい．また，舌をインターデンタルにしたままで決して引っ込めない．引っ込めることで破裂化，摩擦化を起こすことが多い．動作が安定してから引っ込めるようにすればよい．

⑤**θ：を短くする**

　θ：å：のθ：の部分を短くするのは，言語聴覚士が手本を示し，対象児は手本を聴覚的に模倣しながら徐々に短くし，最短の状態になってθå：となる．母音部分はまだ長めにしておく．

⑥**無声母音を有声化する**

　θå：の母音部分å：を3秒程度延ばして発声することを数セット実施する．安定したら，母音部分の後半1秒程度からθå：aというように有声化させ，無声部分を徐々に短くし，完全に無声部分がなくなった時点でθaとなる．聴覚印象的には限りなくsaに近い．音刺激の提示，模倣で行う．

⑦**無声子音を有声化する**

　θaから聴覚刺激で有声子音に誘導する．

3. 困難例と対応

　困難例のパターンがかなり多いので，以下のように記述していくと数も多く，記述も長くなるが，困難例の絶対数が著しく多いというわけではない．2.の音の誘導をきちんと実践すれば，ほとんど問題なく習得できる．単純な機能性構音障害で習得に問題があるとすると，多くは上記の誘導を的確に実施していないためである．

①ストローを使用して呼気を誘導する

　困難例で最も多いのは，2.の③の呼気を正中から出す段階である．この場合，まずストローを用いて呼気の誘導をする．ストローの使用はためらわずに，2.の③が上手くいかなければ早めに導入する．

　ア ストローを使用する第1の理由は，狭めを確保するということである．狭めを作ろうとしても緊張が強く閉鎖になってしまい，隙間ができれば広すぎるような場合に適応となる．舌尖の狭めは，厳密に隙間が開いていないといけないというわけではなく，軽く接触していてもかまわないことはすでに述べた．左右はきちんと接触を保てる程度の緊張があり，舌尖はリラックスしているだけで，呼気圧によって十分正中線から呼気が出てくる．軽く接触していても，呼気圧がかかれば開くだけでも全くかまわない．

　逆に，舌縁全体が緊張していると，閉鎖時に舌縁全体に同じように力がかかり，舌尖部だけでなく呼気が舌縁全体に広く閉鎖を押し広げることになる．その結果，正中線だけではなく，舌の幅全体から呼気が出て，側音化になりやすい．

　イ 第2の理由は，呼気を正中に導きやすいことである．第1の理由と関係しているが，構えは何とかとれても，呼気を舌尖から出すことが苦手な場合がある．呼気操作に入ったとたんに構えが崩れるような場合である．

　ウ 誘導の実際

　　A）ストローを準備する：簡単に手に入る市販のストローは3種類ある．①ファーストフード店などでよく使われる，首が蛇腹の部分で曲がるタイプの太いストローと，②普通の喫茶店で使われる，1本1本紙の袋に入ったものに代表される中間の太さのストローと，③200ccくらいの牛乳や，ジュースの四角いパックに張り付けられているタイプの細いストローである．できれば，これら3種類を用意しておくのがよい．

　　B）目的に合わせてストローを選び，舌と歯で挟む：それぞれの選択の基準は以下のとおりである．

　　　太いストロー：舌と歯で挟む力をコントロールできずに，細いストローでは力が入りすぎて，ストローを押しつぶしてしまうような場合に用いる．また，呼気が舌縁全体から広く出てしまう場合に，呼気を中央に集めやすくするために用いることもある．そのままでもよいが，10cmほどに切ると使いやすい．1本で使うのが普通であるが，ストローを挟む力が強すぎるような場合は，2本並べてテープで巻いて使用する．

　　　中間の太さのストロー：何らかの問題があって，太いストローから始める場合，細いストローへ段階的に移行するために，中間の太さのストローを用いることがある．10cmほどの長さが使いやすい．必要に応じて，2本にして用いる．

　　　細いストロー：舌尖と歯茎の狭めの位置で使用するので，上下に狭く，左右にやや広がりがあるのが望ましい．細いストローは，これを2本使うか，1本を切って2本にし，平行に並べてテープで巻いてつなげて使う．

　　C）上歯と舌でストローを挟む：舌の一番尖端の中央部に置く．歯の位置は，前歯の

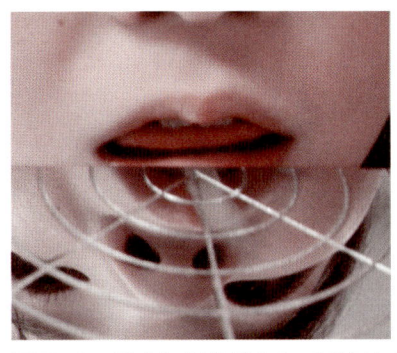

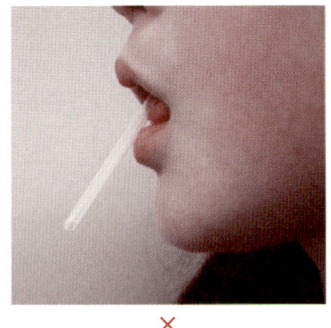

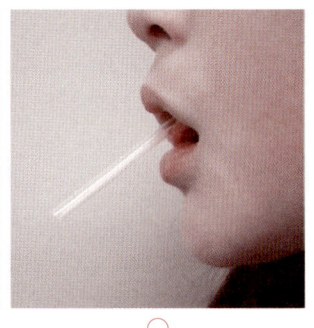

図5-8 舌尖に鼻息鏡をあて呼気を確認する

図5-9 左側の写真のようにストローが舌面と平行より下向きの角度にならないように注意する

中央の，歯と歯の間くらいが目安である．歯より内側は2cmほどで，それ以上長いと違和感が強くなる．さらに問題なのは，舌面に平行にならず，浮き上がりやすいので，結果的にストローは舌面と平行より下向きの角度になり，呼気が下向きに流れやすくなる（図5-9）．

　どの太さのストローを用いても，強く挟む必要はないので，軽く挟むという説明をして力を抜かせる．それでも駄目な場合，挟んだ状態で言語聴覚士がストローを出し入れするような感じで，前後方向にほんの少しだけ動かしてみる．強く挟んでいるときは動かないので，ストローが動く程度に，ただし落ちない程度に挟むようにする．必要なら，何回か動かして訓練し，ホームワークの課題にしてもよい．ただ，ここは絶対にクリアしなければならないわけではない．

　対象児は，往々にしてストローを挟むときに力が抜けていても，次の呼気を出す過程で力が入る．力を抜きながら呼気を出す訓練をすることで，これがクリアできる場合が多いからである．また，どうしても力が入りすぎるときには，太いストローから使うことはすでに述べた．

D）呼気をストローから出す：ストローができるだけ舌面と平行な状態で，中心にあることを常に確認する．繰り返し呼気を出しているうちに，すぐに位置がずれるので気を付ける．ティッシュペーパーを短冊状に割いたものを，ストローの尖端に置いて，短冊の動きでフィードバックして行うのが一番わかりやすい．ストローの先端から呼気が出ていない場合は，誤動作の学習になるので，このまま続けてはいけない．はじめに手本をみせるのはいうまでもない．

　もう1つ忘れてならないことは，口角を引きながら行うというインターデンタル共通の注意である．

　また，ストローの尖端から呼気が出ていても，ストローの両脇の部分の舌と歯の間からも呼気が出ている場合がある．ストローの両脇に指やティッシュペーパーをあてて気流を確認する．中間の太さのストローや太いストローでは，上下の狭めが少し広いので，こういうことが起こりやすい．呼気をストローに送るのが上手くなることに加え，ストローを細くしていくことでも改善する．

　また，特異な構音障害などで，特に舌の不随意的な動きが認められる対象児にも起こりやすい．呼気を出す訓練を続けていくうちに，徐々にストローの中心に呼気を流すのが上手になれば，両脇からのもれは減少し，なくなる．

いずれにしても，直接そこに働きかけることはしないが，ストロー両脇の呼気のもれを把握しておかなければならない．

10回で1セットの訓練を十分に行う．数回の訓練にまたがる場合も少なくない．安定してきたら，ホームワークでも行う．ここで完全にできるようになった音は，音響的にも動作的にも θ :である．

E) 呼気がストローに上手く流れない場合は，唇の状態を確認する：ストローを使わない場合の，2.の③で注意したように，口唇が丸く突き出てしまっていないか確認する．舌尖に呼気を送らず，口唇で吹くようになっている可能性が高い．口角の引き，舌の平らを常に確認する．

②ストローを徐々にはずす

前述のD)でできるようになったストローを使っての θ :の音から，ストローを使わない θ :に移行していく．単純にストローをはずして，実現できてしまう対象児も少なくない．一度やってみてむずかしい場合，どこがむずかしいか観察しながら，丁寧な手順をとって実施する．

A) 音に注意を向け，聴覚的手がかりを使えるようにする：ストローを付けた状態で，音響的には目的の θ :が実現しているので，訓練しながら，音をよく聞くように促す．ストローをはずす段階では，ストローを挟んだ状態で，呼気を出して θ :を繰り返し出させながら，ストローをゆっくり言語聴覚士が抜いていく．ストローをそっと動かして抜けるくらいであれば，舌に力が入っていないので，完全に抜いた状態でも適度に狭めが保たれていて，そのままで θ :が産生できる．このとき，言語聴覚士は，インターデンタルで θ :を提示しながら，「先生と同じ θ :の音出てる？同じ音出してね！そのままね！！」というふうに，対象児に話しかけ，ストローではなく音に注意を向け続ける．対象児はそれにより，同じ呼気操作を続けようとするので，ストローをはずされても，音を産生し続けることができる．このとき，①のC)で述べたように，ストローを言語聴覚士が少し動かしたら動く程度に，力が抜けている状態にしておくことに意味がある．

B) ストローを感じる位置で呼気を出す：しかし，力が抜けていても，ストローをはずした瞬間，狭めが閉じてしまう場合がある．ストローを抜いたとたん，θ :ではなくtに近い破裂や，tsに近い破擦になるのは，ほとんどこれである．この状態では，閉鎖させずに狭めを保った状態で呼気を出しながらストローをはずしたいので，完全にストローを抜く一歩手前の状態でしばらく呼気を出す訓練を組み込む．舌と歯で挟んだストローを抜きながら，舌と歯の狭めにストローは挟まない状態だが，前歯と舌にストローが触れている位置にストローを止める（図5-10）．舌の上にストローが乗っていて，かつストローの先端が前歯の外側に当たるが，歯より内部には入らない状態である．この状態で，それまでやっているように呼気を出せば θ :の音が出る．安定すればストローを完全にはずす．

ここでストローを外せたら，θ :の音がインターデンタルで実現しているので，前述の2.④の方法で，次のステップに入る．

さて，困難例としては，ストローを使用して呼気を誘導する場合と，ストローを徐々にはずす過程の解説を通じて，その細かいステップの中に，実際の困難例の具体例を示した．困難例がこうした要素をすべてもっているということではなく，困難例の場合，こうした

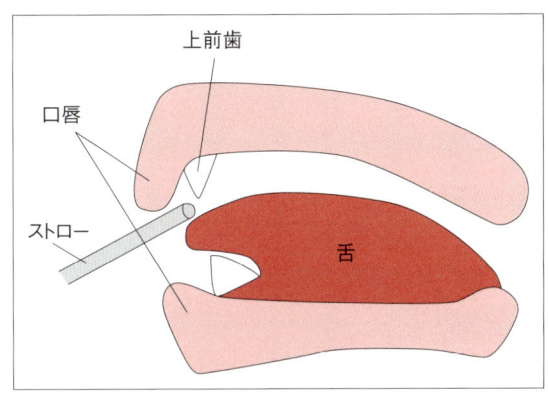

図5-10 舌と歯の狭めにストローを挟まず，前歯と舌にストローが触れそうな位置にストローを止める

要素の1つあるいはいくつかをもっているので，その要素を見出しながら，適切な対応を選択していただきたい．そして，こうした対応が必要なのは実際には少数であって，誤りの定着度がかなり強い場合のみである．要するに，それまでの自分の誤った構音の仕方に無意識だが定着が強く，正しい構音動作を誘導され，それまでとは異なる動きに変えられそうになったときに，すぐに変えられない子どもであることが多いと考えられる．これは特異な構音障害の場合が多く，マイナーな問題があるらしいという側面もあると思うが，今まで自分が行ってきた構音動作への執着というか，一度習得した動きの定着度が強いという印象をもつことがある．そこを柔軟に変えられる子どもは構音障害になりにくいともいえるわけで，構音障害になる子どもには，何かそういう要素が含まれているかもしれないという印象を，臨床経験から感じることがある．

また，s, zや次項で述べるʃ, ʒは，臨床的にむずかしいとか，苦手意識をもちやすい．それは，基本の誘導を阻害する要因が一見多く，困難例もパターンがやや複雑な印象である．促音化が起こりやすいこともある．しかし，問題点をきちんと整理すれば，それほどではないので，まずはむずかしいという先入観をもたないことが大切である．阻害要素が多いだけで，慣れないうちは臨床場面で焦りをさそい，阻害要因を整理せずにとり組むことが手間どる理由になっている場合が多い．手順を踏んでいけば，それほどむずかしくはない．

8. ʃ, ʒ

1. 誤り方と適応

ʃ, ʒは硬口蓋摩擦音で，舌がほとんど母音のiの構えに近い状態で，舌と硬口蓋の間に，左右上下には短い，前後に長い狭めを作る．その狭めを呼気が通過するときの子音である．母音のiと同じ理由で，側音化が起こりやすい．つまり，ʃ, ʒの左右上下に短い，前後に長い狭め，すなわち極めて容積の少ない，細長い空洞は，わずかな舌の偏りや不随意的な動きによる変動の影響を受けやすいためである．

2. 音の誘導

誘導そのものはむずかしくないが，困難例として側音化がある場合に，言語聴覚士が苦労することになる．呼気操作が大切なので，sの習得後に行うのが普通である．

①母音iを産生する

母音iの安定が前提である．ただし，側音化傾向がある場合はʃ, ʒを早く導入して，

全体的に側音化対策を実施することが多い．

②母音iの構えのまま，口角を引き，呼気を出す

　母音iの構えで呼気を出させる．手本をみせ，聴覚刺激を中心に誘導する．母音iの顎の構えに注意する．顎が十分に閉じていることを確認する．交互にi:とʃ:を産生するところから始め，徐々にʃ:のみにする．

③無声母音i̥をつける

　ʃ:i̥:と子音部分，無声母音部分を長めにしてつなげる．当然構えは，子音から母音まで変えない．常に口角を引く．

④無声母音を有声化する

　前項sでの無声母音の有声化を参考に，無声母音部分を有声化して，ʃiを産生させる．

⑤母音a, ɯ, oを後続させる

　ʃにa, ɯ, oを後続させ，ʃa, ʃɯ, ʃoを産生させる．

⑥無声子音を有声化する

　ʃを音声刺激，復唱で誘導し，有声化させてʒを産生させる．

3. 困難例と対応

　側音化がなければ，簡単な音である．

①ʃ:から導入する

　母音iから誘導する方法の他に，上記①と②の段階を一度で行う方法として，騒がしいときに制止する，ʃ:から誘導することがある．人差し指を口唇の前に縦に立てて，ʃ:と手本をみせる．文字で書くと「シー」と表される動作だが，実際は母音は発せられないので，ʃi:ではなくʃ:である．この動作の経験があれば，模倣してくれるので，模倣ができていれば，そのまま③の誘導に入る．このとき，通常のこの動作よりも口角をしっかり引くよう指示して行う．

②側音化構音への対応

　側音化への対応は，まずはインターデンタルでの誘導になる．

　ア　インターデンタルから誘導する．

　　A) インターデンタルの構えをとる：まずsの音ができていることが前提なので，そのとき訓練でインターデンタルを導入していれば，すぐにそこから導入できる．この段階ではじめてインターデンタルを使用する場合は，sのインターデンタルを参照しながら，インターデンタルの構えを誘導する．

　　B) 口角を引き，iの音を出す：インターデンタルは基本的に，舌を前方に出しての構えであり，iを口角を引きながらインターデンタルで行うと後方へ引き気味になるので，少しやりにくいが，きちんと行うことで，口腔内の平らが実現できる場合がある．当然だが，通常の位置での母音iの側音化がどうなっているかは問題であるが，側音化があっても，次のステップのʃiを中心に訓練することも多い．

　　C) ʃ:をインターデンタルで実施する：B)の構えのまま呼気を出して，ʃ:を産生する．さらに，そのままʃ:i̥:，そしてʃ:i:まで，インターデンタルで実施する．

　イ　聴覚的フィードバックを活用する．

　側音化の問題は，運動的に微妙な変化の影響を受けているということは，音響的にも微妙な変化である．運動感覚でのコントロールと同時に，聴覚的な弁別や，微妙な違いの認識にもとづく聴覚的なコントロールが重要になる．上記のようなインターデンタルの訓練

を行っても，対象児自身が，側音化とそうでない音を認識し，弁別しないと結果に結び付かない．これについては，「④音韻処理能力の訓練」(212頁参照）で詳述したので参照してほしい．

　ウ 基礎的動作の段階に戻る．

　特異な構音障害，特に運動の稚拙さを認めるタイプでは，舌が平らにとれなかったり，不随意的な動きを認める．それによって，ʃの側音化の訓練が進展しないようであれば，基礎の動作の段階に戻り，そこを集中的にやることになる．

9. k, g

1. 誤り方と適応

　日本語の子音の多くは舌音で，そのほとんどは舌尖音など舌前方で構音する子音である．奥舌で産生する音は，k, g のみである．奥舌を後方に挙上させる動作を苦手にする対象児は確かにいて，やはり特異な構音障害が多いが，単純な構音障害でもある程度の割合で認める．摂食・嚥下動作は，舌前方を接触させる動作が多く，奥舌挙上は咽頭方向への食塊送り込みを阻止するような動作であり，通常の咀嚼・嚥下動作には含まれない．逆に，咽頭への流入を阻止しつつ，口腔内に液体を留めて口腔内をすすぐ，うがいのような特別な動作でみられる．使用頻度も毎日行う咀嚼・嚥下より少なく，習得も生まれた瞬間から始める咀嚼・嚥下動作と違い，3，4歳以降に習得される動作である．実際，k, g 未習得の対象児に，うがい動作未習得が少なからず見られる．誤り方としては t, d への置換が多い．鼻咽腔閉鎖機能不全がないにもかかわらず，省略や，声門破裂になるケースがまれにある．

2. 音の誘導

　鼻音化の ga，すなわち ŋa から誘導する．子音の誘導としては，めずらしく有声子音からの誘導となる．理由は簡単である．呼気が口腔にどんどん流れていては，鼻腔共鳴はむずかしいので，鼻子音を産生するためには，まず，どこかで閉鎖を作り，鼻腔共鳴が始まったところで閉鎖を開放する．そのときの瞬間音が鼻子音となる．m は口唇で閉鎖を作り，n は舌縁と歯茎で閉鎖を作る．もう1つ可能な閉鎖が，奥舌と軟口蓋の閉鎖である．したがって，口唇を開き，舌も硬口蓋から離して閉鎖を作らせずに，鼻音を誘導すれば ŋ を作るしかない．この ŋ が，奥舌軟口蓋音の閉鎖である．

①舌尖を下げ開口する

　口を大きく開け，舌尖を下歯前歯の歯茎に付けさせる．口唇を閉じさせず，舌も硬口蓋から離させることが第一の目的，奥舌を挙上しやすくするのが，第二の目的である（図5-7，167頁）．

②奥舌閉鎖から開放

　そのまま ŋa の音を提示し，模倣してもらう．

③非鼻音化

　音で誘導しながら徐々に非鼻音化させ，ga へ至る．

④無声化

　音声提示しながら模倣させ，徐々に ga から ka を誘導する．ほとんどは，これで k が可能となる．

3. 困難例と対応

　比較的困難例は少ない．

　ア 前項の②で ŋ を誘導するときに上手くいかない場合がある．ほとんどが，ŋ を使う意

味がわかっていないために，①で必要な構えをとっていない．つまり，大きめに開口していないか，舌尖を下前歯の歯茎に接触させていないか，あるいはその両方である．多くの場合，舌尖が上がって，中舌と硬口蓋で閉鎖を作ってしまっている．そのために，うまく開放できないか，音が歪んで硬口蓋化つまり，nに近い音になってしまう．

意識的に，大げさなくらいしっかり開口してもらって，舌尖をきちんと下の歯茎に付ける．これはŋを出そうとする間中，決して離してはいけないということを指示しなければならない．この再確認ではとんど解決する．

イ もしそれで駄目なときというのは，舌の前方が反り返るように上がってしまい，結果的に，平らではなく，山状になってしまうことが多い．舌尖を舌圧子で奥舌方向に押しながら，下向きに押さえる（図5-11）．より奥まで押さえるか，舌尖だけにするか，また舌圧子の角度と，どの位置に力を入れるかは，そのときそのときの対象児の舌の状況をみて判断する．あくまで舌尖から，奥舌の接触点までの舌面が平らになるようにするのがコツである．

ウ また，舌に不随意的な動きがあるか，山状にそらないまでも，平らがとれない場合がある．こういう場合も，舌尖を舌圧子で軽めに押さえる．力で抑えるというより，舌圧子に舌が触らないようにという指示でもよいくらいで，舌面の平らを実現させる．

エ どうしても，k，gがt，dになる場合，舌尖を舌圧子で押さえると有効な場合がある．このとき，構えの状態から，強く押さえていて，「kaといってごらん」と指示すると，舌尖を何とか舌圧子の圧力から逃れさせようとして，結局舌圧子から舌尖をはずしてtaをいってしまうことが多い．そこでタイミングとしては，構えの状態では力を入れずに，そっと触れるだけにして，破裂の瞬間に力を入れる．この瞬間的な押さえは，的確なタイミングですることに加え，かなりの力が必要になる．ここでのコツとしては，歯から奥舌方向に舌圧子を置くとき，舌圧子を歯に当てることである．舌圧子を歯にしっかり当て，この歯を支点にてこの原理で押さえる（図5-12）．そうすれば適切なタイミングを逃さず，力も入りやすい．歯に付けずに浮かしたまま押さえようとすると，対象児はkのつもりでも，実際はtの構えをとってしまう．これは誤りであり，強い力で舌尖が上前歯の歯茎に付こうとするので，舌圧子で押さえきれない．k，gがt，dになる場合だけでなく，舌尖から舌面を強く押さえなければならない場面では，この歯を支点にする方法は有効である．

オ ただ，対象児にとっては，痛みはほとんど感じないものの，かなり強い力で押さえられるので，心理的な圧迫感を感じやすい．できるだけ使わずに済ませたい方法である．それもあって，どうしても押さえなければならない場合は，できるようになったら多少不安定でも，できるだけ早く舌圧子の介助は減らし，外していく．

カ 舌圧子で押さえて訓練をしたさい，それを使わなくしていく手順として，徐々に力を抜いていくのはもちろんだが，動作が上手くできれば，舌圧子を舌と接触しない位置に置いて，訓練するのも効果がある．できるようになりかかっているgの動作を，「ベロが木のへらに触らないようにやってみよう」という誘導で実施してみる．中には訓練のときに舌圧子で押さえられて，できるようになったという意識からか，舌圧子を完全に離すと，ta ta taとなってしまうが，触れていないのにもかかわらず，舌圧子が舌の近くにあるだけで，上手にka ka kaとできる対象児もいる．あわてずに，少しずつ遠ざければよい．

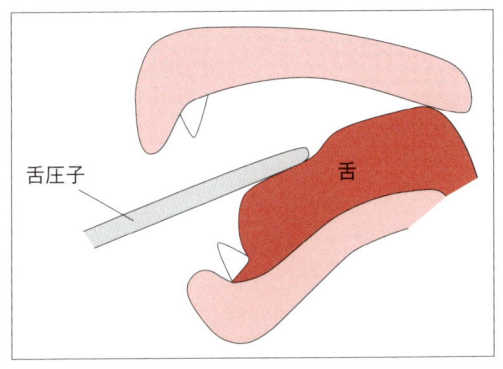

図5-11 舌尖を舌圧子で奥舌方向に押しながら，下向きに押さえる
※舌尖が上に上がろうとする力が弱い場合

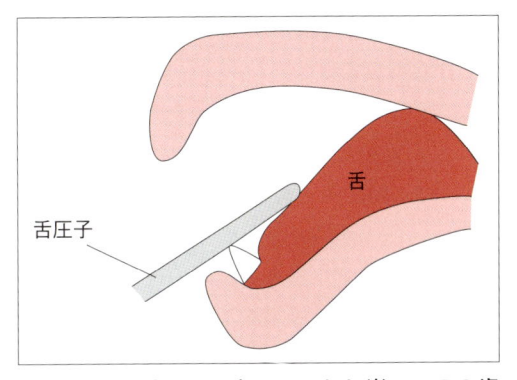

図5-12 舌圧子を歯にしっかり当て，この歯を支点に，てこの原理で押さえる
※舌尖が上に上がろうとする力が強い場合，下前歯の頂点を「てこ」の支点にして強く押さえる

キ 2.の④，⑤でgからkへの移行がむずかしい対象児がたまにいる．この場合は，無声（ささやき声）でŋaを音声提示し，模倣させながら徐々に呼気の破裂を強め，kåに近付ける．さらにkå：a：から，kaを誘導する．

10. ts, dz, tʃ, dʒ

無声音は，「tsɯ, tʃa, tʃɯ, tʃo」だが，有声音は，「ざ行」のすべての音が語頭で産生する場合に使用される．すべて破擦音であり，対応する摩擦音（ts：s, dz：z, tʃ：ʃ, dʒ：ʒ）の構えで閉鎖を作り，産生開始時に，閉鎖を解いて軽い破裂を起こす音である．ただし，破裂音と違うのは，軽い破裂で閉鎖を解いた後の舌が，摩擦音の構えになっていて，そのまま摩擦の操作に入ることである．破裂音のように口腔内圧を完全に開放することなく，軽い破裂後，口腔内には次の摩擦音を産生する圧が十分残されている．

ことばで説明すると複雑な動作のようだが，舌打ちの音に近く，むずかしい音ではない．健常児の習得をみると，osakana が otʃakana となることがあるように，摩擦音より先に獲得していることも少なくない．

1. 誤り方と適応

単純な機能性構音障害でもみられる．誤り方としては，舌尖音 ts, dz が口蓋音化する（ts → tʃ, dz → dʒ）例が多い．一方，口蓋音（tʃ, dʒ）は破裂化が多い．

2. 音の誘導

対応する摩擦音の獲得が前提である．無声音から導入する．

①無声摩擦音の確認

ターゲットが，ts であれば s を，tʃ であれば ʃ を数回構音させる．

②呼気（摩擦成分）の強調

次に，手本として呼気を強め摩擦成分を強調し，かつ 2, 3 秒かけて言語聴覚士が産生してみせ，模倣してもらう．言語聴覚士と対象児が交互に 10 回繰り返す．安定していれば次に進むが，不安定であればこれを数セット行い安定させる．

③破擦音の産生

次に，その構えから，舌尖を歯茎に軽く付けるように指示し，その状態から②のときよりもさらに呼気を強めて，音も破擦成分を強調して，ts あるいは tʃ を産生し模倣させる．②と同じように，摩擦部分は 2, 3 秒持続させる．これで破擦音が実現する．10 回 1 セッ

トとして安定するまで行う．

④**母音のわたり**

それぞれに後続母音を付けて，音節で産生させる．対応する摩擦音が習得できているのが前提なので，わたりに問題はない．

3. 困難例と対応

基本的に正常な構えで，音刺激で誘導する．それで困難な場合や，対応する摩擦音をインターデンタルで指導中（まだ正常な位置に戻す前）に，これらの破擦音を導入する場合は，2.の①～④をインターデンタルの位置で行う．側音化の傾向がある場合も同様であるが，tʃで側音化が著しい場合は，まずʃで側音化を解消，または可能なところまで軽減してから破擦音に入るべきである．

11. h, ç

「は」行で出現する子音のうち，Φɯが口唇摩擦音で，他は口腔内で産生されるhとçである．誘導は簡単だし誤りも少ない．

1. 誤り方と適応

鼻咽腔閉鎖不全の既往がある場合に，呼気圧が不十分で，摩擦成分が不足することがある．

2. 音の誘導

①**無声母音の確認**

無声の母音å：を産生させる．

②**母音の口形で強い呼気**

続いて手本を示しながら，手のひらやティッシュペーパーでフィードバックしながらå：の前で強く呼気を出させる．それで，hå：となる．

③**母音の有声化と母音とのわたり**

母音を有声化させる．同様にi̥の前で強く呼気を出させるとçi̥となり，その後iを有声化させる．

3. 困難例と対応

困難例は経験していない．

12. Φ

Φは，Φɯでのみ出現する子音である．

1. 誤り方と適応

口唇摩擦音で困難な音ではなく，単純な機能性構音障害では誤ることはない．特異な構音障害か，鼻咽腔閉鎖不全の既往でまれに認める．訓練適応はほとんどない．

2. 音の誘導

①**口唇のすぼめ**

円唇のuよりもさらに，口笛を吹くときにする程度まで口唇をすぼめる．視覚的にフィードバックしながら行う．

②**すぼめたままの呼気**

すぼめたまま呼気を出す．ろうそくなどを吹き消すような動作を手本として示し模倣させる．このとき，「音をよく聞いて」と音に注意を促すことを忘れないようにする．十分な呼気があればΦɯ̥となるが，短く切らずに3秒程度持続させ，Φɯ̥：を産生させる．10回1セットとして数セット行い，安定していることを確認する．

③母音後半の有声化

Φɯ̥ːの後半部分を有声化させ，Φɯ̥ːɯːと産生させる．

④母音全部の有声化

ɯ̥ːの無声の部分を徐々に，音刺激提示，模倣で短くして最終的に，Φɯとする．

3．困難例と対応

困難例は経験していない．

13. 半母音

　日本語で半母音は，wとjの2つである．wは，waとして，jは，ja, jo, jɯとして現れる．j単独では現れず，必ず母音を伴うので，子音的ともいえるが，一方，音節の核となることができ，kja, kjo, kjɯのように子音が先行することができるので，母音的でもある．半母音というのは，音響的な理由だけでなく，こうした機能面からの位置付けでもある．

1．誤り方と適応

　訓練適応はほとんどない．特異な構音障害のみと思ってよい．

2．音の誘導

wa

①円唇

　前提としてuができることが求められている．このuは，ɯと違って円唇である．したがって，鏡をみながら，口唇の丸めを誘導する．

②円唇で発声

　口唇を丸めたままuːと声を出し，3秒程度持続させる．10回1セットとして数セット行い，安定していることを確認する．

③母音aを後続させる

　口唇を丸めてuːと声を出したままで口を開く．ここで声を止めなければ，必然的にuːaとなる．

④1拍で産生

　uːの延ばした部分を徐々に，音刺激提示，模倣で短くしてuaを実質1拍で産生すれば，waとなる．

ja, jo, jɯ

①iの産生

　前提として，iːができなければならない．できていれば，iːと3秒程度持続させて声を出す．10回1セットとして数セット程度行い，安定していることを確認する．

②後続母音a

　次に，iːと声を出したままで口を開く．ここで声を止めなければ，必然的にiːaとなる．

③母音後半の短縮

　iːの延ばした部分を徐々に，音刺激提示，模倣，復唱で短くしてiaとし，さらにそれを1拍で産生すればjaとなる．

④子音とのわたり

　その前に接続可能な子音を付け，復唱で訓練する．

3．困難例と対応

　側音化構音など，iに問題がある場合を除いて，困難例は経験していない．

5 単語（複数音節）レベル

(1) 課題の設定

音・音節レベルで安定したら，単語レベルに進む．ここでは，単純に複数音節レベルを単語レベルとする．単音節で意味のある語もあるが，ここでは音節レベルとして扱い，単語レベルとは呼ばない．また，意味とは何かという言語学的な定義はしない．言語の内容に関する訓練ではともかく，構音訓練の臨床では，そのことが問題になることはない．ここでは，対象児がある音を提示したときに，それが示す概念を何かしら想起できるときそれを意味と呼ぶことにしておく．その音を提示する言語聴覚士にとって意味があっても，対象児の語彙になければ，対象児は意味を意識しないからである．

単語には，訓練のために設定する意味のない複数音節＝無意味語と何らかの意味をもつ複数音節＝有意味語がある．必要なときにのみ区別して使用する．

まず，この項では，単語レベルの段階設定とそれぞれの段階の課題リストを作成するための基本的な考え方を示す．

1. 無意味語の設定

音節レベル終了後，ターゲット音を含む複数音節のレベルに入る導入の段階だが，省略される場合も少なくない．むしろ，いきなり有意味語を導入するのがむずかしい場合にのみ，補助的に通過する段階と考えた方がよい．

- ア ターゲットの音を含む音節に母音のみの音節を後続させた2音節語．
- イ ターゲットの音を含む音節に子音＋母音の音節を後続させた2音節語．
- ウ ターゲットの音を含む音節の前に母音のみの音節を先行させた2音節語．
- エ ターゲットの音を含む音節に子音＋母音の音節を先行させた2音節語．
- オ ターゲットの音を含む音節を母音のみの音節で挟んだ3音節語．
- カ ターゲットの音を含む音節に母音のみの音節を先行させ，子音＋母音の音節を後続させた3音節語．
- キ ターゲットの音を含む音節を子音＋母音の音節で挟んだ3音節語．

以下の順で進めていく（図5-13）．ターゲットの音節と組み合わせる場合，母音の方が子音＋音節より容易であり，またターゲットの前より後の方が産生が容易であることは当然である．ターゲットに音節を後続させることにはほとんど意味がない場合が多いが，これから複数音節に入るという意識をもってもらうという意義はある．必要がなければ，他の音節を先行させる複数音節から入り，音節で挟む段階へと移ってもよい．

2. 目的音の位置と長さによる設定（有意味語）

次に，有意味語の中から条件に合う語を選択し，課題リストを作成していく段階に入る．特異な構音障害を除けばほとんどの場合，音・音節レベルから，すぐにこの段階に入ると考えてよい．

- ア ターゲットの音節を語頭にもつ2モーラの有意味語．拗音，撥音を含む．
- イ ターゲットの音節を語頭にもつ3，4モーラの有意味語．拗音，撥音を含む．
- ウ ターゲットの音節に1つの音節が先行する2モーラの有意味語．
- エ ターゲットの音節を語中，または語尾にもつ3，4モーラの有意味語．
- オ ターゲットの音節を含むすべての有意味語．促音はもちろん，単語内にターゲットの音を複数もっている語も含まれる．

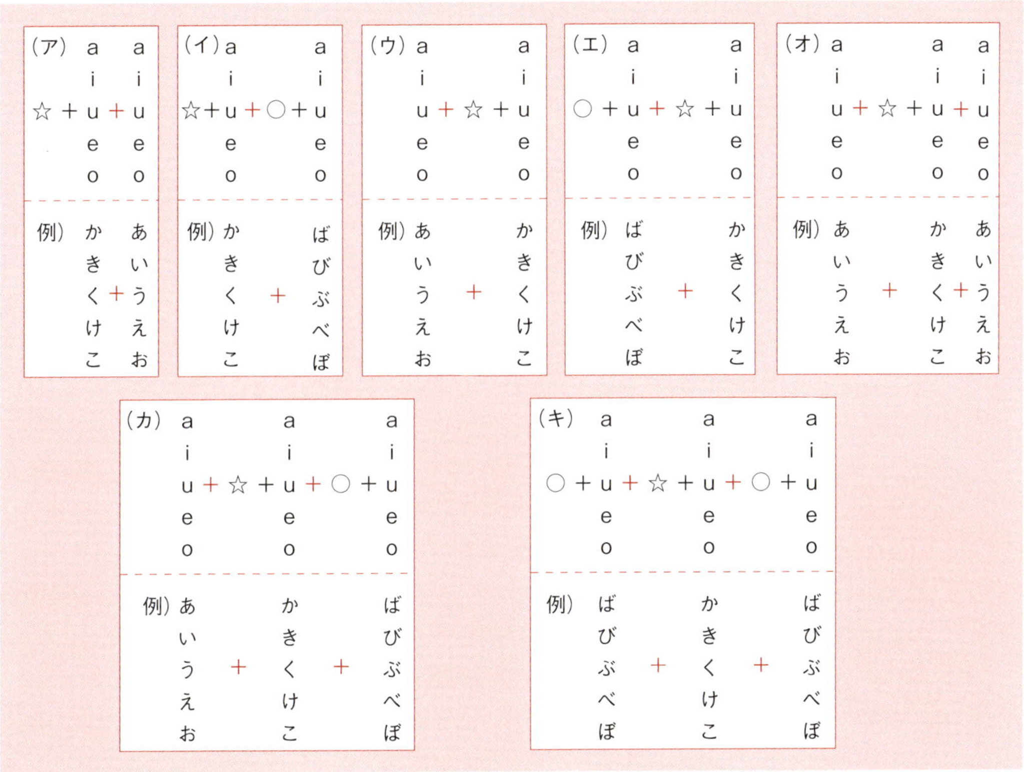

図5-13 無意味語の設定　　☆:ターゲットの子音（例＝k），○:すでに獲得できている子音（例＝b）

以上の順に進めていく．

このとき，ターゲットの音以外の音節の中に，対象児にとって未習得の音（ターゲットの音が複数あり，そのうち訓練中の，あるいは訓練をまだ始めていない音）は含ませないのが原則である．一般に，拗音，撥音は特に気にすることはないが，それがたまたま未習得の音である場合は，未習得音としての配慮をするのは当然である．促音は，まれにいいにくい場合があるので，このレベルの前半ではあえて入れることはしない．未習得音が多いときは，この条件を厳格に守ると課題にできる有意味語がほとんどなくなる場合がある．その場合は，未習得の音を含んだ課題を実施しても構わない．しかし，そのときは未習得音については，誤ったまま構音しても修正したりしない．言語聴覚士はそういう判断は当然できるだろうが，家族はそうではないので，ホームワークなどを設定するさいに説明することを忘れないようにする．

3. 課題提示あるいは発話状況による設定

上述の課題リストにそって，実際に発話の訓練を行うさいに，どのリストを実施するかという視点と同時に，復唱，音読，呼称あるいは自発といった提示（発話）条件を設定しなければならない．

同じリストを実施しても，それが例えば，復唱か自発かで難易度が異なるからである．一般に容易と考えられる順序，具体的方法と理由は以下のとおりである．

ア 復唱：言語聴覚士，あるいはホームワークでは家族がターゲットの語を発話し，その音を聞いて，対象児は模倣して発話する．正しい音が提示されるので，対象児にとっては，ターゲット音や注意すべき点が想起しやすくなり，最も容易である．また，提示す

る側としては，提示のさいに，ターゲット音にアクセントを置いて，注意を促したりすることもできる．

イ 音読：課題語は平仮名で提示され，対象児はそれを読むかたちで発話する．当然，文字未習得の対象児には，この課題は設定できない．ただし，この課題が実施できる程度に平仮名を習得している対象児に関していえば，日本語の音韻体系が習得されていることになり，音韻レベルの問題もなく，文字と音のイメージの結び付きも成立しているはずである．結果的に，文字を刺激にして音のイメージが想起しやすいので，復唱に次いで難度が低い．

ウ 呼称：絵や事物，写真を提示してその名称をいってもらうという課題である．文字と違って，厳密に1つの語が想起されるわけではない．例えば，「自動車」の絵であれば，自動車の他に，くるまでも正しいということは，語の想起にあたって幅がある．そのさい，いったん音をイメージするプロセスなしに，直接発話することになる分，難易度が高くなる．また，/d/の音がターゲットで，/dʒido:ʃa/を期待して提示した絵に/kɯrɯma/の答えが返ってくる可能性があるなど，課題の統制はしにくくなる．

エ 自発：言語聴覚士や家族の質問に答えるとか，ゲームなどターゲットを含む複数の他の発話が得られる可能性がある課題である．統制はこれまでの課題に比べ緩くなるが，質問やゲームの設定の仕方で，ある程度の範囲内でコントロールは可能である．一方，対象児の側にしてみれば，単に提示された語を発話するのではなく，相手の発話を理解して，考え，そして自分の意図したことを，記号化するという通常のコミュニケーションの過程の中で発話をするので，難易度は最も高い．単語レベルのキャリーオーバーに最も近い設定である．

　ここをクリアすれば，文レベルから完全なキャリーオーバーへという最終段階に入る．

(2) 課題の実際

1. 無意味語課題の実施

①課題の適応：無意味語課題の適応は，有意味語にどのようなタイミングで入っていくかの判断であるともいえる．あるターゲットの音が，音節レベルである程度可能となった場合，音節のレベルでさらに十分な期間反復訓練し，定着してから語のレベルに移るという考え方もあり得る．臨床を始めた当初は，筆者もそのような手順で実践していた．しかし，経験を積むに従い，必ずしもそれが合理的ではないという結論に至った．最近の臨床では，例えばターゲットの/ta/について，音節レベルでちょっとでも可能となったら，ただちに有意味語語頭の課題を実施する．それまで音節レベルで，舌平らは可能であったが，破裂動作ができなかった対象児で，破裂可能となって10試行のうち5回程度でもtaらしく聞こえるようになった段階で，有意味語語頭の単語を試みる．このとき，組み合わせる他の音は，その対象児が確実にかつ容易にできる音でなければならない．モーラ数は，2, 3モーラ以内が望ましい．「たい」，「玉」，「田んぼ」，「タオル」などである．そのとき，「たい，魚のタイだよ」とか「玉入れの玉だよ」という風に意味を意識させる．できるだけ早い時期に，日本語の音の/た/を訓練しているのだ，単語の/た/の部分を訓練しているのだという意識をあえてもたせたいと考えるからである．そして，この訓練でこれまで上手くできなかった/た/の入った単語がいえるようになるのだと認識させたいからである．音節レベルで定着を図る方法は，実際には時間がかかりすぎるのではないかという疑問があり，実際にやってみると単語を意識した方が早く進む対象児が少なくない．

もちろん，すべての対象児に音節レベルでの丁寧な定着の段階が必要ないというわけではないが，必要がない対象児は意外に多く，ほとんど音節レベルで定着させるのと，語頭レベルで実施するのとあまり大差がないということである．

　むろん，音節レベルではできるが，単語レベルではすぐに崩れてしまう対象児もまれにいるので，その場合は速やかに音節レベルに戻って丁寧に，慎重に行えばよい．実際の臨床では，訓練初回で音節の ka や ta から単語の語頭まで進めてしまう場合も少なくない．その結果，最終的に音の歪みなどが残るとか，結果的に訓練期間がかえって長引くという経験は皆無である．ただし，一部の崩れやすい対象児に対しては，決して焦ってはいけない．無意味単語の段階は，そうわけで臨床ではあまり実践しない．しかし，こうした一部の崩れやすい対象児に対しては，適応があると考えればよい．

　②課題の実際：課題設定でも述べたが，ここは補助的なステップで，通常の臨床では有意味語に入るときにほんの数回実施することがあるかないかである．

　しかし，ここでは，特異な構音障害などで，音節から有意味語へ移るときに，この段階の丁寧な指導を必要とする場合の手順として説明する．この手順の考え方や注意事項は，有意味語の段階を進めていくさいも有効なものなので，言語聴覚士側としては意味をきちんと理解しておくことは無駄ではない．

[ア] ターゲットの音を含む音節に母音のみの音節を後続させた2音節語．

　この段階は，2モーラから入る．後続音節は，もちろん母音である．ターゲットが，/ta/ であれば，/taa/, /tai/, /tau/ と段々後続母音を追加して訓練していく．例えば，はじめは，同じ課題を「/taa/, /taa/, /taa/, /taa/, /taa/・・・・・」と10回繰り返し，1セットとして行う．安定したら，異なる課題「/taa/, /tai/, /tau/, /tae/, /tao/」を2回程度行う．この段階は，次の子音＋母音の音節を後続させる予告のような役割もある．

[イ] ターゲットの音を含む音節に子音＋母音の音節を後続させた2音節語．

　次に，子音＋母音の音節を後続させる．ここでは，子音の選択に配慮が必要である．語頭に訓練中の音がきており，その音については，意識をしながら構音している状況である．そこで後続の子音については，まず対象児にとって簡単な子音を選択する．基本的には，ターゲットが s, z であれば p, b, m のように，ターゲットとは構え，構音点，構音方法ができるだけ異なる子音で，かつ無意識的に構音できている音を選ぶ．それによって，後続音節が母音でない状態を体験する．はじめは同じ課題を10回繰り返し，それを1セットとして，数セット実施する．10回の繰り返しは，必ずリズミカルに，途中で止めずに一気に最後まで行う．正誤のフィードバックは必ず必要だが，試行を止めてはいけない．正しいときは首を縦に振り，誤っているときは横に振るでもよい．1回ごとにどちらかの動作で正誤を示すが，誤りが続いても基本的には試行を止めない．運動のリズムの方をより大切にする．誤りであることに気付いてくれさえすれば，次の10試行のときに注意してもらえる．何試行も誤りが続くようなら，そこではじめてステップを下げるなど対応を考えればよい．

　その後徐々に，ターゲットの音に構え，構音点，構音方法などがより近いものへと移していくことになる．例えば t, d を訓練中であれば同じ構えの s は，やや混乱しやすいので導入は遅くする．ここでも，最初は同じ課題を10試行1セットで繰り返す．1セットの中に異なる課題を入れていくのは，この段階で1つスモールステップを上げること

になる.

ウ ターゲットの音を含む音節の前に母音のみの音節を先行させた2音節語.
　ターゲットの音は，まだ意識的に操作する段階であるので，語頭であれば，十分に時間をかけて構えを作ることができるが，前に別の音がくれば，その音を産生した瞬間にターゲットの音を開始するので，準備の時間は全くなく，当然難易度は上がる．したがって，先行する音はまず母音から始める．はじめはやはり，同じ課題を10回繰り返し，これを1セットとして，数セット実施する．母音と後続子音のつながりがなめらかにならなければ，次の段階に移る．

エ ターゲットの音を含む音節に子音＋母音の音節を先行させた2音節語．
　イ の子音＋母音を後続させる場合の，子音の選択と同じ配慮が求められる．できるだけ，ターゲットの子音の構え，構音点，構音方法が離れた音から始めて，近い音へと進む．

オ ターゲットの音を含む音節を母音のみの音節で挟んだ3音節語．
　最終段階として，ターゲットの音の前後を音節で挟む．最初は母音で挟む．

カ ターゲットの音を含む音節に母音のみの音節を先行させ，子音＋母音の音節を後続させた3音節語．

キ ターゲットの音を含む音節を子音＋母音の音節で挟んだ3音節語．
　続いて，カ～キ の段階へ進む．子音の選択，導入の順序は，イ およびエ と同じである．オ ～キ は，それまでの段階がしっかりクリアされていれば，問題はない．エ が安定していれば，ここを省略して次の有意味語の段階に入る場合もある．
　エ ～キ では，同じ課題を10回繰り返し，これを1セットとして数セット行う訓練から開始するが，1セット内で異なる課題を組み合わせて10回試行し，それを次々実施していく訓練へと早めに進んでいく．

2. 有意味語

①訓練の適応：適応については，無意味語の適応で述べたとおり，音節レベルである程度可能になった段階で，無意味語の段階を飛ばして，有意味語に取り組むことが少なくない．ただ音・音節レベルで，例えば/ta/が可能となった段階で，/te/，/to/という音節レベルで他の母音との組み合わせの段階へ進むか，/ta/の語頭有意味語に進むかの判断が求められる．現実的な方法としては，そのいずれの方向へも進んでいくことが合理的であろう．/t/の訓練は，必ずすべての母音で音節レベルをクリアしなければ，有意味語レベルに進めないと考える必要はない．すでに述べたように，音節レベルが安定したら，速やかに語のレベルに入り，語を意識してもらいながら訓練を進めるのも効果的である．したがって，/ta/の音節レベルが安定していれば，語頭有意味語に入り，並行して音節レベルの/te/，/to/を実施するということで何ら問題はない．

②訓練の実際：前項「(1) 課題の設定」で述べた課題設定の順序にそって解説する．基本的な考え方は，無意味語における，ターゲットの前後の音を選択する考え方と同じであることを理解してもらえれば，むずかしくない．極端にいえば，無意味語の訓練の考え方をそのまま拡大し，モーラ数を前後に増やしていき，そのうち意味のある語のみを課題としていくと考えればよい．

　いずれの場合も，全く同じ課題語を10回リズミカルに繰り返し，これを1セットとして数セット行う訓練から開始する．次に，その段階の色々な課題語で実施するが，そこで

安定してきたら，1セット内に異なる課題を色々組み合わせて10回試行し，それを次々実施していく訓練へと進んでいく．ただし，後半の課題ほど，1セット同じ課題語での繰り返しの訓練は早めに切り上げたり，省略したりして，1セット内で異なる課題を行う段階にできるだけ早く移っていくようにする．あるいは，1セット10回にこだわらず，どんどん異なる課題語を，続けて実施していく場合もある．

　注意するのは，対象児は意味のあることばだと，その意味にひかれて，それまでやってきた誤った構音動作を行ってしまうことがある点である．すなわち，意味を意識しない訓練では ta ができたのに，「頭」という意味が思い浮かんだとたん，訓練開始前の誤りである /akama/ という誤りが出てしまいやすいということである．

　また，言語聴覚士にとってのむずかしさは，条件に合う課題語を瞬時に，次々と想起し，休みなく提示していかなければリズムのある訓練ができない点である．言語聴覚士はよどみなく語想起できるように，日頃から準備をしておく．

　もちろん，色々な条件での課題語リストをあらかじめ作成しておくことや，既存の有意味語リストを使用してもよい．

　ただし，対象児が誤り音が多い場合，たくさんの語彙リストから条件に合う語を選ぶだけで，時間がかかりリズムが崩れることもある．

ア ターゲットの音節を語頭にもつ2モーラの有意味語を課題とする．拗音，撥音を含む．
　A）後続音節は，母音から子音＋母音へ：無意味語の場合と基本的な順序は同じである．
　B）次は，異なる構音点の子音を後続させる

①対象児は，意識して構音動作を行っているときに，後続する音が似た構音点，構音方法の音だと混乱しやすい．ターゲットが t, d であれば，p, b, m など異なる構音点の動作の方が影響されにくい．例えば /tama（玉）/, /taɲi（谷）/ とかである．続いて k, g などを導入する．

②ただし，誤り方への配慮を忘れてはならない．ターゲットが t, d であって，かつ k, g に置換する誤り方の場合は，k, g は，例え k, g 自体ができていても，混乱するのでこの段階では導入しない．

③また，当然ながら未習得の音は導入しない．すなわち，対象児が複数の音ができないという状態であれば，構音可能な音のみで構成される課題語を選択する．

④2モーラの後続音節では，/sa/ なら /saN（三）/ というようにNを導入してもよい．

⑤ターゲットの音に2モーラで簡単な子音を組み合わせてできる語は，案外少なく，対象児の語彙力にもよるが10〜20個くらいしかない．課題語のモーラ数を増やす基準としては，それぐらいの語が安定してできたところで進んでよい．崩れそうなときに，すぐに段階を下げることが何より重要である．

⑥同じ語の繰り返しを10回1セットから，異なる語の組み合わせで10回1セットへと進む．

⑦多くの対象児は，この段階を簡単にクリアする．ただ，この項の最初に述べたように意味のあることばだと，意味にひかれて，それまでの誤りが出やすい．実はこのステップが意味を意識する最初の段階であるので，ここでその問題が出現する対象児がいるので注意する．

通常は，直前までやってきた音だということを指摘して，再度意識してもらいながら，

ターゲットの音を音節レベルで産生してもらい，再確認する．音節で安定していたためステップアップしているはずなので，音節では正しい動作ができるはずである．そのうえで，あらためて 2 モーラに入る．今度は，課題語が /tama（玉）/ であれば，これを意図的に ta の後短くポーズをとり ma と続けて提示する．最初言語聴覚士は，対象児が発話するさいに，斉唱するように，一緒にいってあげるのもよい．徐々に /tama/ の間のポーズを短くして，いつの間にかつなげて提示する．ポーズの縮め具合は，対象児の反応に合わせて判断する．音節レベルが安定していれば失敗はしない．ここで，少し停滞する場合で，音節レベルからのステップアップがやや速かったという意識があれば，音節レベルに戻り，丁寧に指導する．それ以外の場合は，ほぼ特異な構音障害である．その場合，音節レベルに戻って丁寧に行うか，十分丁寧に行っているとしたら，無意味語レベルをしっかりと導入することになる．

　また，仮名を習得している対象児であれば，いま述べたいったん音節に戻るステップで，「た」の仮名をみせながら実施し，有意味語に戻るときにも，「たま」だよねという具合に，音節レベルと有意味語レベルで同じ音，つまり同じ動作の音の訓練をしているということをわかりやすくすることができる．

　また，このステップより後のいずれかのステップで，突然，「語の意味に気付いた」かのように，過去の誤りが出現することもないわけではない．その場合も対応の基本は同じである．

　そのような場合も，このように仮名：音の関係を成立させておくと，仮名を手がかりにして，修正しやすくなる．

イ ターゲットの音節を語頭にもつ 3，4 モーラの有意味語に進む．

① 3 モーラに増やすときは，母音を中心とする簡単な音節，あるいは /taNbo/ など N（撥音）から導入するとよい．同じく，促音 /tappɯ/ なども可能である．有意味語が 10 ないし 20 は，すぐにリストアップできる．むずかしい音の組み合わせや混乱しやすい音を除いた有意味語で，丁寧に訓練し，徐々にむずかしい音を導入する．

② 導入は，同じ語の繰り返しを 10 回 1 セットから入るが，早めに，異なる語の組み合わせで 10 回 1 セットへと進む．

③ 一般にこの段階は，それほど停滞はしないが，特異な構音障害のうち，注意欠陥多動性障害の傾向など，注意の集中に問題がある，あるいは音韻の問題がある場合に，語頭は比較的スムーズで，次の語尾，語中に移ると急にむずかしくなる場合がある．子どもの状態をみながら，語頭の段階や音節レベルを再確認して，必要であれば，その段階に戻す場合もある．

ウ ターゲットの音節に 1 つの音節が先行する 2 モーラの有意味語（ターゲットが語尾になる語）に進む．

① 有意味語で，ターゲット音に先行して音節がくる段階のスタートになる．2 モーラ語で，2 モーラ目にターゲットがくるので，ターゲットの音節で終わることになり，「語尾」という表現になるが，語の最後であることの意味はあまりなく，他の音節が先行することに着目すべきで，先行の音節は母音＋ターゲット音で始める．次にターゲットとは，構え，構音点，構音方法が異なる子音をもってくる．例えば t, d を訓練中であれば，/bɯta/ というように p, b, m などを前にもってくる．ただし，2 モーラでは，組み合わせが限られてしまい，いい課題語がみつからない場合もある．

②このときに，近い構音点のものは遅らせて導入し，未習得の音は原則として用いない．また，ターゲットがt，dで，かつk，gに誤る場合は，例えk，g自体ができていても，混乱しやいので，k，gの導入を遅らせるか，導入しない．ア の有意味語2モーラを導入する段階でも同じ注意を述べている．さらに同じ段階で，有意味語を導入して意味を意識したことによって，以前の誤りが出現してしまう場合についても説明している．この2つは関連があると考えてよい．後者は，/bɯta（豚）/ という意味が入った時点で，それまでのtがkになる誤りが出現して，/bɯka/ になる．一方，語中にk，gが入ることによって起こる誤りは，同様に意味が入って，/bɯka/ の方向へ引っぱられそうなってはいるものの，辛うじてコントロールしていたが，/bɯtagoya/ のようにこれまで誤っていたgが語中に入ったことで，gの構えに引きずられ，/bɯkagoya/ という誤りが引き出されてしまったことになる．この場合，gという引き金がなければ正しくできているので，習得のレベル，安定度は相対的には高いと考えてよい．実際，課題語の選択で引き金になりやすいk，gを含むか，あるいはその位置への配慮をすればよいことになる．
③導入は，同じ語の繰り返しを10回1セットから入るが，早めに異なる語の組み合わせで10回1セットへと進む．

エ ターゲットの音節を語中，または語尾にもつ3，4モーラの有意味語に進む．
①3モーラに増やすときは，例えばt，dがターゲットであれば，撥音のNを含んだpaNdaなどから導入するとよい．
②3モーラだと，ターゲット音が2モーラ目では語中，3モーラ目では語尾となるが，この2つの条件の間には，ほとんど差がない．
③先行および後続の音節は，母音から子音+母音，それもやさしい音からむずかしい音へと進んでいく．難易度の考え方は，これまで考えてきたものと同じである．
④実際には，この段階まで進むと，難易度をほとんど気にしなくてよい場合が多い．臨床では，言語聴覚士としては，あまり考えずに課題語を提示していく．誤りが多い場合に初めて，難易度にそって再提示して，条件の難易度間で差を確認しながら，課題を提示するように変更するというのが普通である．
⑤ここでは，導入は同じ語の繰り返しを10回1セットから入ることもあるが，実際には，省略して，ただちに異なる語の組み合わせで10回1セットへと進むことがほとんどである．
⑥ターゲットの誤りの方向にある音，t，dがk，gに置換する場合のk，gは混乱しやすいが，いつまでも先送りはできないので，このあたりから，導入していく．

ターゲットがt，dで，誤りの方向がk，gであれば，できるだけそれぞれが離れた方がよい．

例えば，/butagoja/ や /butakoma/ よりも，/daikoN/ や /taijaki/ の方がよい．提示するとき，最初はむしろ意識させないように自然に発話する．そこで混乱がなければ，そのまま続けていけばよい．もし，〔bɯkagoja〕や〔bɯkakoma〕，〔gaikoN〕や〔kaijaki〕といった誤りが出るようであれば，今度は，ターゲットの音だけ離して，他の音との間に短いポーズを置いて発話する．

それでも誤るようであれば，ターゲットを音節レベルで発話してもらい確認する．そのうえで単語に戻る．そのとき，k，gを含まない単語でも確認すると丁寧である．基本的

に構音動作は成立しているので，この手順を踏めば簡単にクリアできる．平仮名が読めれば平仮名を用いて，t, dとk, gの対立を意識させるのも有効である．

　もしも，この時点で音韻レベルの認知の混乱があることがわかった場合は，音韻レベルを評価のうえ，必要であれば訓練を実施する．

　オ ターゲットの音節を含むすべての有意味語に進む．単語内にターゲットの音を複数もっている語も含まれる．

　このあたりからは，有意味語での定着から文レベルへ，そしてキャリーオーバーへの段階となる．ここまでの段階では，言語聴覚士との訓練やホームワークにおいて，課題提示と発話状況は復唱が中心で，音読も用いる場合があるという状況であった．

　しかし，この段階では条件などは考える必要がなく，日本語の語彙すべてのうちターゲット音を含む語すべてが課題語であり，基本的には，本人のもつ語彙のなかに現れるターゲットの音すべてを，正確に，無意識に，流暢に発話することを目指している．

　リストを用意してもよいが，特に用意しなくても訓練はできる．ターゲットの音を必ず入れるという条件でのしりとりも，よく用いる．その他，ゲーム仕立てにして行うこともできる．

　10回1セットというような提示の仕方もしない．誤った構音があったときには，指摘をして修正するか，自分で気がついて自己修正することができるようになる．誤りの出現も極めて少ないはずである．ほとんど訓練室で行うことはなく，訓練室で手本をみせてホームワークを指示し，家庭で実施し，クリアしたことを訓練室で確認するのが実情である．

　カ ランダム提示に進む．

　ここも，いうなれば，確認のための手順である．

　前項 オ の段階の前あたりから，多くの対象児は，あらためて訓練を設定することなく，日常生活の会話，いわば自然な訓練場面の中でどんどん定着させていって，自力で短期間にクリアしてしまうことが少なくない．音節の段階を終え，単語レベルに入る最初の1訓練回だけで，有意味語語頭2モーラの ア の段階〜2モーラ語尾の段階 ウ ，あるいは3, 4モーラ語尾，語中の段階 エ まで進み，その次の訓練回には，ほぼキャリーオーバーしているというような経験も何度もしている．

　何度もいうが，こうしたプロセスに明らかに時間がかかるのは，ほとんど特異な構音障害の場合か発達障害との合併の場合である．

　以下は，そうした場合に丁寧に行うための段階，手順と考えても，ほとんど差し支えない．

①ランダムリスト

　前項の オ の段階は，日本語の語彙のうちターゲット音を含む語すべてが課題語であると述べた．この段階での課題語リストは，ターゲット音を含むか含まないかにかかわらず，すべての日本語の語彙であるという点が異なる．つまり， オ の段階では，課題で提示されている語のすべてにターゲットの音が入っているので，対象児はターゲットに常に注意をし，ターゲットを探さなければいけないという意識をもって課題をする状況となり得る．ただし，この段階を瞬時にクリアしていく対象児には，そういう意識は当然ない．

　ここでこういう段階を設定しているのは，訓練の目標にはターゲット音が必ず入っているので，常に注意をしていれば誤らないが，注意をしないと誤る場合である．そこで，ターゲットの入った語と入っていない語が混ざっていて，それがランダムに現れるリストを用

意する．対象児は，あるかないかをまず判断するという注意力が求められている．
　当然，誤った場合に指摘し，修正することを求める．
②しりとり
　普通のやり方のしりとりはそのままで，このレベルにぴったりの課題である．遊びの要素もあり，ホームワークにもしやすい．
③ゲーム
　語の想起を材料にしたゲームを工夫してもよい．
　ただし，この段階は通常非常に短く通過する．教材を準備しても，ほとんど使用しないということも多い．そういう意味からもしりとりだけでも十分かもしれない．
　教材が役に立つのは，特異な構音障害などで，訓練期間が長くなる場合である．

(3) 複数の誤りをもつ場合

　さてここまで，単語レベルの訓練について述べた．ここから先は，文レベルから，さらにキャリーオーバーを目指すが，その前にターゲットの音が複数である場合の考え方について補足する．
　複数の音が未習得の場合，すべての音を並行して訓練していくとは限らない．習得が容易そうな音を集中的に訓練し，一定の段階に達してから，他の音の訓練を開始するのは普通である．
　その場合，例えばdは単語の段階を訓練しているが，r，k，gは，訓練を始めていないとか，始めていても未習得である，あるいはまだ音節レベルであるということが起こる．
　この場合，手順の中で述べているが，r，k，gを含まない単語を，課題語として選択するのが原則である．しかしそうなると，未習得音が多いと課題語が少なく，訓練が成立しないということも起こり得る．
　そういう場合は基本的に，現在，単語レベルのターゲットのdが，他の音が実現できないことで容易に崩れることはないという前提で，未習得の音については評価対象外とし，未習得音も含めた単語で訓練を行うこともある．例えば，対象児の発話が〔daikon〕ではなく〔daion〕とKが省略されても，フィードバックは正の強化をしていく．そのことでターゲットのdの産生に影響が出るようであれば，ステップダウンなどの対応が必要になる．
　また，ターゲットの音によって訓練の伸展段階に差が出てくる場合についてはもちろん，全体の足並みがそろえば訓練課題を統制しやすいが，難易度の違いや誤りの定着度の違いなどで，そうはいかない．さらに，訓練は習得が容易と予測される音から開始するので，後から始める音の方が長期化する傾向がもともとある．加えて，対象児や家族のモチベーションを高め，信頼関係を築くために，比較的簡単な音から開始するだけでなく，効果，改善を早く経験してほしいので，その音に集中して訓練を行う結果，飛びぬけて早く訓練段階が進んでしまうこともある．
　実際に，訓練の進み具合の足並みをそろえる努力はあまりしない．

(4) ホームワーク

　訓練室での訓練だけでは，速やかな習得には十分ではない．そこで，適切にホームワークを実施することが習得の条件である（→「2　家族指導，環境調整とホームワーク　3．ホームワーク」156頁参照）．
　ホームワークの項と重複する部分もあるが，この段階での留意点を確認しておく．
①重要なのは，対象児と家族，特にホームワークを実施する家族に訓練時の正誤の基準

を伝えることである．語頭の da ができたら OK なのか，単語の中すべての d ができたら OK なのか，課題語ごとに基準がバラバラになってしまうと対象児は混乱する．どうなればよいかだけでなく，どうなってはいけないかも伝えることが大切である．

②訓練状況を毎回確認する．訓練で段階が進んでいるのに，説明を忘れたために，前の段階の基準で実施するようなことは避けたい．何より問題になるのは，家族は訓練が順調だと先に進みたくなる傾向があり，家族が独断で不適切にステップアップしてしまうことである．いずれのケースであっても，まれに 1 週間程度の間に習得中の音が崩れていたということがあるので，説明は丁寧にし，ホームワーク中の中止基準をしっかり伝えておく．

③訓練中のステップをそのままホームワークで渡すわけではなく，ある程度安定してからホームワークにすることも重要である．それまでは，1 つ下のステップをホームワークとする．

6　文から文章，会話へ

適応は有意味語レベルで安定して産生できているが，会話などで時々誤りがみられるという状態である．

機能性構音障害では，このレベルでの訓練およびキャリーオーバーへのステップは，通常それほどむずかしくない．ここで停滞する可能性があるのは，ほぼ特異な構音障害と考えてよい．

(1) 課題の設定

①文のリストを使用する．ターゲットの音を多く含む文のリストを使用したり，既存(市販)のリストを使用してもよい．といっても，目的音を無理に組み込んで，不自然な文を作り出す必要はない．これを復唱で行ったり，文字が読めれば音読で行ったりする．特にターゲットの音を意識していない，自然な文のリストも用意する（図 5-14）．

②文リスト，絵本や幼児向けの本などを対象児自身が音読する．

③動作，行動の絵カードや状況絵などを準備する．自作でも既存のものでもよい．絵本などを利用することも合理的で，対象児も楽しめる．対象児はそれをみながら説明する．もちろん，言語聴覚士は，質問したり，対象児の発話の内容を発展させて返したりしてやり取りをするなど，絵を材料に会話のキャッチボールを楽しむ意識が必要である（図 5-15 ①～②）．

④ことばだけの質問に答える．絵や材料など特に用意せず，言語聴覚士が質問することに答えてもらう．答えが単語レベルになっても，文レベルになってもかまわない．

⑤フリートークをする．

(2) 訓練の実際

いわば有意味語のランダムリストレベルの延長なので，まず発話しようとする文の中にターゲット音があるかないかに気を付け，ターゲット音に気付いたら，気を付けて発話することがより重要である．はじめは，ターゲットの音を多く含む課題で訓練するが，徐々に自然な文章の中で自然に注意できるようにならなければならない．むろん最終的には，無意識で発話して，完全に誤りが出ない状態を目指している．

ターゲットの音が [k] の場合
　　　　　（含まれる k の数 / 文全体のモーラ数）
1）ターゲットの音を意識的に組み込んだ文の例
①くろい　かさの　かかし　（4/9）
②かわいい　かめの　こども　（3/10）
③ケーキと　クッキーを　つくった　（5/13）
④かきのきと　けやきの　なえを　かう　（6/14）
⑤きのう　かえりみちで　きいろい　けむしを　みつけた　（5/21）

※リストを使用して訓練する場合の注意する点
1. 課題文全体の長さ
2. ふくまれるターゲット音の数
3. ターゲット音に後続する母音の種類
4. 文の意味
　これらの点をそれほど厳密にコントロールする必要はないが，訓練中の対象児のそれぞれの状況に合わせ，リストアップされた多くの文から適宜選択しながら実施する．
　不自然さは意味だけでなく，短い文にターゲット音の割合が多すぎたり，後続母音が偏っていることで生じる場合もある．また，訓練における難易度にも関係する．

2）自然な文の例
きのう　どうぶつえんに　いきました　（2/15）
わたしと　おとうさんと　おかあさんと　さんにんで　いきました　（2/26）
らいおんと　きりんと　ぞうをみました　（1/16）
らいおんは　ねていました　（0/11）
きりんは　せがたかく　ぞうは　おおきかったです　（4/20）

※意識的な文でなければ，ターゲットの出現頻度は下がる．訓練の効率は下がるが，頻度が少ない中で，ターゲット音に自然に気付く必要があるので，自然な文での訓練は必須である．

図5-14　ターゲットの音を意識的に組み込んだ文の例

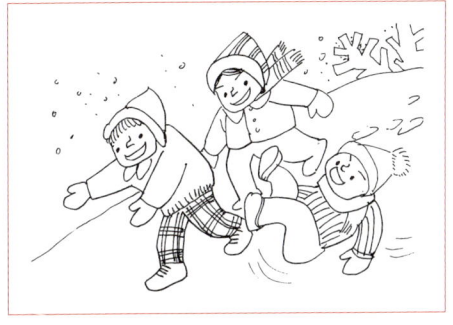

図5-15①　状況絵

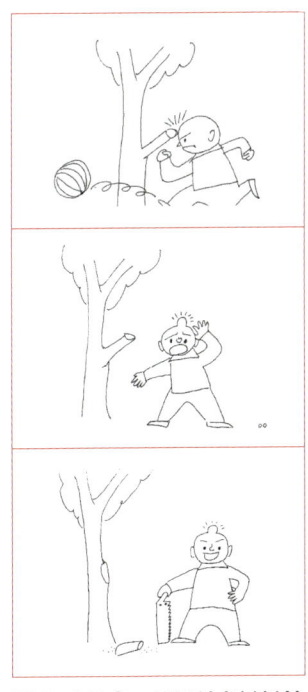

図5-15②　状況絵（連続絵）

1. 復唱，音読課題

前項の課題設定①と②の課題を実施する．

特異な構音障害などで，復唱や音読課題でターゲットの音の存在に気付きにくい場合，復唱であればターゲット音にアクセントを置いて読むし，音読であればあらかじめ○を付けるなどして注意を促す．

それでもむずかしい場合，自分でターゲットの音に○を付けさせる場合もある．

2. 自発課題

課題の文からターゲットの音を抽出できれば，前項の③〜⑤の課題を実施する．ターゲットの音がキャリーオーバーする直前の状態で，ほとんど意識せずに構音しているが，時々以前の誤りが顔を出すという状態である．目標は，情報の中身に注意し，コミュニケーションを自然に楽しむような状況でも，ほぼ無意識的に誤りなく構音できることである．

したがって，ここで配慮するのは以下の2点である．

①対象児がコミュニケーションそのものや，伝え合う情報の中身に注意が向いて，構音

については意識が向いていない状態で課題を行う．簡単にいえば，対象児が言語聴覚士とのやり取りに夢中になって，構音への注意がおろそかになる方がよい．話題にするために，絵や絵カード，その他を使用してもよいし，ことばのやり取りだけでもいい．ここでは，対象児を話に夢中にさせる技量が言語聴覚士に求められる．

②誤ったときのフィードバックを適切にする．ここで誤りが生じなければ，訓練頻度を減らし，しばらく普段の家庭での様子を観察してもらう．家族の不安がなくなれば終了する．ここでは，たまに誤りが現れる場合にどのようにフィードバックするかが重要である．

まず何より，対象児の気持ちを大事にしたい．有意味語の段階あたりまでは，対象児も音の訓練を意識している．この段階では，今述べたようにあえてコミュニケーションに夢中にさせて，あげくに誤りを指摘することになる．対象児を傷つけかねない状況であるという認識をもつべきである．であるから，この段階がまだ訓練であること，そしてことばに気をつけなくても，上手に話せるようになるための段階で，最後の段階であることを丁寧に説明する．そして，話をしている間や終わったときに，ことばの誤りについて話すことを納得してもらうようにする．

そのうえで，

ア 対象児が誤って構音したときに，速やかに指摘する．
イ 対象児の話が一区切り付いたときに，誤りがあったことを指摘する．
ウ 対象児自身に，誤りに気付いたかどうか聞いて確かめる．

などの方法のどれがいいか，選択してもらう．あるいは，納得してもらうことが望ましい．

ア を選択したとしても，いちいち修正することが目的ではなく，誤りがあることの自覚を促せばよいので，誤ったときに言語聴覚士がちょっと首をかしげるとかで合図をするというルールで十分である．対象児が修正しようとしたらそれでよいし，自覚をしてもそのまま話を続けたいときはそうさせてあげればよい．

7 終了へ

前述の段階で，誤りを指摘することがなくなれば，事実上のキャリーオーバーである．

実際の臨床では，この文レベルの課題をホームワークとして実施してもらう．訓練に通う頻度も少なくし，1カ月に1回から3カ月1回程度へと間をあけて経過観察することになる．頻度を下げるときは，万一崩れた場合に備えて，心配なときは次回の予約を待たず，いつでも連絡するように指示することを忘れないようにする．ただし，そういう連絡はほぼあり得ない．

日常生活で，それまでずっと家族は，子どもを観察し心配してきたわけだが，この段階になると，ホームワークもやったり，やらなくなったりになり，生活上でも子どもの発話を気にしなくなる．ここで完治となり，家族と対象児に不安が全くない状態を確認して終了とする．

さて，評価に引き続いて，基礎的動作から音節レベル，単語レベル，文レベルから訓練終了へと段階を追って記述してきた．

あらためて確認しておくが，特異な構音障害でなく，ターゲットの音が1種類だけであれば，それぞれのステップのクリアは非常に速く，通常初回評価からこの段階（訓練間隔

を広げて，経過観察に入る直前）まで，1回30分程度の訓練時間で，12回を超えることはない．平均10回を下回る．5，6回の訓練回数でここまでくることもまれではない．1つの段階に何回もかからないし，1回の訓練で複数段階ステップアップすることも普通にある．

　もし，この段階までの全体あるいは特定の段階が長引いて，結果的に訓練期間が長期化する場合は，特異な構音障害の可能性が高い．あるいは，他の障害との合併を確認する．そのつもりで，再評価とプログラムの再検討をする．とはいえ，特異な構音障害であれば，構音に関しては，より適切な方法があるわけではなく，一つひとつのステップを丁寧にクリアするしかない．ただ，長期化する理由を家族に説明し，場合により，完治でない状態でも終了を検討する場合がある．何より構音以外の問題の有無を検討し，問題があれば，それに対する対応を考えるべきである．

⑧ プロソディ

　機能性構音障害はプロソディの障害ではないので，いわゆるプロソディ訓練の対象にはならない．

　ただし，機能性構音障害で，二次的にスピードやリズムに問題が起こることはある．それは習得途中の音に関して，構音の動作が確実に習得されていない段階で，気を付けることをかなり意識しなければ動作ができない状態で起こり得る．どうしても準備的な動作や，探索動作が入るために，目的の音素の実現に時間がかかってしまう場合である．特に，単語などの語中に目的音が入ったときに，このような動作の遅れが目立ち，プロソディを崩すことになる．これは二次的な問題であり，構音動作に習熟し，無意識的に速やかに実現できるようになれば，準備動作，探索動作は消滅し，プロソディの崩れもなくなる．このような段階の対象児に必要なのは，あくまで構音動作の定着であり，プロソディ訓練ではない．もし，この状態で，プロソディそのものに焦点をあてた訓練を行うと，刺激がプレッシャーになってかえってマイナスである．

　例えばスピード，リズムの問題に対する一般的な訓練は，提示したスピードあるいはリズムの手本に合わせて構音する方法であるから，構音動作が完成しているにもかかわらず，リズムやスピードが合わない場合に限れば有効である．しかし，ここで問題にしている構音動作が未完成あるいは未習熟の場合には，示されたリズムやスピードに合わせることがプレッシャーになって，ますます，目的の動作ができなくなる．結果的に，構音動作の改善には結び付かず，むしろ習熟を遅らせるか，誤動作を定着させることになるので，絶対にしてはいけない．

　プロソディ障害を合併している場合は別であるが，考えられるのは脳性麻痺などの運動障害や口蓋裂などの器質性障害によるものであるから，本書では論じない．

　また，自閉症スペクトラムで比較的よくみられるプロソディの異常は，運動レベルの問題とは考えにくく，自閉症スペクトラムに合併する認知に関係する問題と考えられるので，やはりここでは論じない．

4 音韻処理能力の訓練

1 音韻処理能力の訓練適応

　第4章で，音韻処理能力には音の弁別，音の同定，音韻の分解，音韻数の把握，音の位置の把握があることを述べた．音韻処理能力が正常であることは，機能性構音障害の訓練の前提である．

　実際，機能性構音障害の子どものほとんどは音韻処理能力に問題がないが，ごくまれに，言語力全般に遅れが認められないにもかかわらず，特異に音韻処理過程の獲得が遅れる場合がある．この場合，構音動作の訓練をしている過程で，通常より習得に時間がかかったり，音の産生動作ができているにもかかわらず，音韻レベルの誤りが改善しなかったりするので，「第4章2節 4 その他の検査 2．音韻処理能力の検査（113頁参照）」を実施し，その結果問題が確認できた場合に訓練適応となる．

　ただし，言語力全体に遅れが認められる場合は，音韻処理過程の獲得も遅れる傾向がある．言語発達遅滞が認められる場合には，音韻処理能力の諸検査を構音訓練に入る前に，あるいは訓練の初期に，実施することは意味がある．

　また，音韻処理能力は文字処理能力とも関係が深く，読字，書字獲得の前提でもある．文字習得が遅れている場合も，音韻処理能力の検査を実施する．

　以下に，音韻処理能力の訓練方法を述べるが，基本的に，課題は音韻処理能力の検査課題の応用であり，訓練的に拡大・応用して，実施するものが多い．臨床家は，実際には訓練用の課題を多数組用意しておき，その一部を検査課題として使用する．

　なお，「(1) 音の弁別」と「(2) 音の同定」の訓練に関しては，異なる音素間の弁別や同定ではなく，正常な音と異常な音の弁別や同定の訓練が含まれている．この訓練においては，側音化構音の軽度な歪みのように，微細な構音動作の差によって生じる小さな音の差異を弁別，同定することを目的とする場合がある．運動感覚だけでコントロールすることがむずかしい，側音化構音のような小さな歪みを，聴覚的フィードバックを手がかりに改善させようとするものである．正常な範囲の音韻処理能力以上の，精度の高いレベルの聴覚的弁別力を求めての訓練になる．したがって，厳密な意味では音韻処理能力の遅れに対する訓練とは違うが，課題の遂行方法は共通するので，あえて別に項目だてはせず，ここで解説する．

2 訓練の実際

　音韻処理能力の訓練の実際について以下に述べる．検査法と対比させながら把握していただきたい．

　なお，ここで，音韻に関する用語，特に音の単位について確認をしておく．音節の定義は，感覚的にひとかたまりと感じる音の単位という点で，ほぼ一致している．しかし，具体的にどこをひとかたまりとするかについての考えは，研究者によって異なる．

　本書では，音節を以下のように定義する．感覚的なひとかたまりを音節の核とし，日本語の音節の核を以下の8種類とする．そして，これら単独または，これらの核に子音が付いたものを音節と規定する．

　①短い母音（あ，い，う，え，お）

②半母音 + 短い母音（や，ゆ，よ，わ）
③長い母音（あー，いー　など）
④半母音 + 長い母音（やー，わー　など）
⑤長短いずれかの母音 + 撥音（あん，いーん　など）
⑥半母音 + 長短いずれかの母音 + 撥音（やん，わーん　など）
⑦長短いずれかの母音 + 促音（あっ，おーっ　など）
⑧半母音 + 長短いずれかの母音 + 促音（よっ，やーっ　など）

それに対して拍（モーラと同じ意味．本書では拍を用いる．）は，時間的に同じ長さの単位ということで，具体的にも学者間で大きなずれはない．短い母音は1拍，長い母音は2拍とみなす．撥音，促音はそれだけで1拍とする．したがって，「武士（ぶし）」は2音節2拍となるが，「分子（ぶんし）」は2音節3拍，「シーン」は1音節3拍となる．

(1) 音の弁別

1. 目的

①正常な音同士の弁別

日本語で異なる音素として扱われる2つの音素を区別するための訓練である．ここで訓練対象となる2つの音素は，いずれも聴覚的には正常な音である．例えば，正常に産生された /s/ と正常に産生された /t/ を弁別する．

②正常な音と異常な音の弁別

音韻処理能力というより聴覚的フィードバックの能力を高める訓練と考えるのが適切かもしれない．訓練において，正しい構音運動を誘導するには，発声発語器官の動きを鏡などでみる視覚的フィードバックと，実際に産生した音を聞きながら調整する聴覚的フィードバックが用いられる．前者は，具体的であるが微細な調整は困難で，後者は，抽象的で産生と同時に消えていくためにわかりにくいが，微細な差異を如実に示してくれるという違いがある．側音化構音のように問題点が微細な調整には，最終的には，聴覚的なフィードバックの方が頼りになる．聴覚的フィードバックを実用的にするための前提として，正常音と異常な音との微細な違いを聞き分けるこの訓練が必要となる．

2. 提示音

①正常な音同士の弁別

訓練したい音と対照とする音の2つを提示する．現に置換の誤りが起こっている場合，基本的には目的の音と，置換して（誤って）産生されている音とのペアで提示する．すなわち /sakana/ が /takana/ になっている場合，/s/ と /t/ のペアを，以下の3段階のいずれかで提示する．

    a. 音素レベル；/s/：/t/
    b. 音節レベル；/sa/：/ta/ や /se/：/te/
    c. 語レベル；/saru/（猿）：/taru/（樽）や /sai/（犀）：/tai/（鯛）

提示するさい，音節レベル以上では，ターゲットの音素以外の部分（上記の例での音節レベルでは，/a/，単語レベルでは /aru/ の部分）が，（単語レベルでは，アクセントパターンも含めて）全く同じであるのが原則である．このようなペアをミニマルペアと呼ぶ．臨床においては，普段からこのミニマルペアのリストを用意しておくことが望ましい．単語レベルでの選択においては，対象児にとってなじみのある語彙から選出しなければならないので，ターゲットとなるペアによっては，選択できる単語が著しく少ない場合もある．

絵カードを用意しなければならない訓練（後述）では，さらに選択の範囲が狭くなる．

検査においては，このように訓練用に準備したリストのうちの，対象児にとって特にわかりやすいペアを必要なだけ選択して実施すればよいことになる．

厳密なミニマルペアがなく，音が同じでアクセントの違うペアを用いる場合は，音ではなくアクセントパターンで弁別している可能性もわずかながらあるので注意する．

録音した音声で提示するような場合，発話者の声の違いに反応する可能性もあり得るので，同じ人の発話で録音されたものを用いるのが普通である．

なお，訓練の経過において，まれにだが，音の弁別特徴の弁別が重要と考えられるとき，その要素を強調して聞き取りを訓練する場合もある．例えば，/s/ が /ʃ/（/sakana/ が /ʃakana/ となる）に置換する場合で，/s/ と /ʃ/ の弁別は可能な場合を想定してみる．s を誘導する過程で，インターデンタルを用いるさいに，産生している s を意図的に持続させた音をより注意深く聴覚的にフィードバックすることが，訓練をより効果的にすると考えられる場合，/s：/ と /ʃ：/（同じく ʃ を持続させた音）の対比を弁別する訓練を組み込むことがある．

②正常な音と異常な音の弁別訓練

誤り音を弁別するための訓練では，ターゲットの音素について，正しく産生した音と誤って産生した音（例：正しい /s/：口蓋化した /⚠/）を対で提示する．言語聴覚士が，その場でこの2つを産生する場合もあるので，言語聴覚士は自身で，誤り音をある程度産生できるよう訓練し，習得しておく必要がある．

また，対象児自身が現に産生している正しい音と誤り音を弁別する訓練は，この課題の目的からいっても効果的である．したがって，対象児が（この訓練を必要とする対象児は，通常，正しい音と誤り音を浮動的に産生している．）浮動的に正しい /s/ と口蓋化した /⚠/ を産生している場合は，それらを録音したものを再生して提示することもある．

必要に応じて以下の4つのレベルで実施するのは，正常な音同士の弁別の場合と同じである．

　　a. 音素レベル：/s/：/⚠/
　　b. 音節レベル：/sa/：/⚠a/
　　c. 語レベル：/saru/：/⚠aru/
　　d. 弁別特徴レベル：/s：/（s を意図的に持続させた音）と
　　　　　　　　　　　/⚠：/（⚠ を意図的に持続させた音）

3. 手続き

①手続きの理解

課題の意味と，反応の仕方を理解してもらうことが前提である．例え十分に理解できるかどうか不明な年齢であっても，説明は省略せずに，できるだけ簡単なことばで説明する．説明するという姿勢は，長期的な信頼関係の基本であり，大人に対してでも，年齢の低い子どもに対してでも同様である．説明の意味がわからない小さな子どもであっても，言語聴覚士が丁寧に説明しようとする姿勢は理解できるし，それによって安心する．

説明は，後述「③反応とフィードバック」のやり方にそって，具体的に課題を例示しながら行う．原則として，手続きを理解してもらうのが目的なので，できていないターゲットの課題を提示するのではなく，対象児が正しく産生できている（当然聴覚的弁別ができていると考えられる）ことが確認されている音から，特に簡単な2音を選択する．

/t/ の /k/ への置換が起こっている対象児では，例えば，正しく発音できている音の中で /ba/ と /sa/ のように音質がはっきり異なる組み合わせを用いる．音は正しく発話できていたとしても，/d/ と /r/ のような組み合わせは，健常者でも弁別困難な，音質の近い音であるので避ける．

この簡単で，確実にできるはずの2音に対して，下記の②③の手順を実施する．正しい反応のみが続けば，課題の理解が成立したと判断し，はじめてターゲットである音のペアの訓練に進む．

実際の臨床では，知的発達遅滞がある場合や，年齢が低い場合を除いて，この課題の成立自体がむずかしいことはほとんどないので，この手順を省略し，いきなり目的の2音で実施することもある．ただし，それが可能なのは，すでに一定期間継続して訓練を行っており，言語聴覚士と対象児の間に信頼関係ができている場合である．

訓練開始から間もない時期では，このような簡単で確実な課題を行うことには，対象児との間の信頼関係を構築するだけでなく，訓練全体を通じての刺激→反応→正誤フィードバック→正反応の連続・定着，という正の連鎖の成立への最初の手続きの意味もあるので，あえてこの過程を大切にする．

②音の提示

「2 提示音 ①正常な音同士の弁別（213頁）」で述べた要領で2つの音のペアを選択し，ランダム提示する．なお，訓練は音素レベル，音節レベル，語レベルと段階を踏んで進む．したがって，これらの異なる訓練レベルをランダムに組み合わせることは通常しない．異なる訓練レベルをランダムに組み合わせることがあるのは，訓練が終了段階に近くなって課題を検査的に行う場合や，キャリーオーバーに向けてあえてランダムに提示する場合のみである．弁別特徴レベルについては，訓練経過の中で必要と思われた場合のみ実施する．

③反応とフィードバック

まず，課題への反応をどのように示してもらうかを決める．検査と同様に，提示された2音が同じと思った場合に示す記号と違うと思った場合に示す記号を決める．同じと思ったら○を指し，違うと思ったら×を指すなど簡単な記号をわかりやすく示せることが重要である．さらに，どちらかわからない場合の記号も決めておく．口頭で「わからない」といってもらえばいいが，ゲームのように行う場合は，「？」などの記号を準備してもよい．

対象児に判断を示してもらう方法としては，上記で決めた○，×，？などの記号をそれぞれカードあるいはペープサート（以下カード等）で作成し，提示された2つの音を聞いた後，自分が手にしたカード等のうち該当のカード等を掲げる，または，置かれたカード等から該当のカード等を指差すことにする．カード等を作成せずに，10～20の空欄のある記録用紙を準備して，そこに2つの音を聞く度に決められた記号（○，×，？など）を記入する方法でもよい．○と×を身振りで示す方法もある．

いくつかの方法から選択するが，対象児のモチベーションの持続という点からも遊び感覚でできることが大事である．ただし，使いやすさは，対象児の年齢に応じて異なってくるので，年齢に合わせて方法を変える工夫が求められる．

言語聴覚士にとって対象児の反応が判断しやすいことも重要な要素であることは検査と同様である．

さらに重要なのは，対象児が反応するたびに，正しかったかどうかをフィードバック（正

誤のフィードバック)することである．そのさいの報酬についても工夫が必要である．(→「①教材および報酬」140頁参照)

(2) 音の同定（その音がどの音か正確にわかるようにする訓練）

1. 目的

1つの音素を聞いて日本語のどの音素あるいは音節かわかることが音の同定である．音韻処理の検査の結果で，この処理能力に問題があることがわかった場合に適応となる．

通常以下のような臨床的な所見を認めており，これらの改善を目的とする訓練である．

①訓練で構音動作がほとんど獲得できているにもかかわらず，定着や般化が遅れている．

②特に，特定の2つの音（目的音と置換されて産生される音）の間の誤りであって，しかも浮動的な誤りとなることが多い．

③文字と音の対応は基本的に習得でき，読んだり，書いたりが基本的にはできているにもかかわらず，特定の2つの音の間で読む，書くに混乱がある．

まず，2つの音の間での弁別に関する検査（音韻処理能力の検査参照）を実施し，必要なら前項「(1) 音の弁別」で述べた訓練を実施し，弁別が可能となった段階で実施する訓練である．

提示された音が，2つの音のどちらかわからないのではなく，どの音か全く同定できないという状態は，機能性構音障害ではなく，発語以前の言語力の遅れに依存する．言語発達遅滞の範囲で対応することが適切である．

2. 課題の音と対照音の設定と提示

●2つ以上の正しい音の同定

基本的には，2つの音の間で混乱が起こっている場合の訓練であり，ターゲットの音は自動的に決まる．ほとんどは，前項で述べた2つの音の弁別訓練が成立してから行う訓練であり，その場合，課題音は弁別訓練の課題をそのまま実施する．弁別訓練をせずに，この段階から訓練を開始する場合も，設定の理屈は同じである．

同定させたい音と対照とする音（目的の音と置換して産生されている音）の2つを提示する．すなわち，/s/ の /t/ への置換の例では，理論的には以下の3段階で提示する．

  a. 音素レベル；/s/：/t/
  b. 音節レベル；/sa/：/ta/ や /se/：/te/
  c. 語レベル；/saru/（猿）：/taru/（樽）あるいは，/sai/（犀）：/tai/（鯛）

ミニマルペアで提示するので，語のレベルでは，かなりの制限を受ける．特に必要な場合は，/sai/（犀）：/tai（鯛）/：/kai（貝）/ というようにペアでなく，3語のグループの提示も試みることがあるが，可能な組み合わせはそれほど多くはない．

むしろ，弁別訓練や同定の検査と異なることは，理論上設定された音素レベル，音節レベル，語レベルの3段階のうち，音素レベルや音節レベルは，反応をとる方法に制限があることに注意する．

歪み音の同定では，正しく産生された音と歪んで産生された音（正しい /ʃ/ と促音化した /△/）をペアで提示する．

言語聴覚士が正しい音と歪んだ音をその場で産生して提示するか，あらかじめ正しい音と誤った音を録音したものを再生，提示する．

対象児の誤りが浮動的であれば，対象児が正しく産生した /ʃ/ と促音化した /△/ をあらかじめ録音し，再生して提示する．できれば以下を用意する．

  a. 音素レベル
  b. 音節レベル
  c. 語レベル

3. 反応

　反応をとる方法は，語レベルがわかりやすい．ターゲットの語と対照する語のそれぞれに対応する絵カードを用意する．言語聴覚士はどちらかの語を音声で提示し，対象児に対応する絵カードを指差してもらう．絵で表現できるミニマルペアは限られており，年齢が下がると理解語彙自体が少なく，さらに少なくなることはすでに述べた．

　正答であれば誉めて，誤答であればそのことを伝え，一緒に残念がる．この繰り返しで，最終的にすべての課題で正答になれば，習得できたことになる．

　音素や音節レベルの課題では，反応をとることにさらに制限がある．音節レベルでは，1音節の語を除いて意味をもたないので，絵カードで反応をとることができない．絵カードにできる1音節の有意味語で，ミニマルペアを作れる組み合わせは，非常に制限され，あっても1組だけである．仮名文字であれば組み合わせの可能性は広がるが，通常，このレベルの訓練適応になる対象児は，文字が未習得である．ただし，仮名を習得中で不確実な段階に，仮名の習得の完成と音の同定を同時に習得することを目的として，この課題を実施することはある．

　音素レベルでどうしても実施したい場合や，文字未習得だが音節レベルで実施したい場合は，新たに任意の記号や図，マークなどを言語聴覚士と対象児の間で決めて，それで反応をとることになる（図5-16）．既存の記号である仮名を，ここから導入することもあるが，対象児にとっては新たな記号の習得になるので，方法としては同じである．

4. 手続き

①手続きの理解

　ア 絵カードなど提示された音に該当する絵カードまたは文字カード等を，2枚（場合により複数枚）のカードの中から選択することを理解してもらう．ターゲットとは別の，対象児にとって簡単な語を音声提示すればよいし，選択肢もミニマルペアである必要はない．例えば，ターゲットが/t/：/k/である場合でも，この段階では，ターゲットと関係のない，しかもミニマルペアでない，/jama/：/ari/（山：蟻）などでよいということである．聞きとった音や単語に対応するカードを指すことが理解できればよい．普通数回で成立する．事実上，確認のステップと考えてよいが，言語聴覚士はこのステップの存在を意識することが重要である．

　イ 続いて，ターゲット音の組み合わせで実施する．音素や音節レベル，あるいは正常音と歪み音の弁別，仮名未習得の段階で仮名をはじめて用いる場合などでは，新たに任意の記号を設定して実施することになるので，設定された記号と音の関係を習得するのがむずかしいことを理解する．成立まで時間をかけて丁寧に行う．

　ウ 万一，ターゲットの音では，反応することが困難で，上記のように全く統制のない語だと反応できる場合，中間的な条件設定として，小さな音の差に気を付ける段階を設定する場合がある．例えば/t//k/間の同定が困難な対象児で，最初のステップの/jama/：/ari/（山：蟻）は成立しているが，/taki//kaki/では，むずかしい場合がある．この場合，注意して弁別する必要はあるが，弁別自体はターゲットに比べ簡単なミニマルペアを最初に使用する．例えば，/s//b/の弁別が成立していれば，/sara//bara/な

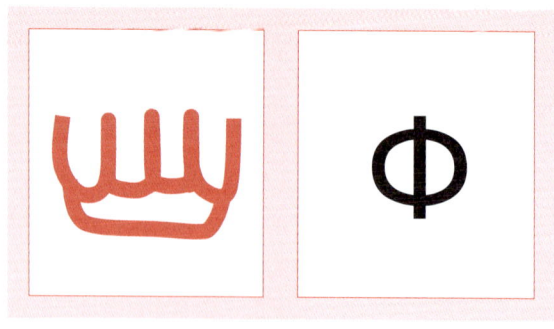

図5-16 任意の記号の設定

どのミニマルペアを使用することで，提示された2つの語の1音素に着目することを学習する．続いて，ターゲットの /t//k/ のうちの1つだけを含むミニマルペア /sara//tara/ といった組み合わせを実施し，/t/ の弁別特徴に注意を向けさせる．最後に，/taki//kaki/ といった最終目的のペアで実施する．

②提示と反応

「2 課題の音と対照音の設定と提示」で述べた条件で選択肢を選び，絵カードあるいはその他の記号のカード類を準備する．その条件で検討したカードの組み合わせをテーブル上に並べ，語（音節，音素）の音を提示する．対象児に，音に対応するカードを選択してもらう．選択肢の数は原則2つなので，チャンスレベル（無作為に選択した場合の正答率）は50％である．正答した場合には誉め，誤った場合には残念であると伝える．選択肢が増えれば，チャンスレベルは下がる．いずれにしても，目標は100％の正答率である．チャンスレベルに気を付けるのは，課題のレベルを下げたり，中止したりする場合のタイミングを判断する必要があるからである．正答が増えていれば，どんどん続けて，定着を図る．正答が増えていても，増え方がゆっくりで時間がかかる場合には，集中力が低下するので，休憩や中止の判断を適切にする．正答が安定すれば，次の課題のペア（組み合わせ）に移る．どの課題でも100％となった時点で定着となり，訓練は終了する．1回の訓練で定着する場合もなくはないが，完全な定着を確認するまで，数回をかけるのが普通である．この課題で，それ以上回数がかかるようであれば，言語発達遅滞などの他の要因を検討する．

（3）音韻の分解と音韻数の把握（単位に分解できるようにし，さらに，その単位数を数えることができるようにする）

1. 目的

「音韻処理能力の検査」（第4章2節 ④ 2．113頁参照）の項では，音韻の分解と音韻数の把握は別々に説明した．実際に音韻の分解と分解した単位数の把握は，健常児では4, 5歳で完成する能力で，それほどむずかしくないことはすでに述べた．純粋な機能性構音障害の場合は，この訓練の適応はめったにない．また，この2つは一続きの訓練であり，臨床場面では1つの課題のように実施されることが普通であるので，一括して述べる．

ただし，知的発達遅滞が原因となっているような場合は，音韻の分解や音韻数の把握だけでなく，次に説明する位置や順序の把握の訓練も必要な場合がある．こうした場合は，丁寧に時間をかけて訓練を実施する．必要に応じて，言語発達障害の訓練に関しての文献等を参照してほしい．

なお，文字学習に渋滞がある場合には，表記法の問題以前に，音韻の分解と音韻数の把握に問題がある場合があることはすでに検査の項で述べた．したがって，仮名文字学習の前提としてこの訓練を行う場合がある．

2. 手続き

使用する語彙の絵カード，単位数を数えるときに使うボタン類を用意する．何でもよいが，同じような形，大きさ，色のものがよい．

●発話された後の単位数を数える

言語聴覚士が語を発話し，その単位数を数えることができるようにする訓練である．それほどむずかしい課題ではない．

長母音や拗音，促音を含まない単語，すなわち短母音の語から始める．撥音を含む語は，はじめからわざわざ使用することはないが，短母音レベルの後半からは，短母音と同じ1拍として自然に課題に含ませて，特に問題は起こらない．

①言語聴覚士と同時に行う

ア 言語聴覚士が課題の語を発話し，拍に合わせて手拍子をとる．

イ 続いて，「一緒にやってみよう」と対象児を促し，言語聴覚士と一緒に同じ課題語を発話すると同時に，拍ごとに手拍子を打たせる．

②同時から，対象児単独へ

ア 次に，今と同じ課題語または別の課題語を言語聴覚士が一度発話し，次に，対象児だけで手拍子を打ちながら発話してもらう．

イ 対象児だけになるとむずかしい場合，「じゃぁ，一緒にやったらできるよ」と促して，一緒に手拍子を打ちながら発話する．

ウ 成立するようになってきたら，課題を絵カードで提示し，一緒に同じ課題語を発話すると同時に，拍ごとに手拍子を打つよう対象児に促す．これは，次の課題への準備である．

③対象児の自発へ

ア 単独で手拍子しながら発話することが成立するようになったら，次は，課題を絵カード（例：さかな）で提示し，その語を，手拍子を打ちながら，最初から一人で発話してもらう．

イ 続いて，今度は手拍子を使わずに，「今度は手をたたく代わりにボタンを並べてみよう」と指示する．対象児は語を発話しながら，1拍ごとにゆっくりボタンを並べる．並べ終わったら，言語聴覚士が「さ」「か」「な」と1拍ずつボタンを指しながら発話し，正しかったことを示す．そのうえで，もう一度，ボタンの数を指さしながら数えて，「さかなは，ボタンが3つだったね」という具合に，語を構成していた単位（拍）数が正しかったことを確認する．

ウ 誤った場合は，ボタンを指しながら発話する過程で，「ボタンが足りない」あるいは，「ボタンが多かった」と指摘して誤りをフィードバックする．

エ 課題を変えても，常に正確にできるようになれば，習得されたと判断する．

この方法で，短母音の語の課題を習得したら，長母音を含む語の段階に進む．ここでは，長母音の部分は，その長さを強調しつつ，1つの長母音に対して2拍で手拍子を打つ．

その後のステップとして，拗音を含む単語，最後に促音を含む単語というように段階的に難易度を上げていく．あらかじめ，それぞれの段階の1拍（長母音は2拍，促音は3拍）

から5，6拍の単語のリストと絵カードを用意しておく．対象児の年齢で理解できる語彙から選択するのはいうまでもない．

●指定された数の単位をもつ語を想起する

　この課題の最終的な段階は，指定した拍数をもつ語を自由に（本人の語彙の範囲内だが）想起することである．これも実際にはむずかしいことではなく，4，5歳で普通は成立している．

　ア 提示した語の単位数が数えられるようになったら，「さかなは音が3つだったよね．他に音が3つのことばをみつけてみよう」というように指示して語を想起してもらう．

　イ 続いて，異なる単位数を提示して，それぞれ語彙を想起してもらう．2〜5拍くらいまでが簡単に，確実に想起できるようになったところで終了となる．

　ウ 不安定，不確実な場合，以下の手順を踏む．2〜5拍の語の絵カードをそれぞれに複数枚用意する．2〜5拍までのそれぞれの拍数に対応する絵カードを1枚ずつテーブルに並べる．「この中で，音が4つのカードはどれ？」と質問する（図5-17）．対象児が正しく選んだら誉める．誤ったら，正しい絵を示し，拍数を数えて確認する．誤った絵カードも拍数を数えて誤りを確認し，一緒に残念がる．絵カードを差し替えて，順番もシャッフルして，次の拍数をいって，絵カードを選択してもらう．確実になったら，上記の イ に戻り，想起が確実になったら終了となる．

④キャリーオーバー

　キャリーオーバーについては，課題的にはならず，できるだけ自然な状況に近く，かつある程度統制した条件でできる課題が望ましい．臨床で活用して効果的な方法を紹介するので，参考にしながらそれぞれの工夫をしてほしい．

　「拍数すごろく」とでも呼ぶべきゲームがある．提示した語の数を数える場合でも，提示した数の語を想起する場合でも使用できる．提示した語の数を数える場合，図5-18のようなすごろく盤を作成し，複数の絵カードを用意しておく．拍数がランダムであるのは当然である．順次絵カードを提示しながらその拍数を数え，その拍数の分だけ，すごろくの駒を進めるか，すごろくのマスにシールを貼る．すごろく盤の最後（ゴール）まで行ってゲームは終了する．さらにゲーム性を高めるには，すごろく盤を2枚と絵カードの山を2つ用意する．1つは対象児，1つは言語聴覚士の分として，交互にカードの山をめくり，出たカードの拍数だけすごろく盤の駒を進めるか，シールを貼る．すごろくのゴールに早く到達した方が勝ちになる．ゲーム性が上がることで，モチベーションが高まる．絵カードの山を準備するときに少し配慮すれば，意図的に対象児に勝たせることもできる．言語聴覚士の絵カードの拍数を数えるのは対象児がするように仕向ける．

　提示した数の語を想起する場合もこの応用である．すごろく盤の他に，1の目だけ「1回休み」と変えた特製のさいころを作成する．1拍の語が出にくいのと，1回休みという要素が入った方がゲーム性が上がるからである．サイコロを振り，サイコロの目の数と同じ拍数の語を想起して，すごろくのマスを進む．すごろくを2枚用意して，対象児と言語聴覚士と二人で競争してもよいのは，拍数を数える課題の場合と同じである．家族を巻き込んでもよい．言語聴覚士の分のサイコロは自身で振るが，語の想起は対象児がするように仕向けるのは同じである．

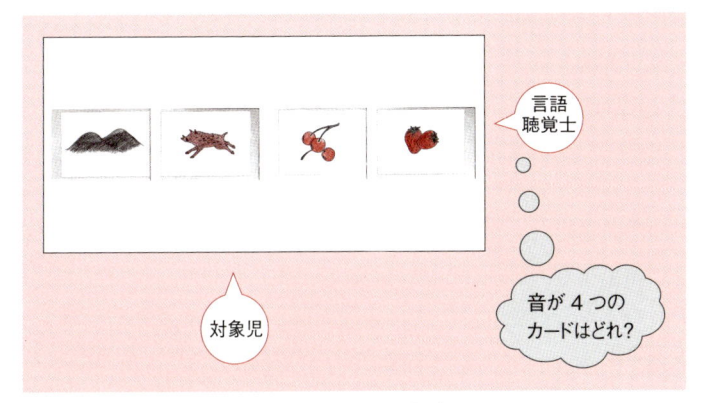

図5-17 指定された拍数のカードを選ぶ
(絵カード＝やま，いのしし，さくらんぼ，いちご)

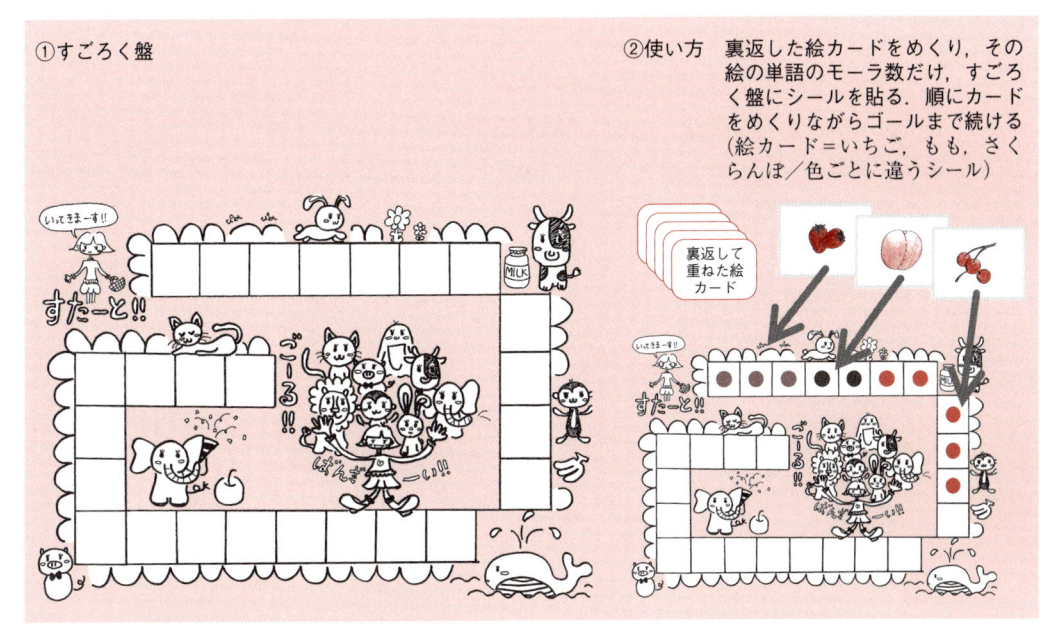

図5-18 文字（拍数）すごろくの使い方

（4）音の位置（順序）の把握（語のどの位置にどの音があるかわかる）

1．目的

/terebi/ を /teberi/ あるいは /tebire/ と構音する場合，音韻の数の把握はできているが，位置あるいは順序が把握できていないことになる．健常児でも，年齢が低い時期にみられる誤りであるが，年齢が上がるにつれて消滅する．5歳を超えても，一定以上みられる場合は訓練の対象となる．平仮名の習得がやや遅い場合が多い．他の音韻処理過程の訓練同様，平仮名の習得訓練の一過程として実施される場合もある．

もしも，このレベルの混乱が著しかったり，訓練をしても改善に多大な時間を要したりする場合，当然，言語発達の精査の対象となる．

2．手続き

●平仮名未習得の場合

　①言語聴覚士は，絵で単語（例：/sakana/）を提示しながら発話する．上記の単位数を数える訓練で行った方法で，単位数を確認する．単位数の把握が成立しているのが

前提である.「さかなは音が 3 つあるけど,/ka/ は何番目かわかる?」という説明をし,課題を理解させる.

② 続いて,次の課題語 /kuruma/ を絵と同時に提示し,その中の 1 音 /ma/ を発話し,それが何番目かをあててもらう.単位数の理解が確立していれば,指をおりながら単位数を数えるのが簡単だが,不安定であったり,現時点で単位数をボタン等で訓練していたりする場合は,ボタン等を用いる.その後,ボタンを用いて確立していく過程で指など簡単なものに代え,最終的には,何も用いずに位置がわかることを目指す.

③ それでもむずかしい場合は,ボタン等を用いる方法をさらに応用する.回答の位置を色や大きさを変え,はっきりと他と違いがわかるボタンを使用して示す.すなわち,青いボタンを複数と赤いボタン複数(これを,対象児用と言語聴覚士用に 2 セット用意する)を用い,目的の音の位置でのみ赤を使用することにする./gohaN/ で /ha/ の位置を示すのに,青・赤・青とボタン等を並べるのである(**図 5-19**).

④ そのとき,言語聴覚士が手本を示した後で,対象児に自分でボタンを並べさせる.別のボタンのセットを使用して,何かで隠すなどして,対象児にはみえないようにして,正しい順にボタンを並べておく(**図 5-20**).

⑤ 例であれば,図のように正答を別に用意し,対象児が並べたあと,対象児にみえるように示し,比較して正答をフィードバックする.

● 平仮名が基本的に習得されている場合

なお,平仮名が基本的には理解できている,すなわち,いわゆる 50 音についての文字

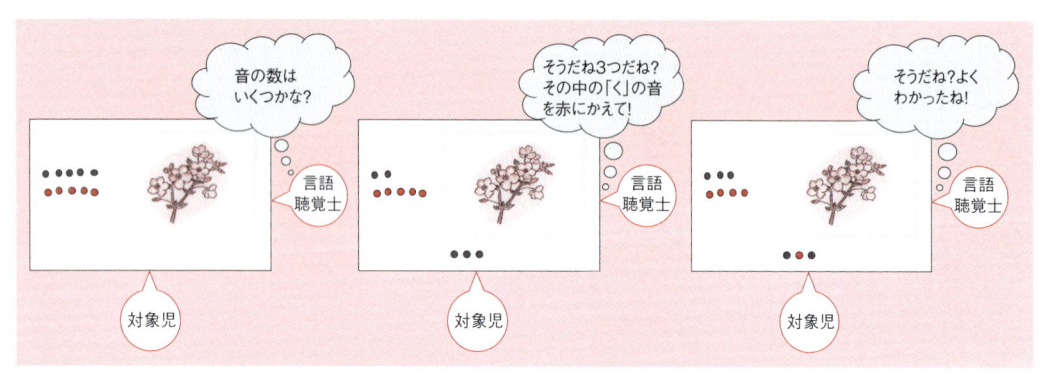

図 5-19 目的の音の語内の位置を把握する(絵カード=さくら)

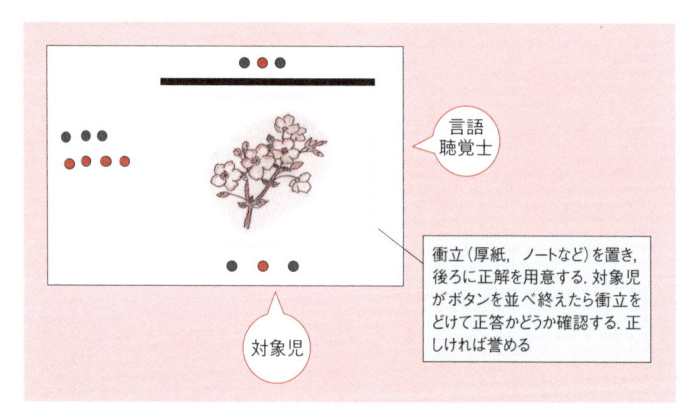

図 5-20 目的の音の語内の位置を把握する訓練のフィードバック(絵カード=さくら)

と音の対応が理解できているが，音の位置や順序が確立していないために，書くときに順序を間違えることが多い対象児に対しては，以下の手順で実施する．

①絵カードで語を提示し，平仮名文字チップを並べてその語を表現させる．文字チップは，一般的な50音表の順序で並べた中から選択させる．ただし，順序に意味があることを気付かせる目的では，以下のように条件をやさしくすることがある．50音の習得がまだ不安定だったり，50音表の文字列が十分理解できていなかったり，選択肢が多いと集中しにくいなどの場合で，その単語を構成している文字（さくらの場合は，「さ」「く」「ら」の3文字）にいくつかのダミー（「ろ」，「し」などを数文字）を加えた中から選ぶ（**図5-21**）．ただし，訓練をしても，長期間この段階にとどまるようであれば，言語発達遅滞を疑う．いずれにしても，文字カードか文字チップを並べるかして正答を準備しておき，正誤のフィードバックをするのはいうまでもない．裏に文字が書かれた絵カードを用い，正答は裏返して示してもよい．文字チップを使用する場合は，対象児用とは別に，文字チップ一式を用意する（**図5-22**）．

②絵カードを提示し，対象児はその語に対応する文字を書くのが最終段階である．ここでも，対象児が書いたあとに，正答を提示し正誤のフィードバックをする．

③単語から語連鎖，文へと課題レベルを上げていく．短い作文などでもよい．いわば，キャリーオーバーの段階なので，正誤は誤りを認めた場合に指摘するだけで十分なはずである．もしも，文レベルの表記まで到達したにもかかわらず誤りが減らない場合は，言語発達遅滞，特に学習障害が疑われるので精査が必要である（→次項「⑤ 文字（平仮名）の習得訓練」参照）．

⑤ 文字（平仮名）の習得訓練

機能性構音障害の訓練において，文字習得を直接の目標とすることはない．しかし機能

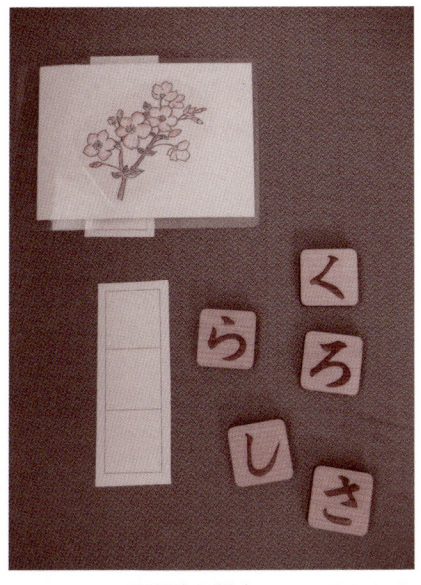

図5-21　選択肢を限定して，そこから文字チップを選んで並べる

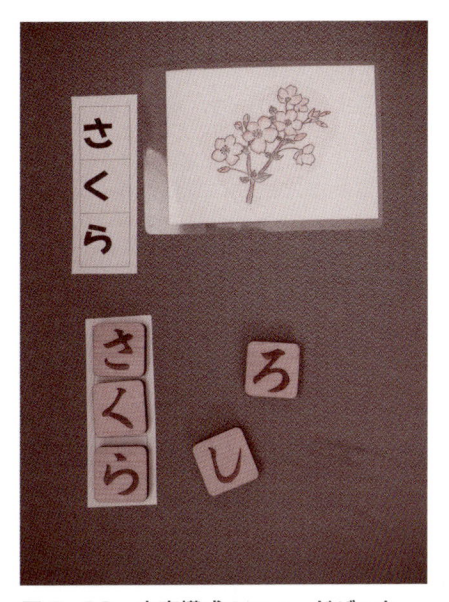

図5-22　文字構成のフィードバック

性構音障害のうち，特異な構音障害では音韻に関する処理能力が低いために，ある音が構音運動としては可能になったにもかかわらず，安定して産生できないという状態が続くことがある．「音韻処理能力の検査」（第4章2節 ④ 2. 113頁参照）の項で述べたように，ある単語がいくつのモーラで構成されているかわからないとか，ある音が単語のどの位置にあるかみつけられない，音を正しい順序で並べられないなどの子どもたちである．こうした子どもたちに対しては，文字の習得を通じて，音韻処理能力を向上させることができる場合が多い．文字訓練の実際については，言語発達遅滞に関する成書等を参照して欲しい．

6 特異な構音障害への対応

1 運動の巧緻性低下

運動の筋レベル，神経レベルの異常は認められないが，健常児に比べると明らかに発声発語器官の動きが稚拙な子どもたちがおり，訓練アプローチをするさい，獲得にも時間がかかる．これらの子どもたちは，丁寧にみてみると，運動機能低下のグループと失行的な特徴を示すグループに分けられる．

（1）運動機能的な低下（巧緻性の低下）

同年齢の健常児と比べると，明らかに発声発語器官の運動が稚拙だが，筋や神経レベルの異常とはいえない程度である．失行的な場合との区別が付きにくいことがあるが，稚拙さに一貫性がある．舌平らを指示しても，尖ってしまうとか，むずかしい課題をするときに常に当該の器官が過緊張気味になるなどがみられる．特異な構音障害全般にいえるが，通常の場合より，長い訓練期間を要することが多い．予後については，若干問題がある．発話明瞭度は，正常範囲を確保するに至るが，いくつかの音においては，軽度の歪みが残存する場合が生じる．症状の詳細は，「第4章3節 特異な構音障害の評価」（124頁）を参照されたい．こうした特徴があるので，訓練アプローチにも注意が必要である．

まず，家族への説明にも配慮がいる．運動障害として説明するのではなく，「正常な範囲だが，不器用」というように説明する方がいいだろう．第1の理由は，時間がかかっても改善するのが普通だからである．第2の理由は，不当に家族を心配させる必要がないからである．当然ながら，改善までに通常の場合より時間が必要であることと，予後についても歪みが残存する可能があることを説明する．

訓練場面での運動の誘導においては，慎重さが求められる．特異なタイプでない場合は，訓練課題において必要な構音の構えや操作を直接的に要求しても問題がない．できない場合があったとしても，筋運動としてむずかしいわけではないからである．

しかし，運動機能的な低下を認める対象児たちには，構えや動作を要求しても簡単には実現できないことが多い．といっても，明らかにスピードが遅いとか，筋力が弱いとか，運動範囲が制限されているというのとは異なる．巧緻性の軽度の低下としか説明のしようがないが，運動障害とはいえない範囲にある．運動障害として扱わないのは，明らかな神経学的所見が認められないという理由だけでなく，時間がかかっても，最終的に正常範囲の粗大運動と，正常範囲の構音の獲得に至るからである．

巧緻性の低下は，本人の意思でコントロールできないものであり，言い換えると，ふざけてやらないわけではないので，

①上手くいかないことを責めたり，否定したりしない

②本人の能力を超えた無理な課題や，高すぎる目標設定をしない

③目標を細かくし，クリアしたら少しずつ上げていく

④結果的に，時間をかける

⑤リラクセーション，その他運動障害学的な方法を一部使用すると効果的な場合があるなどに配慮して，リハビリテーションを実施する．⑤の運動障害学的な方法については，「言語聴覚士のための運動障害性構音障害学」などの成書を参照していただきたい[1]．

いうまでもなく，スピードや筋力低下，運動範囲制限の問題，著しい巧緻性低下が認められる場合は，運動障害性構音障害としてアプローチする．

(2) 失行的な運動特徴

失行とは，正確には，後天性の障害に用いられる．脳血管障害等の後遺症で，明らかな筋運動レベルの障害を認めないにもかかわらず，正確な目的動作が困難な状態で，運動プログラミングの障害とされている．

構音障害のみを有する子どもだけでなく，言語発達遅滞，特に自閉症スペクトラムに該当する子どもの中の一群に認められる．

典型的には，言語理解が良好で，かつ表出についても仮名文字の使用などでは十分な能力が認められるにもかかわらず，発話能力が著しく不均衡に低いタイプである．構音獲得の時期はとっくに過ぎており，理解の能力などと比べると，単なる構音習得の遅れでは説明がつかない．こうした子どもの予後がよいとはいえないが，丁寧に，かつ時間をかけて訓練することで，音声発信がある程度可能になる症例を，少なからず経験している．あきらめずに，表出の訓練を必ず実施すべきである．

このタイプの子どもは，筋レベルの障害ではないので，基本的には摂食・嚥下には問題がない．粗大運動レベルで運動範囲，筋力，スピードに明らかな異常を認めない．しかし，構音の構えや動作を誘導しようとしたときに顕著に困難を認める．音の構えは辛うじて可能だが，微細な構音動作が困難な場合が多い．それらしい動きはできるが，タイミングがとれなかったり，突然全く異なる動きをみせたりすることがある．こうした動きの特徴が，脳血管障害の後遺症での口腔失行や発語失行の動きを連想させることがある．長期的には改善するが，完全に微細な動作を獲得するに至らないことが多い．しかし，すでに述べたように，歪みが大きいとか，発声発語器官の動きの視覚的な情報を手がかりにする必要があるなどの条件があっても，音声によるコミュニケーションが，単語で可能なレベルに到達し得る．

今述べたのは，典型的で重度の障害であるが，中等度から軽度の失行的特徴を示す場合もある．中等度では，訓練開始前の状態で構音は可能で，文レベルでも発話があり，音声でのコミュニケーションが可能であることが多い．しかし，特定の音が未習得で，その音の構えや操作の習得が遅い．そして，目的の音の習得において，構えや動作の課題を行うときの動きに，単なるぎこちなさだけではなく，一貫性のなさや，予測できない動きが混入するような場合である．基本的には，自閉症スペクトラムを合併している．

軽度というのは，前項で述べた運動の巧緻性の低下と，実質的に区別が付かないか，あるいは，同一のものと考えられるかもしれない．ほとんど自閉症スペクトラムを合併しない．

訓練の基本は，構音の構えと動作の意図的な学習である点で，通常の機能性構音障害と変わらない．

2 行動的な問題

（1）行動的な問題が正常との境界上である場合

　　　ここで行動的な問題としているのは，自閉症スペクトラム，学習障害，注意欠陥多動性障害などである．発達障害のうち知的発達障害は区別しつつ，これらの障害をまとめて呼びたい．これらの障害をまとめてしまうことは問題があるという議論もあるだろうが，機能性構音障害と合併する（合併していると疑われる）発達障害を考えるとき，これらをまとめて検討する方が都合のいいこともある．現在のところ，これらの障害を総称する適切な名称がないので，仮に「行動的な問題」と呼ぶことにする．行動的な問題が明らかに認められる場合は，それらとの合併と考え，そうした障害への対応を優先する．

　　　ここでは，そうした障害の傾向を認めながら，障害と正常の境界域にあり，指導・訓練開始時には，いずれとも判断が付きかねるような場合の注意点を述べる．実際は，指導・訓練経過の中でそれらの障害をもっていると判断すべき兆候が明らかになり，そうした障害としての指導，訓練に移行していくことの方が多いのも事実である．

　　　判断に迷うことがあるのは，これらの特徴の一つひとつをみると健常者にも認められることだからである．しかし，それが保育所，幼稚園，学校，その他の社会生活上に困難をもたらす程度であれば障害とされる．しかし，「困難をもたらす程度」というのは，ある程度主観的であり，年齢が低いうちは，子どもの個人差も大きい．また，低年齢では，それほど社会生活上の行動に関して高度な内容を要求されないので，「社会生活上の困難」とすべき基準は緩く曖昧である．ところが，就学前くらいの年齢になれば，「社会生活上の困難」となっているかどうかの判断はしやすくなる．

　　　通常，3，4歳から経過観察を始めたときに，軽度の行動上の問題が疑われる場合，そのことを家族に指摘する．その後，そうした兆候が顕著になれば，障害としての対応が必要であるが，正常範囲に吸収される可能性もあることを説明する．家族は，当然後者であることを期待する．言語聴覚士も同様に期待し，あるいは，家族のそうした期待を受けとめることは悪いことではない．しかし，言語聴覚士の役割は，経過観察中も客観的な評価を継続し，年齢が上がって行動的な問題があると判断せざるを得ない状況になった場合は，できるだけ早くその事実を家族に伝え，リハビリテーションを開始することである．実際には，経過観察開始時に行動上の問題の疑いをもたれた場合，正常である確率は低い．

　　　行動上の特徴が正常範囲か否かの判断がむずかしい理由はもう1つある．多くの場合，個別に丁寧に声かけをし，指導すると注意を集中したり，持続したりするといった行動のコントロールが可能であるが，集団の中などでは，コントロールがむずかしいという点が特徴である．ところで，言語聴覚士による検査や訓練は基本的に個別対応であるので，集団内などの様子は把握しにくい．したがって，行動的な問題が疑われる場合は，訓練室以外の場面，すなわち，家庭や，特に集団での行動について情報収集することが重要である．

　　　例えば，注意欠陥多動性障害の子どもは，家庭でも，丁寧に声かけをすることで注意を集中させることができないわけではない．しかし，声をかけられれば注意できても，自分でコントロールすることが困難なのが本質である．訓練室のような短時間の対応では，その時間継続して声かけができるが，家庭ではそうはいかない．結果的にコントロール困難な場面も増える．忘れ物を繰り返すことが多く，また，持ち物などをどこかに置いても，注意の不足でどこに置いたかわからず，結局紛失も多くなりがちである．また，集団では，

個別に注意を促すことが困難なので，さらにコントロール困難な場面が増える．保育所，幼稚園，学校において集中できないため，騒いだりしてしまうこともあり，人と一緒に行動しているときも，「何か他のことを考えている」とか「心ここにあらず」という印象をもたれがちである．結果的に，家族，保育士や先生，周囲の子どもから，「不注意」，「いいかげん」「ふざけている」ようにみられることになる．訓練室以外で注意欠陥多動性障害の兆候がみられるようであれば，評価を急ぐ必要がある．そのうえで，境界上と判断されるときは，注意欠陥多動性障害の可能性を考慮しながら対応することが重要である．その後も，注意欠陥多動性障害の評価は継続する．

以下に，行動上の問題が疑われる場合の，構音検査・訓練における対応について述べる．ここで何より理解しなければならないのは，こうした障害のある子どもたちは，生活上で生じる様々な問題に関して，自分ではコントロールできないという点である．したがって，対応の仕方の原則は，「疑い」の段階であっても，問題がある場合と同じでなければならない．特別な配慮が必要なくなるのは，そうした障害の疑いがなくなり，正常範囲と認められるようになった場合である．

1. 注意の集中や持続困難

集中力が低いとか，集中できてもそれが持続しない状態であり，注意欠陥多動性障害に認められる兆候である．

構音検査や訓練にとり組む姿勢が長続きしにくい．必然的に，課題に注意を向けるための声かけなどが多くなる．訓練効果が上がりにくく，訓練が長期化する傾向がある．具体的には，検査や訓練において以下の点に配慮する．原則としては，通常の訓練と同じであるが，特に意識的に行う必要がある．

①そのセッションで行う内容と時間を，毎回わかるようにする．何をするのか，いつまでやるのかわからないと，不安になり，注意も集中しにくくなる．
②各課題で，何をすべきか，どんなことに注意すべきかを具体的に説明する．指示があいまいだと，注意を集中できない．
③上手くできているときのフィードバックを，通常よりはっきりと，回数も多く伝える．
④さらに，上手くできたときは，大げさなくらいに誉める．
⑤上手くできていないときのフィードバックでは，上手くいかないことを伝えなければならないが，否定的な表現をできるだけ避ける．
⑥集中できないとき，持続しないときは，そのつど根気よく注意を促す．
⑦注意を促すときのキーワードやルール（課題中は，手を机の縁に置くなど）を決める．
⑧どんなときも叱らない．

こうした働きかけの中での反応を継続して観察することで，注意欠陥多動性障害などの判断が可能である．

2. 衝動性

衝動性とは，何かを思いついたり，何らかの刺激を受信したりしたときに，通常なら，場面や状況などを配慮して後にするようなときでも，場面の判断が苦手なのと抑制が困難なため，つい行動してしまうことである．外界からの刺激，みたことや聞いたこと，聞いたことばなどに対して，ほとんど反射的に反応する．当然，健常者にもみられるが，よほど大きなことでなければ，抑制がきく．顕著に現れれば判断は容易であるが，普通よりも少しそうした行動が多いというときに判断がむずかしい．多動性とも関連があると考えら

れる．これも注意欠陥多動性障害に認められる兆候である．

訓練中にそうした行動がみられたときには，そのつど静かに，丁寧に，根気よくことばで指示を与える．叱るのは適切ではない．

3. 多動性

多動的な行動は注意欠陥多動性障害で，特に低年齢時でみられる大きな特徴の1つである．訓練室でも落ち着いて座っていられずに，歩き回ったりしてしまう．家族と話をしていて，声掛けなどをしないと，訓練室から出てしまうような場合もある．何となく体を動かしていたり，手がいつでも動いていたり，いつもそわそわしている，貧乏ゆすりが激しい，あるいは早口，たえまないおしゃべりという形で現れている場合もある．結果的に自分のいいたいことばかりいって，相手の話をしっかり聞けないことが多い．指示しても抑制ができなかったり，一定の時間内で頻度が多かったりする場合や，集団内ではコントロールがきかないなどの特徴が目立てば，注意欠陥多動性障害を疑う．軽度の場合は，一対一での場面で，丁寧に指摘されているようなときには，抑制することができるので，正常範囲かどうか判断しにくい．

そのつど静かに，丁寧に，根気よくことばで指示を与えるのは，衝動性への対応と同様である．当然，叱るのは適切ではない．

4. 特定要因の学習の遅れ

知的発達遅滞や注意欠陥多動性障害のような行動上の問題がないにもかかわらず，音韻数の抽出や音節の順序の把握などができない場合，あるいは，文字学習の適応があって文字訓練を開始しても習得に時間がかかる場合などでは，学習障害の可能性も考えなければならない．

学習障害があってもなくても，基本的に音韻処理能力の訓練や文字（平仮名）の習得訓練の方法が変わるわけではない．しかし，同じ課題において習得に明らかに長時間かかったり，課題のステップをさらに，スモールステップに分解しないとなかなか進まなかったりするので注意を要する．結局，学習障害の有無および，障害がある場合の程度は，1本の線の延長上にある．重度になるほど，丁寧に，ステップを細かく，時間をかけてとり組むことになる．学習が進まないのは，ふざけているわけでもなく，怠惰であるせいでもないので，叱っても効果がないのは同じである．

5. その他

対人関係の障害で，知的発達障害を伴わない高機能自閉症，アスペルガー症候群などは，正常範囲との境界線上では，やはり判断に迷うことがある．会話のやり取りが何となくちぐはぐですれ違っているとか，質問応答が微妙にずれているなどが特徴である．一つひとつの食い違いは，発話のある単語をとらえているが，解釈のずれが生じているというような場合なので，日常経験する範囲内である．しかし，その頻度が増えるとやはり，自閉症スペクトラムを疑うことになる．

推理力を働かせてずれを修正しながら，検査や訓練を進めていく．やはり時間がかかることが多い．こうした特徴が顕著になってきたら，あらためて対人関係の評価を行う．

（2）行動上の障害が認められる場合

行動上の問題が明らかに認められる場合は，まずはそうした問題に対して，適切な対応をすべきであることは，すでに述べた．

大切なことは，そうした障害をもっていて，かつ構音障害をもっている（合併している）

ことがあるので，その場合，構音訓練が必要となることである．すなわち，こうした子どもたちに対しては，本来の行動上の問題に関しての訓練，指導，および家族への指導，アドバイスなどと並行して，構音訓練を行う．構音へのアプローチは，二次的なものであるが，総合的に考えると重要な要因となり得るのであなどってはいけない．こうした子どもへのアプローチの留意事項に関して，簡単に述べる．

1. コミュニケーションが成立することの重要さ

行動上の問題をもつ子どもたちは，コミュニケーションが成立した経験が，健常児に比べて少ない．その結果，コミュニケーションの喜びや，楽しみを感じることも少なくなりがちで，コミュニケーションへ意欲の低下に結び付く場合も少なくない．

また，経験不足は，コミュニケーションへの自信のなさにもつながることがある．失敗の経験から，自己嫌悪に陥ったりすることもあり，抑うつ，摂食障害など二次的な障害を併発するケースがあることも知られている．

こうした傾向の中で，構音障害を合併している場合，発話明瞭度が下がることで，ますますコミュニケーションが成立しにくくなる．その意味で構音障害を解消し，発話明瞭度を上げることは，コミュニケーションの成立に向けて非常に重要な要素であり，おろそかにしてはならない．

2. 達成感や自信につながる

構音訓練によって，正しい構音が習得できることは，明瞭度が上がるだけでなく，習得できたという結果そのものが，達成感をもたらし，自信をもつことにつながる．

3. 行動のセルフコントロールのスキルにつながる

構音訓練の過程では，当然訓練課題に集中できないことが生じる．その中で，家族や言語聴覚士に励まされながら訓練課題を遂行することは，直接的な目標は構音の獲得であるが，間接的に，衝動性や多動性，注意の障害をコントロールする訓練にもなっている．

すでに述べたように，彼らの特徴的な行動は，一つひとつをみると健常児にも認められるものだが，社会生活に支障を生じるほどにその頻度が多いこと，そして，コントロールできない点が問題なのである．限界はあるにしても，社会生活上の支障を少しでも軽減するために，そうした行動をセルフコントロールするスキルを身に付けることは大切である．構音訓練課題を遂行するときに，言語聴覚士が，課題の成立と同時に，コントロールスキルの形成にもつながっているという意識をもつことは重要である．

4. 周囲の理解につながる

言語聴覚士による一連の訓練は，家族や周囲が注意欠陥多動性障害について理解し，より適切な対応をすることにつながらなければならない．何より，こうした行動上の問題は，基本的に障害によるものであることを理解し，周囲が許容することが大切であることを知ってもらう．こうした行動を責めることは，脳性麻痺で肢体の不自由な子どもを，「鉄棒ができない」「走るのが遅い」と責めているのと実は同じ状態だということを理解してもらわなければならない．

言語聴覚士は，訓練を通じて，家族や周囲の人々に障害を理解してもらうよう説明することはもちろんだが，自分から適切な接し方を示さなくてはならない．訓練中に言語聴覚士が対象児を叱るようでは，アドバイスは意味をなさない．

●文献

1) 廣瀬 肇, 柴田貞雄, 白坂康俊：言語聴覚士のための運動障害性構音障害学, 医歯薬出版, 2001.
2) 湧井 豊：構音障害の指導技法―音の出し方とそのプログラム, 学苑社, 1992.
3) 岡崎恵子, 船山美奈子：構音訓練のためのドリルブック, 協同医書出版社, 2006.
4) 湧井 豊, 藤井和子：側音化構音の指導研究―基礎的知識と指導例の実際, 学苑社, 1998.

和文索引

ア

遊び 76
後の母音 178
誤り音と誤り方 101
誤りの一貫性 102
誤りの自覚 103
誤りの条件 101
安静時呼吸の評価 85

イ

インターデンタル 164
インターデンタルで閉鎖 182,183
インフォームドコンセント 43,50
1拍で産生 197
位置どり 54
異常な音 214
異常な発現機序 65
異常構音 32
意識的提示 173
一貫性 68
咽頭期 26

ウ

うがい 171
運動ニューロン疾患 33,35
運動レベル 152
運動レベルの特異な障害 124
運動の緊張 169
運動過程 4
運動機能 61
運動機能的な低下 224
運動障害 2,63
運動障害性構音障害 7,33
運動障害の鑑別 63
運動発達 78

エ

円唇 197

オ

おもちゃ 71
置換 118
奥舌軟口蓋音 94,164,167
奥舌閉鎖から開放 193
遅れの要因 48
音の位置（順序）の把握 121,212,221
音の同定 117,212,216

音の弁別 212
音韻の分解 120,212,218
音韻処理能力 113,124,212
音韻処理能力の検査 59
音韻処理レベル 152
音韻処理レベルの特異な障害 124
音韻数の把握 121,212,218
音響学的過程 4
音響機器 87
音声 2
音声学 12
音声学的記述 95
音声学的記述法 95
音声障害 4
音節 99,212
音節レベル 115
音素レベル 115
音読 101,199
音読課題 209

カ

カーテンサイン 35
下顎 83,88
加速度ピックアップ 37
仮名 204
家族 175
家族の権利 148
家族の心理的問題 54
家族指導 17,44,146,170
課題レベル 130
課題の音 216
課題の選択 134,157
課題の変更 134
課題参加態度 17,156,162
課題提示 199
課題提示方法 100
介助 55
改善経過 148
開鼻声 32
会話 208
概念 2
獲得途中 162
顎の開口度 177
顎の挙上 66
片麻痺 33
学級運営 155
構え 172,204
感覚性失語 32
環境調整 17,153

鑑別 17

キ

キャリーオーバー 17,157,220
既往症 79
記号 2
記述の方法 101
基準の設定 157
基礎的動作 17,160,164,178
基礎的動作誘導 165
基本的検査 82
基本方針 42
器質性構音障害 7,32,46
機能回復訓練 14
機能訓練 43,159
機能性構音障害 2,7,33
機能性構音障害の特徴 10
吃音 5
距離 54
胸声区 28
教材 140
教示 55
近接音 25
筋電図 36

ク

空気力学的検査 29
訓練の原則 128
訓練の原理 128,129
訓練の構成 160
訓練開始 47
訓練期間 47
訓練的アプローチ 73,80
訓練方針 160
訓練方法のオプション 176
訓練量 175

ケ

ゲーム 207
ゲーム性 144
形態異常 2,61,63
形態異常の鑑別 64
経過観察 18,47
痙攣性発声障害 29
検査・訓練をみせる 148
検査音の設定 117
言語学 2,27
言語環境 79
言語環境調整 44

言語処理過程　2
言語中枢　3
言語的レベル　113
言語発達検査　113
言語発達遅滞　5
言語力　73,75
言語力（言語発達）検査　59
現状の説明　146

コ
コミュニケーション　20
呼気をストローから出す　189
呼吸器　82,85
呼称　199
語レベル　115
語中　204
語尾　204
語連鎖　76
誤学習　49
誤動作　129
口蓋裂　9,32
口腔期　26
口腔内圧上昇　66
口腔内圧上昇困難　184
口唇　84,89
口唇の開放　179
口唇のすぼめ　196
口唇の閉鎖　178
口唇閉鎖音　91
口唇摩擦音　91
巧緻動作　11,160
行動　72
行動レベル　152
行動レベルの特異な障害　125
効果の判定　68
後続音節　203
後続母音無声　181
高音急墜型の難聴　60
喉頭　83,86
喉頭筋電図　29
構音運動　3
構音（類似）運動検査　16,59,103
構音障害　2
構音点　24,172,204
構音方法　172,204
構音様式　24
構造言語学　12
声の大きさ　87,112
声の質　86
声の高さ　112
声の高さのコントロール　86
声の録音　28

国際音声字母　61,95
困難例　176

サ
ささやき声　122
最長呼気持続時間　85
最長発声持続時間　29,86

シ
シール　143
シール貼り台紙　143
しりとり　207
自然獲得の可能性　48
刺激　129
指示の仕方　137
姿勢　82
視覚障害　6
視覚的なフィードバック　11
視覚認知　4
自己習得　159
自動的　11
自発　100,199
自発課題　209
失行な運動特徴　225
失調言語　33
失語症　5
実験音声学　12
実施手順　158
主訴　70
習慣化　158
終了　68,210
集中　54
瞬間的開放（破裂）　66
書字運動　3
書字記号　2
書字障害　4
重症筋無力症　33
小脳障害　33
省略　118
障害の理解　51
衝動性　227
食道期　26
食塊　26
上肢機能障害　6
情報収集　58
情報量　2
心理的な緊張　169
心理的な問題　79
心理的問題の援助　44
信頼関係　51
進行状況の把握　142
診断の流れ　60

ス
ストロー　188
ストロボスコピー　29
スピーチチェーン　2,20
スピード　112
錐体外路系障害　33
錐体路系障害　33

セ
正誤の判断　131
正誤の判断基準　158
正誤のフィードバック　142,201
正常な音　214
正常な構音　90
生理学的レベル　4
声域　28
声区　28
声区変換点　28
声質　112
声帯振動　22
声門音　91
精神疾患　6
接遇　54
舌　84,89
舌運動　36
舌縁硬口蓋閉鎖　66
舌関連筋群　36
舌硬口蓋音　164,166
舌尖硬口蓋鼻音　92
舌尖硬口蓋破擦音　93,94
舌尖歯茎音　164,165
舌尖破擦音　93
舌尖閉鎖音　92
舌尖摩擦音　93
舌尖を下げ開口　193
舌平ら　169,176
舌突き出し症　33
舌軟口蓋音　171
舌の開放　182
選択肢　118
全身状況　74

ソ
その他の検査　113
想起　2
操作　172
側音化構音　192
側方近接音　25

タ
多動性　228

体格　82
対照音　216
対照音の設定　117
対象児とのコミュニケーション　71
対象児に関する情報　70
対人関係　72,76
対人関係の障害　3,63
代償手段　2
単純な遅れ　48

チ
知的能力　75
知的発達遅滞　3,63
治療・訓練歴　78
置換　118
違う動作　133
中間の太さのストロー　188
中止基準　158
中声区　28
中舌硬口蓋音　90
注意の集中や持続困難　227
重複障害　154
調音音声学的記述　59
聴覚音声学　12
聴覚検査　60
聴覚障害　10,62
聴覚的誘導　174
聴覚認知　4
聴性行動反応聴力検査　60,122
聴力　75

ト
統語　76
頭声区　28
動機付け　54
特異な機能性構音障害　8
特異な構音障害　45,124,152,154,224
特異な構音障害の鑑別　64
特定要因の学習の遅れ　228

ナ
軟口蓋　35,83,87

ニ
二次的な問題　44,49
二重構音　133
苦手意識　163

ネ
粘膜下口蓋裂　32,35,87
粘膜波動　22

ノ
脳性麻痺　9

ハ
ハンチントン舞踏病　33
パーキンソン症候群　33
破擦音　25
破裂音　25
拍　99,213
弾き音　94
発声発語器官　2
発声発語器官検査　16,58,81
発語失行　9
発話者　2
発話状況　199
発話特徴　73
幅広い課題　141
反応　118,129
反応の評価　131
半円形　166
半母音　25
般化　17

ヒ
比較言語学　12
非鼻音　25
非流暢性発話　31
被刺激性　103
微小マイク　37
鼻咽腔閉鎖不全既往　184
鼻咽腔閉鎖不全検出チューブ　87
鼻音　25
鼻腔共鳴　36
鼻息鏡　88
鼻漏出　87
歪み　118
表出　75
評価・訓練への同席　174
平仮名　223

フ
フィードバック　129,134,140,173
フリートーク　71
プログラム立案　43
プロソディ　27,30,211
プロソディ検査　59
プロソディ障害　112
不安の解消　51
不随意運動　33,168,169
普遍的　142
部分的失声　28

復唱　100,199,209
複数の誤り　207
複数音節　198
物理的レベル　112
太いストロー　188
文　100
文章　100,208

ヘ
閉鎖　168
閉鎖のまま声帯振動　179,182
閉鎖音　25
片麻痺　33
弁別特徴　118

ホ
ホームワーク　44,144,148,156,170,175,207
ホルマント　23
ボツリヌストキシン注入術　29
誉める　149
母音　90
母音とのわたり　66,173,181
母音の有声化　181
方針　147
方針の修正　68
報酬　140
細いストロー　188
本来の位置　176

マ
摩擦音　25
摩擦成分　195
前の母音　178

ム
無意識　11
無意識的動作　172
無意味語　198
無声子音　25
無声摩擦音　195

モ
モチベーション　138,140
文字　2,223
文字言語　2
文字処理能力　113
文字数すごろく　145
目的音の位置　198
目的音の長さ　198
問診　58

ユ

有意味語　198, 202
有声・無声との対立　66
有声・無声の対　173
有声化　174
有声子音　24
誘導　159

ヨ

予後　47, 147
余計な動作　133

ラ

ラポート（ラポール）　53
ランダムリスト　206

リ

リズミカル　201
リズム　112, 172
リハビリテーション　14
リハビリテーションの流れ　16
リラックス　169, 176
理解　75

流行　142
両唇閉鎖　181
臨床　42
臨床の実際　51

レ

レーザードップラー振動計　37
連携　156

ワ

話声位　28

欧文索引

B

BOA　60, 122

D

diadochokinesis　34

F

fasciculation　35
fiberscope　35
formants　23

G

GRBAS　28

I

IPA　61

M

motor neuron disease　33

N

Nasometer　37

Q

QOL　14, 79

T

Tagging MRI movie　36
Tagging Snapshot MRI　24, 36
tongue thrust　33

W

weak articulation　30, 34

【著者略歴】

白坂康俊
1977年	パリ大学第3学部（東洋言語学）卒業
1979年	パリ大学第7学部（言語学）修士課程修了
1981年	国立身体障害者リハビリテーションセンター学院 　　　　聴能言語専門職員養成課程修了 　　　　国立身体障害者リハビリテーションセンター病院言語訓練専門職
2000年	同副言語聴覚士長
2004年	同言語聴覚士長
2009年	弘前医療福祉大学保健学部医療技術学科言語聴覚学専攻准教授
2017年	福井医療大学保健医療学部リハビリテーション学科言語聴覚学専攻教授

熊田政信
1981年	東京大学農学部農業生物学科卒業
1990年	東京大学医学部医学科卒業
1995年	東京大学大学院医学系研究科修了（医学博士）
1995年	防衛医科大学校生理学第一講座助手
1997年	Post Doctoral Associate, Yale Univ. School of Medicine
2000年	東京大学大学院医学系研究科音声言語医学教室助手
2001年	国立身体障害者リハビリテーションセンター病院耳鼻咽喉科医長
2006年	耳鼻咽喉科クマダ・クリニック院長（〜現在）
2015年	医療法人社団Human Voice理事長（〜現在）

言語聴覚士のための機能性構音障害学　　ISBN978-4-263-21270-7

2012年3月20日　第1版第1刷発行
2020年1月10日　第1版第3刷発行

著　者　白　坂　康　俊
　　　　熊　田　政　信
発行者　白　石　泰　夫
発行所　医歯薬出版株式会社
〒113-8612　東京都文京区本駒込1-7-10
TEL.（03）5395-7628（編集）・7616（販売）
FAX.（03）5395-7609（編集）・8563（販売）
https://www.ishiyaku.co.jp/
郵便振替番号 00190-5-13816

乱丁，落丁の際はお取り替えいたします　　印刷・木元省美堂／製本・明光社
© Ishiyaku Publishers, Inc., 2012. Printed in Japan

本書の複製権・翻訳権・翻案権・上映権・譲渡権・貸与権・公衆送信権（送信可能化権を含む）・口述権は，医歯薬出版(株)が保有します．

本書を無断で複製する行為（コピー，スキャン，デジタルデータ化など）は，「私的使用のための複製」などの著作権法上の限られた例外を除き禁じられています．また私的使用に該当する場合であっても，請負業者等の第三者に依頼し上記の行為を行うことは違法となります．

JCOPY ＜出版者著作権管理機構　委託出版物＞
本書をコピーやスキャン等により複製される場合は，そのつど事前に出版者著作権管理機構（電話 03-5244-5088，FAX 03-5244-5089，e-mail：info@jcopy.or.jp）の許諾を得てください．